数字引导式种植学

——正确位点的虚拟设计与实测引导核查校验

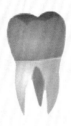

Digital Guided
Implantology
—Virtual Design and Physical-Measuring
Verification of the Correct Implant Sites

华西"手把手"学好美学种植功能修复案析丛书

第四册

数字引导式种植学

——正确位点的虚拟设计与实测引导核查校验

Digital Guided Implantology

—Virtual Design and Physical-Measuring
Verification of the Correct Implant Sites

主　编　于海洋

编　者（以姓氏笔画为序）

于海洋　王映凯　刘蓓蕾

张雅萌　张煜强　范　琳

贺锦秀　贾璐铭　解晨阳

人民卫生出版社

·北　京·

图书在版编目（CIP）数据

数字引导式种植学：正确位点的虚拟设计与实测引导核查校验 / 于海洋主编 . -- 北京 ： 人民卫生出版社，2025. 2. -- ISBN 978-7-117-37676-1

I. R782.12

中国国家版本馆 CIP 数据核字第 2025Z0W541 号

| 人卫智网 | www.ipmph.com | 医学教育、学术、考试、健康，购书智慧智能综合服务平台 |
| 人卫官网 | www.pmph.com | 人卫官方资讯发布平台 |

数字引导式种植学
——正确位点的虚拟设计与实测引导核查校验
Shuzi Yindaoshi Zhongzhixue
——Zhengque Weidian de Xuni Sheji yu Shice
Yindao Hecha Jiaoyan

主　　编：于海洋

出版发行：人民卫生出版社（中继线 010-59780011）

地　　址：北京市朝阳区潘家园南里 19 号

邮　　编：100021

E - mail：pmph @ pmph.com

购书热线：010-59787592　010-59787584　010-65264830

印　　刷：北京盛通印刷股份有限公司

经　　销：新华书店

开　　本：889×1194　1/16　印张：18

字　　数：494 千字

版　　次：2025 年 2 月第 1 版

印　　次：2025 年 3 月第 1 次印刷

标准书号：ISBN 978-7-117-37676-1

定　　价：298.00 元

打击盗版举报电话：010-59787491　E-mail：WQ @ pmph.com

质量问题联系电话：010-59787234　E-mail：zhiliang @ pmph.com

数字融合服务电话：4001118166　E-mail：zengzhi @ pmph.com

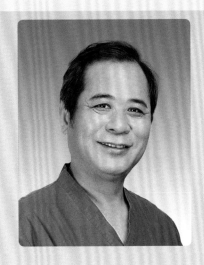

宿　序

　　相识海洋教授多年,十分高兴受邀为他主编的华西"手把手"学好美学种植功能修复案析丛书第四册《数字引导式种植学——正确位点的虚拟设计与实测引导核查校验》作序,这也使我有机会先睹为快。

　　无疑,口腔种植治疗已经成为牙缺失的理想修复方法。大体上,我国口腔种植的发展与国外一样经历了三个历史阶段:第一阶段是以实验结果为基础的种植发展阶段,其主要成就为骨结合理论的诞生和种植材料学的突破,开启了现代口腔种植的新时代;第二阶段是以扩大适应证为动力的种植发展阶段,其主要成就为引导骨再生技术的确立和种植系统设计的完善,这也包括了种植体表面处理、各种材料与制造工艺上的不断进步;第三阶段是以临床证据为依据的种植发展阶段,或称之为循证医学研究为特点的种植发展阶段,其主要成就为种植理念的形成和临床原则的逐步确定。显然,这是口腔种植学由初级向高级逐步发展的一个过程。在这一进程中,根据临床医生的建议不断进行各种临床技术与材料的研发和改进,在积累了几十年的临床经验后,开始依据治疗效果回顾并审视各种治疗方案和治疗技术。目前,我国口腔种植学从基础到临床整体上发展很快,受到患者和国际同行好评。

　　作为修复学系的海洋教授,提出了目标修复空间的理论认知和临床方案,从牙体预备和种植体植入两个视角,对精准修复技术理论进行了新解读和新实践,出版了本套华西"手把手"学好美学种植功能修复案析丛书五册中的第四册《数字引导式种植学——正确位点的虚拟设计与实测引导核查校验》第五册《数字引导式种植学——种植上部修复的统筹与个性化》,这两辑专著是于教授针对其以实测值为导向的种植临床应用的一次系统总结。本书作为《数字引导式种植学》的第一辑,近40多万字篇幅,上千幅实操图和手术录像,思脉清晰,实用性很强。全书共分六个章节,分别对为修复导向下的种植的历史沿革以及种植中的数值要求展开追问，解读了正确种植位点的概念、种植位点实测的内涵与意义、种植位点实测方案与器械使用要点、临床操作流程与典型病例案析。其核心阐述的内容是实测值引导种植，是提高虚拟种植设计正确率和种植精度的实用方法，也是于海洋教授团队对种植修复数字化基础的新理解和新尝试。书中内容丰富，由浅入深、由简及繁、层层递进，既有对正确位点几个亚概念的定义，也有依据测量四要素对长期不明确的数值要求如测量起止点、测量平面及测量方法的分析解读。再通过案析典型临床病例，图文并茂地阐述了如何正确设计种植位点、如何在植入时精准控制正确种植位点、如何在术中核查校验种植位点等关键技术。通过实测值引导种植，可便捷经济地提高种植精度，可以有效地降低量大面广的徒手种植的误差，找到经济便捷的位点核查校验方案，指导帮助基层口腔种植医生，尤其是青年医生学习理解正确位点设计及做好精准种植手术操作。

中华口腔医学会的口腔种植专委会与口腔修复专委会的学术合作交流良多，一直在共同推动我国种植修复的良性发展！愿所有从事口腔种植工作的医生都能阅读这本书，并从中受益！

中国医学科学院北京协和医院口腔种植中心主任
北京瑞城口腔种植医学研究院（BITC）首席教官
中华口腔医学会口腔种植专业委员会第六届主任委员
宿玉成

2021 年 10 月

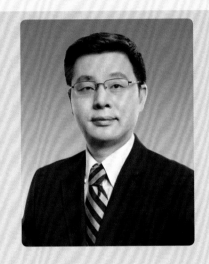

赖 序

　　种植义齿以其美观、舒适、咀嚼效率高、不损伤天然牙等优点,越来越受到患者的青睐。据文献报道,种植义齿5年的成功率在95%以上,10年的成功率在90%以上。随着国民消费能力的增长,口腔保健意识的提高以及种植牙的普及,我国种植牙市场正处于快速发展期,且未来具有巨大的潜力。

　　在这样的时代背景下,越来越多的口腔医师开始开展种植治疗。然而,许多医师缺少系统的口腔种植学学习机会和途径,导致从业者医疗技术良莠不齐。

　　中华口腔医学会修复专委会主任委员、四川大学华西口腔医院口腔修复科国家临床重点专科负责人于海洋教授,多年来专心于种植修复,从修复导向下的种植出发,不断在实践中摸索探究口腔种植技巧,总结了一套简单完备的实测数字引导的正确位点和上部修复的实用理论和方法,出版了本套华西“手把手”学好美学种植功能修复案析丛书中的第四册《数字引导式种植学——正确位点的虚拟设计与实测引导核查校验》第五册《数字引导式种植学——种植上部修复的统筹与个性化》,即一套两辑的种植专著。本书作为《数字引导式种植学》的第一辑,全书共分6章,有40多万字的篇幅,以千幅图片和手术录像为主,既对以往种植学中数值要求中存在的问题展开追问,诠释了修复导向下的数字化种植的数字基础瓶颈难题,也结合了他们团队大量代表性病例翔实地展示了“数字引导式种植学”的新内涵、新方案。这项技术实现了植入手术从术前修复空间分析、术中精准植入引导及术后位点核查校验的全程数字实测评价,可术前、术中、术后全程即时调整位点,有效地提高了植入精度。同时,和现在流行的数字化种植导板相比,这项技术的成本极低,适合基层门诊尤其是徒手病例的术前设计、术中和术后核查校验,因此本书阐述的精准种植术更适合我国国情,具有学习曲线、简单易用、使用成本极低等优点,十分适宜在基层门诊和诊所推广使用。

种植修复的"长期、稳定、有效"是所有口腔医师、技师以及患者的终极目标,也衷心希望种植、修复及制作的同道们一起努力,把我国的口腔种植修复的医教研等各项工作推向更高的高度! 相信本书的出版可以为广大口腔种植医师们带来新的思考,更有利于我们做好数字化种植修复的基础性工作——对数值的真伪的实测以及据此获得更可预期的种植修复技术方案。

中华口腔医学会口腔种植专业委员会第七届主任委员
上 海 交 通 大 学 第 九 人 民 医 院 二 级 教 授
赖红昌

2022 年 10 月

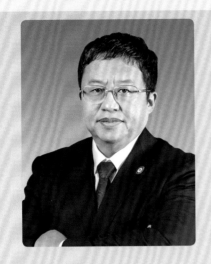

自 序

牙种植修复治疗已成为牙缺失常用的临床修复方式。2018 年全球种植牙市场价值约为 43.8 亿美元,复合年均增长率(compound annual growth rate,CAGR)约为 7.9%。2011—2018 年我国种植牙量复合年均增长率达到 56%,据不完全统计 2020 年全年种植量已经有 400 万颗,毫无疑问已经是全球增长最快的种植牙市场之一。

尽管文献报道的 5 年留存率往往都在 90% 以上,牙种植修复后仍然不可避免地面临着各类生物学并发症和机械并发症的困扰。有文献报道表明,义齿服役期内约 1/3 的患者至少发生一种并发症。在我国持续增长的种植业务量和从业者医疗技术良莠不齐的现状下,随着使用时间的延长,今后可能发生并发症的病例总数不容小觑,处理起来将十分棘手。

在众多牙种植修复治疗并发症的病因中,种植位点不良常常是最容易被忽视,其实也是相对容易控制好的风险因素。例如:热门的美学区种植失败中近 1/2 病例的并发症跟植入过深、植入过偏唇颊侧、过密、过斜等位点问题相关。因此,为了做好牙种植修复,获得正确的种植位点与上部修复的合理设计,并在各种引导下进行精准的临床实施就是最基础的种植临床技术。只有获得了正确种植位点和合理的上部修复设计,牙种植修复后疗效的长期稳定有效才有保障。因此,本书作为《数字引导式种植学》的第一辑,将"正确位点的虚拟设计与实测引导核查校验"作为此书的主题重点,就是这个原因。

尽管"修复导向下的种植"理念已经提了 25 年,种植修复大夫们要想做到、做好、做快各种所需的"正确引导"很多时候还是比较繁杂的。实战中种植医生们往往很自然地关注解剖条件,而对修复关键参数提取和准确转移还常常落不了地,粗略者多,真正精准的且可核查校验者少；有些"以终为始"的病例或临床方案过于理想化或者太过于复杂，"叫好不叫座"，也不适合基层普及推广使用。

而为了更清楚地了解这个理念的价值和当下的问题所在，本书第一章就对"修复导向下的种植""以终为始"等临床理念进行了系统梳理推演，以帮助读者把握其精神实质。对照测量学的测量四要素要求，回望我们种植学中的数值要求及现存的所谓测量核查校验工作，发现存在诸多逻辑缺陷以及数值要求的测量四要素不全，已有数值要求真伪存疑；针对实测方案的引导作用以及核查校验价值，本书也做了逻辑分析及评议展望。尤其其中涉及大量关于"测量"的几种分类概念，如客观测量与主观测量，直接测量与间接测量，定距、定角、定比等测量目标，数据链，校验核查等，都是在业界第一次定义和推出的实用概念，这些概念的梳理和明确，将对今后修复数据的含真度提升、累积以及未来的大数据挖掘，有极其重要的作用。这些概念十分基础，但长期缺失！

从临床实操看，数字化种植修复全过程核心内容就是如何"正确且精准引导"。因此，从这个角度看，当代的"数字化口腔种植学"就是"数字引导式种植学"，这认识也是为了突出数字化种植实操时的两大关键词：正确数字引导、精准可全程核查校验。这两个关键词组将是未来口腔种植修复学实操的核心基础，也是长期以来被忽视的关键内涵。

一直以来，我国临床上种植体植入手术大多以徒手植入为主，位点的选择依赖于术者长期经验的累积，依据个人的"经验具象类比"逻辑模型特征十分明显。不同背景经历的术者有着水平高低不同的经验积累，导致徒手植入病例中不少种植位点的选择不正确、不适宜，常常产生上部修复困难、预后不佳等问题。另外，值得关注的是：术前以 CBCT 图片测量为主，术中长期缺乏实测校验的手段，也没有合适的专门量具，即便是比较有经验的术者，有时也会在术中因各种目测失误而发生种植位点不正确，导致后续上部修复困难，修复效果不佳，严重者甚至产生相关的并发症。众所周知，种植位点的影响因素比较多，有些位点术中也不易目测观察、核查校验。因此，我认为尽快建立适合术前、术中、术后使用的实测方案及量具器械，建构真正依赖数字且可全程实测核查校验的临床方案，才是种植医生能够快速获得正确位点的必要条件之一。

有医生想说了，用导板呐！其实导板的科学设计是完全依赖实测数值的，更是无法不测量的。但是，导板导航依靠的 CBCT 测量其本质上是对片层图像的测量分析，本身还受图像本身精度、拟合精度等的限制，这种貌似准确的测量本身就是有一定误差的，虽然它有助于术者控制术区的硬组织手术的解剖风险，但其本质也只是对术区关键解剖几何指标的间接实测；而当前术区没有核查校验方案，将导致没有术区的实测数值，各种判断或分析完全依赖术前或术后的间接测量值。若不改变测量方案，尤其是依然没有术中核查校验方案及量具,未来整个植入手术精度其实是很难再提升的!

即便假设您觉得导板导航的精度够用了,我们来看一看:是不是现有的导板导航可以完全取代量大面广的徒手植入?采用各类导板的植入是否真的能够保证正确位点的获得以及彻底消灭产生不正确位点这类临床难题呢?

首先,不是每个患者、每个位点都能使用导板。导板的使用还受种植术区最大被动开口度的限制,不少位点是无法使用的。当然,也不是每个患者都愿意或者能够接受导板的费用。另外,目前种植外科导板、实时导航等实际获得的引导精度也是毫米级的,与经验丰富医生的徒手植入精度比,并无实质性数量级的进步。还有,无论是否使用导板,在种植术前、术中、术后我们都缺乏快速实用的实测校验位点的方法;即便是术中使用导板,也常因缺乏实测校验方案甚至适合的量具,术中无法准确知道实际引导精度是否可以接受;绝大多数病例只有拍完术后 CBCT 才能"马后炮式"地发现位点不良,最后只能通过尴尬的医患交流后来重新手术改正位点。这种"马后炮式"返工极易失去患者的信任,当患者不理解、不支持而没有改正机会时无法弥补的代价会很高。显然,认为导板就能解决所有位点选择难题的幻想,无疑会进入望梅止渴的境地。

即便是可以使用导板导航,也一定需遵循"修复导向下的种植"进行设计规划才能获得最终的合理修复效果。而没有包含正确修复信息的导板导航本身不能带来正确位点,若术中没有全程核查校验完全依赖导板导航,将面临位点各向误差过大的后果。采用各种引导方案提升手术精度,并能够全程核查校验纠正,才能助力获得正确位点,并进一步支撑获得最终长期稳定有效的修复效果。

另一方面,当前我国口腔临床建制中割裂过细的修复临床亚专科设计,常常无法有效支撑综合修复的内在需求,这也是这几年我提出必须在临床建制中扁平化、全科化,推动发展"整合式修复学、引导式修复学"的原因之一。

依据目标修复空间(target restorative space,TRS)的需求,计算设计好正确位点的各向数值要求,以及序列步骤中与预设各种参照点的数量关系,才是检验准确植入或者"修复导向下"全程数字化种植修复的原点和基础。依据本书,术者也可使用预设值的测量尺和定位尺,将位点参数数值简单映射到术区的表面解剖标志点,打通实测方案及量具的瓶颈,实现全过程的实测分析及核查校验。我们一定要认识到:数字化只是提供了便利,没有 TRS 及位点的准确实测数值描述,没有围绕"定距、定角、定比"三大目标的实测实量,数字化种植修复是没有可靠数值要求根基的。更不要忘记术者主导位点设计的重要性,这也预示着临床端必须从学科基础层面解决实测和数值要求依据的问题!而从有效数据、有用信息的角度看,位点的实测也是种植临床端所有数量关系的基础,这些工作其实就是"口腔修复算术"。否则,没有算术又怎么会有全程数字化真正的成功!在我们的专业领域又怎能出现真正的数字化转型!

但是我们要看到,徒手或自由手种植还是目前种植手术的主流方式,如何便捷和低成本地提高其引导精度是眼前的现实难题。而种植术前、术中、术后的即时实测和二期修复空间的实测也是实现精准种植修复的设计基础。

为了破解这个临床难题,我们提出了本书聚焦的实测引导及核查校验的精准(徒手)种植术,取得了不错的效果。学员们学习曲线短,反馈良好,经过多年临床应用后总结成这本教材。本书将"手把手"以大量图片或手术录像序列展示这项实用技术细节,结合病例翔实地介绍了华西HX实测引导及核查校验植入技术。这项技术是一项适宜推广的依赖数字引导的临床技术。它通过科学易学的各种预设形态和数值的实测尺子的引导,采用"三步三对照法",实现了术前口内或模型上修复空间分析、术中精准植入引导及术后位点核查校验的全程数字实测评价,可术前、术中、术后全程即时调整位点,有效地提高了植入精度,减少手术的盲目性和随意性,有助于各年资医生对植入手术的精准控制(《数字引导式种植学——正确位点的虚拟设计与实测引导核查校验》)和上部修复的合理设计(《数字引导式种植学——种植上部修复的统筹与个性化》)。

实测引导的临床植入方案——"三步三对照法"是一项适合我国国情、低成本的适宜推广的牙种植实用技术,也是数字化种植修复临床端值得期待的依赖数字的临床技术。

衷心感谢我的团队中口腔医学专业研究生陈昭昭、陈曦、王美洁、刘蓓蕾、贾璐铭、胡楠、范琳、贺锦秀、张雅萌、卢嘉仪、余萍、高静、温碧馨、张华英、谭欣、张煜强、王映凯以及口腔技术专业研究生刘春旭、余嘉怡、解晨阳等,在这项理论和临床技术研发推广中的辛勤付出!没有这十几位医生和技师在技术研发和临床试验验证中的不断累积完善,也不可能有本书的面世!

感谢人民卫生出版社的长期支持!

由于数字逻辑整理困难,导致编写过程长、时间跨度大,衷心感谢前期依次参与组稿的贾璐铭、张雅萌的辛苦付出!

正确位点设计及实测引导与核查校验的精准种植术(为《数字引导式种植学——正确位点的虚拟设计与实测引导核查校验》的核心内容)以及上部修复设计及基台选择(《数字引导式种植学——种植上部修复的统筹与个性化》)是数字引导式种植学的代表性临床技术,"口腔算术"(dental arithmetic)、"口腔数论"(dental number theory)、"口腔修复算术"(dental prosthodontic arithmetic)等的代表作,也是种植修复必知必会的基本操作。

本书的华西 HX 实测引导与核查校验精准种植术以及"三步三对照法"临床实施方案是从我们华西临床实践中来的,也要随着广大热心读者回到诸位的临床实践中去的。

学海无涯,知无止境! 敬请同道们斧正!

中华口腔医学会口腔修复学专委会第八届主任委员
四 川 大 学 华 西 口 腔 医 学 院 二 级 教 授
于海洋
2022 年 10 月于华西坝

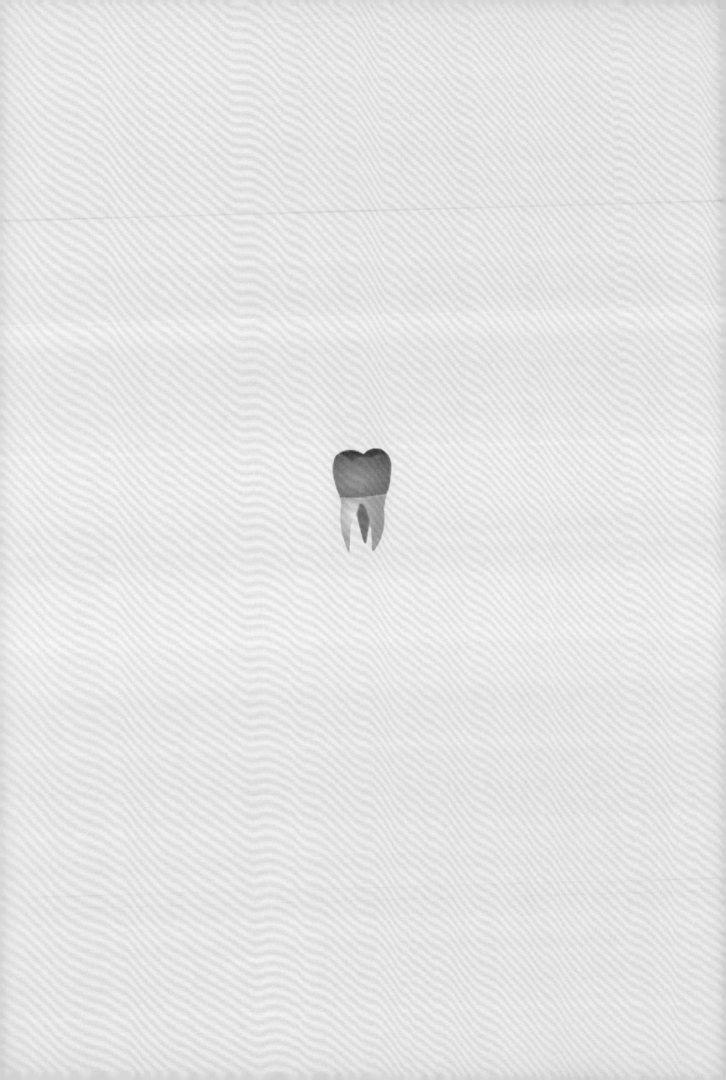

目 录

　　　　扫描二维码免费观看视频：

　　　　1. 首次观看需要激活,方法如下：用手机微信扫描封底蓝色贴标上的二维码（特别提示：贴标有两层,揭开第一层,扫描第二层二维码）,按界面提示输入手机号及验证码登录,或点击"微信用户一键登录"；登录后点击"立即领取",再点击"查看",即可观看配套增值服务。

　　　　2. 激活后再次观看的方法有两种：①手机微信扫描书中任一二维码；②关注"人卫助手"微信公众号,选择"知识服务",进入"我的图书",即可查看已激活的配套增值服务。

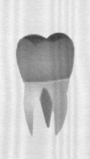

第一章 种植修复治疗概论

牙齿作为人体最硬的器官,除了承担咀嚼的功能外,还有辅助发音和支持面部外形等生理功能。一旦发生牙缺失,各种原先承担的生理功能将不同程度受损,而如何解决好牙缺失带来的各种美观及功能问题,从古至今一直是困扰人类的口腔医学难题。随着社会的进步和老龄化社会的到来,人群累积的牙缺失更多、更复杂,但是人民群众对更好生活品质的需求更迫切,使得口腔修复学、口腔种植学、口腔材料学等得以快速发展,并成为国际口腔医学的前沿热点,备受业界和社会舆论关注。

第一节　牙缺失修复技术的历史沿革

牙缺失包括了牙列缺损（dentition defect）或牙列缺失（edentulism）。牙缺失后将不同程度地影响各种正常的口颌生理功能。如何面对并解决这些难题自然就是口腔修复学和口腔种植学的主要学科内容,也一直是牙缺失临床重建工作的重点和难点。

为了深入讨论口腔修复学和种植学面临的各种学科发展挑战,正确理解和运用本书的主题——数字引导式种植学,我们首先一起回顾一下当前还在使用的几种主要的牙列缺损修复技术发展的历史沿革。

一、可摘局部义齿修复技术的历史沿革

可摘局部义齿（removable partial denture, RPD）修复技术,尽管临床应用比例一直在下降,但是一直以来都是牙列缺损的常用经典修复手段。

90多年前现代意义上的规范化RPD出现,人们使用各种铸造方法制作RPD支架,突破了当时的工艺及材料限制,获得了更好的修复疗效,一时之间成为牙缺失的主要修复方式。而面对规则清楚但繁杂的方案设计遴选,35年前可摘局部义齿设计专家系统出现,意图提高RPD修复方案比选的科学性和效率,但是由于后续的义齿制作依然以手工为主、牙缺失的复杂性还无法包容于共识性算法里等原因,这项技术并未直接推动形成更大的专业进步。16年前,更成熟的数字化制造技术开始应用于义齿制造,如采用了三维打印（three-dimensional printing, 3DP）技术间接打印树脂蜡型联合铸造方法制作直接支架,突破了传统手工蜡型的低效率局限,并且获得了更稳定的加工工艺质量。14年前,选择性激光熔化（selective laser melting, SLM）可以直接打印金属支架,逐渐取代了传统铸造加工方式,彻底改变了支架加工工艺流程,展现了数字化加工技术的能力,当然也获得了更好的临床疗效。随着数字化技术的迅猛发展,计算机辅助设计和计算机辅助制作（computer aided design and computer aided manufacturing, CAD/CAM）等当前各种高新数字技术在义齿制造端和临床端的日益广泛应用,提高了修复的疗效和效率,众多的新技术新材料的成功应用已经悄无声息地改变了口腔修复学的学科基础,必然也带来新的理论思考。

随着世界人口越来越老龄化,相较于其他修复方式,一直使用的RPD方案具有微创可逆、低负担、适应面广等优势,仍然是不少缺牙患者的首选。尽管如此,对于肯氏Ⅰ类、肯氏Ⅱ类长游离端缺失、牙弓偏小、余留牙及牙槽嵴条件不好的情况,传统形式RPD普遍存在固位稳定、美观和咀嚼功能上不足的问题。

针对RPD的上述问题,业界主要从以下几个方面进行"增美增强"的升级改良。

1. 从修复设计和材料两方面改进　修复设计上采用短固位臂、舌侧固位、邻面固位等美观卡环（esthetic clasp）设计,在保证RPD正常履行功能基础上提升义齿的整体美观性能,可以获得一个不显露或少显露卡环金属的微笑,是一项不增加疾病负担但可提升疗效的适宜推广的微创修复技术,值得大家重视使用。

美观卡环最先在 1970 年由 Brunner T 提出。7 年后，Ticonium 公司推出了 Twin—Flex 卡环。1981 年，McCartney J W 提出了 MGR 卡环，在 1983 年被我国学者引入中国，并开始在国内逐步应用，但学界只止步于描述性介绍，当时并没有提出具体的临床规范和设计参数，一直到目前最新的第 8 版《口腔修复学》本科规划教材，也没有将美观卡环相关的内容纳入主流学术教材范围，说明该技术依然没引起学界足够的重视。但是，从全国各级门诊的临床实战以及义齿加工业务看，美观卡环修复技术的运用其实已经很普及了。

笔者团队 2005 年开始这方面的系统工作，积极推动普及这种适宜推广的微创修复技术，自主研发了可摘局部义齿用联合短臂卡环、板杆卡环等专利美观卡环；先后出版了《美观卡环修复技术》以及本套丛书第二册《数字化可摘局部义齿修复技术——从设计解析到实操技巧》等书籍，介绍和诠释了美观卡环、数字化 RPD 的各方面；制定了中华口腔医学会《美观卡环修复技术指南》，全面介绍了美观卡环的设计要点和临床规范；推出了 RD-designer 可摘局部义齿支架设计专家系统和 AI 教学系统，逐次多级辅助医师快速制订合理、个性化的义齿支架方案，优化临床路径和核心课程的数字化教育教学。

当然，从新材料的运用入手，我们可以采用聚醚醚酮（poly-ether-ether-ketone，PEEK）等新型的非金属合成材料，来获得更好的美观效果。也可以将固定的全瓷冠、金瓷冠等个性化定制冠修复体替换原来的成品人工牙来获得更好的美学效果，将不同颜色的牙龈树脂分层堆塑于牙龈的不同位置，达到生动的牙龈仿真效果，突破了成品树脂牙和基托在"形""色"上的不足，使得 RPD 修复在美学区依然可以有固定修复的美观修复效果。当然，这些创新的组合设计的长期疗效还有待更长期的观察确认。

2. 利用种植技术形成种植体支持式可摘局部义齿　为了解决支持不足、不平衡等瓶颈问题，缺牙区局部采用种植体，可以实现难修复的肯氏Ⅰ类、肯氏Ⅱ类牙列缺损向易修复的肯氏Ⅲ类等类型的转型，少量投入，即可获得性价比更高的修复效果，但机械类并发症的防治是其应用的重点；当全部采用种植时，修复方案也就可以直接转换成种植固定修复，满足了部分经济实力好、回归高仿真愿望强烈的局部牙缺失患者的需求。

随着种植技术的引入，不少团队整合出新的修复方案，许多原来经典 RPD 面临的瓶颈或棘手的问题，可直接通过采用种植修复方式或者组合种植方式而得到更好的解决。例如，在1974 年，Fields 和 Campfield 第一次提出了种植体植入与可摘局部义齿相联合的修复方式，在游离端植入一颗种植体，从而大幅度地提高了 RPD 的固位力和稳定性，同时更好地分散𬌗力，减少基托下的骨吸收，促进义齿咀嚼功能，进一步提升肯氏Ⅰ类、肯氏Ⅱ类牙列缺损困难条件下的修复效果。

Grossmann 等学者回顾性研究了 35 例接受单侧和双侧远端种植体支持式可摘局部义齿治疗的患者。牙列缺损类型中，首先为下颌肯氏Ⅱ类（10 例），其次是下颌肯氏Ⅰ类（8 例）。总共放置了 67 个种植体，使用愈合帽提供支持，或使用弹性附着体固位。平均随访（35±4）个月，总生存率为（97±1）%。RPD 与种植的结合并没有明显影响种植体的生存率，说明这类方案的可行性还是不错的。

还有 Halterman、Mijiritsky、Mitrani、Keltjens HM、Kuzmanovic DV、Ohkubo C 等更多的学者在各自的研究中表明，种植体支持式可摘局部义齿（implant-assisted removable partial denture，IARPD）比起传统 RPDs 具有更好的固位力、稳定性、美观效果、口腔卫生维护效果、咀嚼性能和患者满意度，比起种植支持式固定义齿还具有治疗费用减少等优点。

You-Kyoung Oh 等学者在 2020 年进行了 IARPDs 的回顾性临床评估,提出将种植上部修复体作为基牙放置 RPD 显示出良好的临床修复效果,可作为部分牙列缺失的治疗选择。此外,当需要额外的固位、支持和稳定性时,将愈合帽、附着体类型 IARPD 与种植上部修复体基牙类型 IARPD 结合起来可能是一种临床治疗选择。

综上,种植体支持式可摘局部义齿可分为三种类型:一是在种植体上采用附着体(如弹性、杆卡)提供额外的固位力;二是在游离端种植体上使用愈合帽提供额外的支持力;最后一种则是将种植上部修复体作为基牙设计并放置 RPD。但值得注意的是其机械并发症常常高发,是实战的难点和痛点。

3. 数字化 RPD 是整合或综合修复技术最佳切入点   面对牙列缺损的 RPD 设计,今天我们可以采用几乎已知的所有最新修复技术,如种植支持式 RPD、固定 - 活动联合修复的 RPD、数字化分段式 RPD、一体化 PEEK 或聚醚酮酮(poly-ether-ketone-ketone, PEKK)的 RPD 等,再如牙列缺损的种植手术导板、备牙定深导板等,其背后的固位稳定支持的修复学原理当然都源自 RPD 的设计法则,也可以理解为其本质都是广义的 RPD 装置。而当前割裂过细的修复亚学科,其实是很难有效支撑数字化修复的整合潜能和诊疗整合需求。

从方案内涵上看,数字化 RPD 恰恰是整合修复技术或者综合修复技术的最佳切入点。一方面是因为传统的 RPD 疗效亟须提升,长期不受各方欢迎;二是因为数字化提供了各种新型修复技术的整合平台和各兄弟学科交叉合作机遇,赋能 RPD 后能够有效提升甚至彻底解决 RPD 的各种瓶颈问题,有可能成为一项我国患者更容易接受的、微创可逆的整合式修复方案;第三是数字化修复技术为整合式修复提供了新方案,而从临床实操层面看,采用各种引导技术进行实操的引导式修复学又是数字化修复的具体体现。

值得深思的是:由于修复效果的局限,尽管其微创且适应证广泛,但目前总体上看 RPD 方案不是特别受患者和医生欢迎,业界的整体选择运用上处于萎缩态势。

二、全口义齿修复技术的历史沿革

1. 可摘戴的传统全口义齿是无创的,但却有不少不足。

全口义齿是建立在没有余留牙可以利用的无牙颌牙槽嵴黏膜上,本质上是无创的。最早出现时,由于没有合适的材料、临床技术等支持,在残存退化的无牙颌牙槽嵴上常不能获得理想的修复效果,全口义齿先天具有固位、稳定、支持不足的难题。因此现代意义上的全口义齿的大量普及应用出现得较晚。早期的全口义齿可追溯到 17 世纪,人们用兽骨、木头和象牙等材料制作义齿。随着人类发展和科学进步,全口义齿的发展经历了印模方法的改善、殆架的发明和改进、基托和义齿材料的改进等重要阶段,其中钴铬合金在 1930 年进入口腔领域,PMMA 在 1937 年作为义齿基托材料引入口腔领域,相关的基本理论、制作步骤和方法才逐渐趋于完善,最终使得全口义齿成功地应用于牙列缺失患者的修复。尽管很多病例的修复效果不尽如人意,但在种植义齿问世之前,传统可摘的全口义齿是牙列缺失的唯一修复方法。

然而,由于全口义齿的修复效果受患者口内软组织变化、颌骨和颞下颌关节变化、患者全身性的生理解剖特点与心理特点、医生的修复技术等影响,且其过程中的功能压力印模、颌位关系记录、个性化平衡殆排牙、义齿的高精度加工等关键步骤所涉及的口腔修复学理论知识较多、操作难度较大,使其最终的修复效果难以满足部分无牙颌患者的功能恢复要求。临床实战中,由于高度依赖经验,影响因素众多,也使得不熟悉老年患者及其修复重建的年轻一代牙医常常回避传统可摘戴全口义齿的运用。

为了克服其固位力不足等问题,进一步提高全口义齿的修复效果,许多学者针对提高全口义齿的固位与稳定提出了方法技术的改进。其中在1955年德国图宾根大学 Rainer Strack 的系列研究(包括一个远距离照相技术研究、一个骀面三维照相描记波测量、一个颞下颌关节形态学研究)以及专用模具基础上,生物功能性义齿系统(biofunctional prosthodontic system,BPS)逐渐诞生。该系统简化了全口义齿的操作流程,提高了其功能和美学修复效果,也一定程度地提升了经验不足牙医的技术,可以使全口义齿的成功率达到70%~80%,甚至还有潜力达到更高的成功率。随后日本多家公司也相继推出类似技术产品。此外,日本义齿修复协会会长阿部二郎与小久保京子、佐藤幸司等专家相继出版了《人人都可以获得下颌总义齿吸附力》《获得下颌吸附性总义齿之路》《下颌吸附性义齿和 BPS 临床指南》和《具有稳定咬合的总义齿形态》等专著,这些后续的工作客观上推动了这项技术在亚洲的普及应用。

然而,BPS 同样需要系统的培训学习以及配备专业的材料工具,也要求医生具备一定的全口义齿修复经验,以及对相关修复材料知识的掌握。但也有研究指出,当无牙颌患者的骨量过差(比如前磨牙区牙槽骨高度低于4mm)时,没有直接证据证明 BPS 的修复效果比传统全口义齿的修复效果更好,这也说明了 BPS 技术解决的是封闭和部分动态稳定的问题,而无法直接解决支持力不足的问题。另外,针对这项技术的名称,业界也有很多反对意见,如"生物功能""吸附式"等是公用的词汇,其他种类的可摘义齿也都有不同程度的生物功能,也都利用了吸附力,因此不宜作为专属名称使用。而且准确地说 BPS 其实是注册商标的名称。

至此,传统可摘全口义齿修复技术,虽一路挣扎,尽管我们还很难一下就突破其各种应用瓶颈,却一直是广泛采用但不少修复专科大夫"畏惧"的经典修复方案。

2. 用同时代的数字化改造可摘戴传统全口义齿,希望和失望并存。

在当前数字化技术飞速发展的今天,先天不足的全口义齿修复技术自然成为了被改造的对象。不少团队进行了相关数字化技术整合的尝试。目前为止,应用于全口义齿的数字化技术主要有:针对无牙颌的数字化印模技术(主要为间接印模技术)、无牙颌颌位关系的数字化获取技术、全口义齿 CAD 技术、试戴全口义齿的数字化制作技术、应用于全口义齿最终修复体的数字化制作技术等。相比于传统工艺,数字化制作技术有明显的优势,比如:加工精度稳定可靠;患者就诊次数减少;基托聚合收缩小,与口内组织更贴合;基托微孔结构减少,可减少口内细菌定植;全口义齿易被复制等。

尽管国际、国内都在进行这方面的工作,但数字化全口义齿的临床应用仍有诸多限制,许多问题有待进一步突破与解决。例如,全口义齿数字化修复系统对成品人工牙的依赖,使义齿试戴时对人工牙的调改较难直接反映到最终义齿上,内在原因也可能是数字化技术在咬合关系精准控制方面还存在难题,甚至是个伪命题,目前我们还无法准确控制小到10~20μm 的最小咬合感知厚度需求;三维打印材料的力学、美学等性能有待提高,生物安全性也尚待测试;缺少可完全反映个性化下颌运动轨迹的虚拟骀架系统以及定量的美学评价分析;现有的口内扫描技术尚无法满足全口义齿的制作要求;成本仍较高等。

历史上看,关于全口义齿修复技术本身最大的突破就是20世纪70年代 Brånemark 使用牙种植体成功解决先天全口牙缺失患者的全口义齿所需的额外支持,即采用牙种植体来增加无牙颌修复义齿的固位;根植于牙槽骨和颌骨内的牙种植体,首先就需要合格的骨量和骨质,在20世纪80年代到21世纪初,不同团队陆续建立了多种骨增量技术,例如块状自体骨移植、上颌窦底提升、牙槽嵴劈开、夹层骨移植、牵张成骨和引导骨再生等。其中引导骨再生术(guided bone regeneration, GBR)相对于其他骨增量技术而言,创伤小且适应证范围宽,基础研究和临床研究并行发展,短短20年就建立了完整的理论体系与临床程序,在骨量不足的种植位点实现了修复性骨再生,为实现理想三维位置的种植体植入和获得种植治疗功能及美学效果的长期稳定创造了条件,也扩大了种植覆盖义齿的适应证。

此外,虽然牙列缺失的患者占人群比例不高,但是随着时代的发展,随着无牙颌患者事实上的口颌系统残障功能对生活质量的负面影响与患者不断增高的重建功能需求,几十年来各种新方法新技术不断出现,无牙颌患者进行种植体支持式全颌固定修复的病例也逐渐增多。至此,升级版的无牙颌修复方案常常与种植紧密结合在一起,而数字化修复技术在无牙颌中的应用,包括数字化技术引导的种植体植入、上部修复结构的数字化设计与制作等,这些实践积累也给传统的无牙颌修复带来了新的思考和新的机遇。但是,我们应该看到:无论在全口义齿修复实体技术本身,还是数字化技术运用上,还有很多认知空白和实践难题有待突破,也是我们修复学科研究公认的国际前沿热点。

三、种植义齿修复技术的历史沿革

如今,使用种植义齿治疗牙列缺损或缺失已经成为一种常规的修复方式,种植修复随着各项技术与种植体性能的发展,进入了全新的时代。

牙种植早期实践的产生距今已有几千年的历史,早在4000年前的中国以及2000年前的埃及和1500年前的印加帝国就已经有人类使用同种异体牙、动物牙和金属材料等修复缺失牙的记载,但目的均是美容修饰,而并非完整意义上的功能恢复。800年前,我国宋代楼钥所著《攻媿集》中,已有种植牙的记载:"陈生术妙天下,凡齿有疾者,易之一新,缠一举手,使人终身保编贝之美"。最初用黄金,以后用铅、铁、铱、铂、银等金属,再后来也用瓷、橡胶、宝石、象牙等。虽然无法准确查证口腔种植技术的起始时间,但根据资料可以推测知该技术出现得很早。最初利用同种异体牙的牙种植修复,由于疼痛、感染率高、存留时间不长等问题,应用十分受限。

1807年,Maggio使用金做成根形种植体,其实只使用了14天。1891年,Wright的异质种植体在美国获得一段式种植体的专利。1906年,Greenfield使用铱铂和纯金制作种植体,并有"固定基台";进一步采用了延期种植方案,并于1909年获得了两段式种植体的专利。

1936年后,随着工业的发展进步,市场上出现了高强度和抗腐蚀性能良好的金属,如钴铬合金、钛等,同时种植体的形态设计、种植方法及临床评价等不断改进,进一步推动了口腔种植技术的发展完善。

现代口腔种植技术始于20世纪30年代,先贤们不断推出各种种植新方案新技术,这些早期各种各样的"并不成熟"的种植体设计,通过不断试错纠错推动了专业进步。

1937年,Adams设计了螺旋柱状种植体和球状附着基台,其设计与现代种植的设计概念极为相似。同年Strock使用钴铬钼合金制作一段式螺旋状种植体,并将其应用于临床,其中一个病例采用了一颗左侧上颌中切牙的种植义齿并使用了15年;1946年,他又设计出了两段式螺旋种植体。Strock将骨-种植体界面称为"粘连(ankylosis)";1939年,他进行了牙拔除后的即刻种植,并将骨与种植体间的关系称为结合(integration)。

1940 年，Bothe 等第一次报告了骨和钛的"融合（fusion）"。

1943 年，德国的 Dahl 发明了组扣状的种植体，也称黏膜下种植体，这类种植体埋入义齿的组织面，然后嵌入患者牙槽嵴黏膜上手术形成的种植体窝中，但该种植体患者戴上义齿后不能摘下，否则种植体窝愈合后，义齿就无法戴入，或者形成黏膜溃疡。

1946 年，Goldberg 和 Gershkoff 开始推广使用骨膜下种植体，该类种植体植入骨膜下，主要为全口义齿提供固位。

1948 年，Formiggini M 以钽丝锥形体植入口腔颌骨内，作固定基台行种植义齿修复。

1953 年，Sollier 和 Chercheve 报道了穿下颌骨种植体。

1952 年，瑞典整形外科医生 Brånemark 用显微镜观察骨组织的组织愈合反应时，意外发现了一个显微记录装置竟然牢固结合埋入了兔的胫骨中，完全无法分离了。经过分析镜筒材质，结果为钛材质，从而发现骨与钛之间没有发生排斥反应而是产生了"不排斥的骨结合"。基于这一划时代的发现思考，经过大约 13 年的产学研准备，1965 年他在一位全口无牙的志愿者口腔中，进行了第一次人体的牙种植体植入手术，诞生了首副种植体支持的全口义齿，经过临床治疗团队的共同不懈努力，该义齿在患者口内使用了 41 年的时间！从第一次观察到"骨结合现象" 25 年后的 1977 年，Brånemark 团队正式提出了"骨结合（integration）"的理论，即在光镜下，活骨和种植体表面直接接触。这一划时代的认知进步对后续基于骨结合的种植全口义齿等各种修复新方案的提出，提供了理论支撑。当然，作为学科鼻祖之一的 Brånemark 第一次轰然推开了现代口腔种植学殿堂的大门！也打开了口腔种植学无限可能的万花筒！

20 世纪 70 年代口腔种植从下颌牙列缺失种植修复的临床运用开始，首先用于增加无牙颌修复义齿的固位与支持；20 世纪 80 年代到 21 世纪初，为了创造更好的骨质骨量条件，建立了多种组织增量技术，先后提出了引导组织再生（GTR）和引导骨再生（GBR）的概念，扩大了种植覆盖义齿的适应证。2002 年的 McGill 共识研讨会上提出"目前的证据证明，双种植体支持的覆盖义齿作为无牙下颌的首选治疗方法，种植体支持的覆盖义齿相比于传统义齿在患者满意度和生活质量方面有更大的优势"。2009 年的 York 共识研讨会提出了相同的结论建议。至此，业界普遍认可了将"无牙颌的修复与种植紧密结合在一起"的思路，持续推进了数字化修复技术在无牙颌中的应用，尤其是数字化技术引导的种植体植入，上部修复结构的数字化设计与制作等，也给传统的无牙颌修复带来了新方案和新高度（表 1-1-1）。

表 1-1-1 口腔种植发展历史表

人物及年代	种植体材质、形态特征及应用范围		
	材质	形态特征	应用范围
Marziani（~2000BC）	同种异体牙	同种异体牙	再植，无特殊技术
Cockbburn（~400BC）	金、木和动物牙	牙形	再植，无特殊技术
Arnaudow（1100）	同种异体牙	同种异体牙	外科植入技术
Ulbricht（1647）	同种异体牙	同种异体牙	再植，无特殊技术
Hunter（1756）	同种异体牙	同种异体牙	第一个组织学检查
Maggio（1807）	金	根形	使用 14 天
Mitscherlich（1863）	瓷	根形	拔牙后种植

续表

人物及年代	种植体材质、形态特征及应用范围		
	材质	形态特征	应用范围
Greenfield（1906）	铱-铂	篓形,中空状	延期种植,骨孔预备,种植体植入
Strock（1937）	钴铬钼合金	螺旋状,并有冠上结构	即刻种植,首次组织学检查
Muller（1937）	铱-铂	骨膜下金属丝网状,含4基台	黏膜上印模
Dahl（1943）	钴铬钼合金	骨膜下金属支架	黏膜上印模
Strock（1946）	钽	螺旋状	潜入式
Formiggini（1947）	钽	螺旋状	一段式,自攻性
Ogus（1951）	钴铬钼合金	骨膜下金属支架	暴露骨面印模,两段式程序
Maurel（1960）	丙烯酸树脂	支架	两段式,3个月后功能性负重
Scialom（1962）	钽	钉状	呈三脚架状植入
Hodosch（1964）	聚甲基丙烯酸树脂	根形	即刻种植
Brånemark（1966）	纯钛	螺纹柱状	延期种植,延期负重,螺纹钻成形
Sandhaus（1971）	氧化铝陶瓷	螺旋状	延期种植,逐级骨预备
Heinrich（1974）	钽	螺旋状	一段式,即刻负重,自攻性
Kawahara（1975）	生物陶瓷	螺旋状	即刻种植、延期种植
Small（1975）	不锈钢	骨内螺旋状和叶状	需要口外切口
Schulte（1976）	氧化铝陶瓷	锥状,根形	延期负重,牙龈愈合
Koch（1976）	钛浆涂层	柱状,具有内部件	内冷,无负重愈合
Schroeder（1976）	钛浆涂层	中空柱状,中空螺旋状	即刻负重
Ledermann（1979）	钛	螺旋状	即刻功能性负重
Niznick（1982）	钛	柱状	几种修复治疗方案
Thomas（1987）	羟基磷灰石涂层	柱状	外科程序和钛浆涂层一致
Buser（1991）	钛,酸蚀表面处理	螺旋状	非潜入式
Burgess（1999）	钛,羟基磷灰石新涂层技术	螺旋状	潜入式
Hall（2000）	钛,电化学氧化表面处理	螺旋状	潜入式
Maeztu（2000）	钛,离子表面处理	螺旋状	潜入式
Sanz（2001）	钛,可吸收性喷砂介质表面处理	螺旋状	非潜入式

　　我国的种植技术实践在历史上曾居领先,但在漫长的历史发展过程中,由于现代科学技术不发达,逐渐落后于世界许多科技先进的国家。近年来随着生物材料学、生物医学工程学、精密加工以及口腔修复学、口腔种植学等的发展,种植修复已经成为口腔医学的热点前沿。

　　20世纪80年代中期,华西医科大学和第四军医大学相继成立了人工种植牙课题研究组,开始了口腔种植体的基础理论研究和牙种植体的研制、开发和临床应用。20世纪90年代华西医科大学口腔医学院研制开发了CDIC种植体系统,并在全国多个城市和地区开展了种植临床技术培训。之后,第四军医大学口腔医学院研发了自攻螺旋型骨结合性钛牙种植体系列产品、中荷合资开发了BLB种植系统等。

骨结合理论的发展完善,当然还需要更多的病例积累和认知总结、相关产品的迭代完善,以及业界的各种临床共识。史鉴使人明智,在怀疑和期盼的交织中,骨结合理论相关的临床应用不断拓展前行。

可以查阅到的跟修复导向相关的文献发表于1987年,表明那时候修复导向下的种植理念已经开始萌芽。

口腔种植学的历史是口腔种植外科技术、修复技术、工艺技术及种植修复维护技术等技术的进步以及相关学科发展相互融合的历史,至今口腔种植已形成了成熟的临床技术。学者们普遍认为从1982年至今的40多年,是现代口腔种植学快速发展的黄金时段。毫无疑问,修复重建牙缺失的各种种植修复技术,早已经成为了口腔医学研究前沿和临床应用热点。

而当前大家常提及的"修复导向下的种植""以终为始"以及"最小医源性损伤下TRS引导的种植修复治疗"等理念是从何而来呢?为什么要提出这个理念呢?我们来予以详细梳理与分析讨论。

第二节　"修复导向下的种植"理念的由来

70多年来,随着现代口腔种植修复理论的提出,种植修复临床实践不断积累与突破前行,配套相关医疗器械产品迭代完善进步,临床医师对口腔种植学的关注点也从早期局限在种植体设计、牙槽外科技术、垂直骨增量等瓶颈突破上,最终发展到更为贴近患者主诉需求的上部修复效果上。

医生们早期的临床实践中也逐渐发现只关注骨的种植方案,很可能会在制作义齿时带来角度偏差、空间不足、美学效果不佳等一系列后续上部修复的难题,无法顺利实现种植手术作为修复缺失牙额外支持新手段来获得更佳疗效的初衷。而为了解决这些临床难题,使得大家不得不回过头来,在种植手术前就要统筹上部修复方案的整体设计与比选。被这个纠错过程困扰的种植修复产品和技术迭代更新过程花了很长的时间,大约到种植修复出现22年后的1987年,我们才看到跟修复导向相关的文献记载,修复导向下的种植理念才开始诞生,越来越多的同道开始关注种植修复如何逐渐回归修复本身,从以多学科多途径提升骨结合能力为主的外科导向的"打基础"阶段,晋级为以获得长期稳定的目标修复疗效为着力点的修复导向的"精装修"阶段,使其真正融入牙缺失的修复方案之中。

当然,两个"导向"都很重要。提倡"以修复为导向"更不能简单地理解为"外科导向"不对。没有第一个临床阶段的"外科导向"打下的良好基础和支撑能力,也不可能有更好"修复导向"下的修复疗效的追求,而统筹多学科多手段整合于牙缺失的修复种植技术已经是常态,种植修复学科也集中体现了多学科支撑的内在属性。从1982年至今已经40多年,这40多年是现代口腔种植学快速发展的黄金时代,种植修复已经成为口腔医学研究和临床实战中同道们趋之若鹜的前沿热点。

回望种植学科的发展历史,其整合式的学科特征十分明显。我们发现面对牙缺失种植中修复的问题,历史上各国先贤们都是运用当时的最新科技改善或解决牙缺失种植修复中发现的各种难题,当然也包括今天大家常听到的"修复导向下的种植""以终为始"等理念的落实。我们一起梳理和回望这一段段不平凡的历史瞬间。

1987年,Edge等人从最终正式修复体出发,提出了一种用修复体指导种植体放置位置的简单低成本方法,即基于当时能够提供的检查如二维影像学检查和石膏模型等进行手术前评估、测量,再根据原有的旧义齿或义齿蜡型设计和制作种植体植入的外科导板。该文献记载说明20世纪80年代就已经出现根据修复体位置,设计植入种植体位置的临床思路和临床方案,这是比较早的类似于今天口腔种植外科导板的文献报道。

伴随我们同时代数字化技术本身的跨越式进步,在口腔种植学领域当然也出现了跟随性的进展。种植医生或学生可以借助数字化软件进行虚拟种植手术推演,避免了手术风险,也多了一种学习体验的方法。因此,利用数字技术的便利,各种通过虚拟种植软件比选更合理的植入方案的数字种植技术开始出现。1991年首次出现了用于种植体位置设计的专用简易软件,进行虚拟种植手术模拟,并进行评估判断后,比选出最终最合理的临床实操植入方案,这种临床方案当然也为后续的数字化虚拟种植软件的研发和应用提供了创新案例,也指明了数字化技术在口腔种植修复领域的一个重要发展方向。随着CBCT、口扫、面扫等相关信息化设备的成功运用,有效地支撑数字化种植方案的设计比选,而带有各种各样功能模块的虚拟种植软件陆续上市,极大地方便了医生、技师和学生的临床实际和学习体验。

种植学一路前行,一直到了1993年,Baird才在文献中首次提及今天热门的"修复导向下的种植"(prosthetically guided implant placement)的新名词,这种提法第一次从统筹学的高度进行设计和思考如何获得种植修复的成功。两年以后,1995年,Garber等学者更详细阐述了"修复为导向种植"(restoration-driven implant placement)理念,并且在文章中详细地介绍了一种进行种植体植入的新方法和新方案。第一步先设计理想的最终修复体,再根据理想修复体位置设计种植体位置、制订全面治疗计划。在当时,该理念颠覆了最初仅主要根据支持性骨结构的可用性以及风险防控思路来放置牙科种植体的方法。Garber还强调美学区种植需要关注笑线、粉白美学、余留牙的协调性等美学修复效果评价指标;同年8月Garber在发表的另外一篇文献中又指出"修复为导向种植"还可以获得良好的软组织轮廓。这些早期的引领性工作,进一步强化了采用"修复导向下"的临床方案,从上部修复的视角统筹引领了牙缺失种植修复的目标定位于"修复"的必要性,展示了这个新思路和新方案在临床实施上的效率和疗效上的对比优势。

后来随着"修复为导向种植"理念的普及,更多的临床医师们开始思考如何进一步便捷地落地这个理念,如何从修复要素上进行设计引导前序各项工作,如何聚焦全程统筹,在精准的种植位点选择与实施、目标修复空间TRS与咬合等多步骤转移过程中如何传递目标修复关键指标。

大家最关心的首要难题就是种植的正确位点设计,以及实操植入时如何获得更高引导精度上。

为追求更好的牙缺失修复疗效,各国医者选择的修复技术肯定会借鉴并最终与同时代科技同步,深入与兄弟学科相关技术整合来推动专业进步,这也是整合式修复学的内在根源所在。

1995 年，Thomas 等人使用实体蜡型标定目标修复体位置，并且采用可以显影的大头针标记代表目标牙体的轴向，再拍摄 X 线影像学检查，就可将大头针代表的修复体轴向位置信息转移至 X 线片上，进而据此设计种植体植入摆放位置的评估和比选，这种临床方案初见了现代意义上的种植术前设计的思路和手段。

2000 年，Becker 等人基于诊断蜡型压制透明塑料压膜导板，将目标修复体轮廓转移到压膜后的导板内，术中在导板上标记的目标修复体上理想穿出位置备孔，进一步在术中戴入导板，通过在孔内放置与种植体直径匹配的金属套管形成刚性约束通道，再进行术中种植引导，来获得预先设计的种植位点，这种简易导板引导植入的思路也与当前种植手术导板设计的逻辑出发点相同。

2008 年，Saglik 等人利用树脂复制旧的可摘义齿，并在人工牙位点制备洞型留空，制成简易种植外科导板引导术中种植体植入。但是，由于当时的牙科影像学技术本身的限制，所获信息是基于二维放射线片的，当然无法提供准确的三维骨量信息，这些导板制作方法在设计环节并没有真正准确全面地结合患者骨量进行综合考量，只适用于骨量充足患者的种植，明显存在适用范围的局限性。

谈起当前热门的数字化种植修复，当然离不开"数字影像"这类信息化技术的支撑。1998 年 CBCT 技术才被首次报道应用于牙科领域。它的出现使得医者和技师更容易、更准确地"看透"目标种植体周围的硬组织，令医者对种植体周及邻近的颌骨和牙槽骨、重要解剖结构等三维形貌的把握更快更准。可以这样讲，随着牙科 CBCT 技术的普及和 CAD/CAM 技术快速发展，才真正为现代意义上的"修复为导向下的数字化种植修复技术"打开了大门，打通了今后发展的高速公路！

另外，2006 年立体光刻 3D 打印技术成功应用于种植手术导板的制作，导板成形制造的便利以及对各种数字信息的高效整合潜能，使得我们第一次有了可靠的"刚性约束通道"，可以有效地提升医者的手部技能。进一步，通过预设值的设计和测量校验，使得手术精度得到了有效的提升，数字化种植技术真正开始获得了快速发展和完善。当然，满足各种临床实战任务的导板应运而生，如本书病例里采用的定位导板、截骨导板、植入导板、转移导板、TRS 可测量导板等，导板已经用到种植修复的方方面面。从数字化种植修复的实操层面看，"引导式种植学"已经成形！

因此，在"修复导向下的种植"理念和数字化种植技术的不断前行完善中，术前设计成为每个从事种植修复临床医师的必修课。临床医师在面对术前设计时，常常面临修复导向最佳植入位点骨量不足的难题，如何选择合理方案、解决骨量不足以及软组织不足等问题一直是种植学面对的"打基础"阶段的主要挑战。

从修复学的视角思量如何解决好常见的骨量不足下的种植修复决策，2018 年 Chiapasco 等人提出了修复引导的水平向骨增量的治疗程序，根据修复引导的诊断方案和手术选择，对水平向骨缺损进行分类：Ⅰ 类即存在少量骨缺损，无须骨增量，可通过结缔组织移植改善美观；Ⅱ 类即存在中等骨缺损，可根据修复导向设计位置植入，同期骨增量和结缔组织移植；Ⅲ 类为存在明显的水平缺陷，种植体无法放置在理想的位置，骨增量术后 4~9 个月再行种植手术；Ⅳ 类为存在明显的垂直伴水平骨缺损，需要非常复杂的外科技术和工艺制作技术完成修复重建。

近期笔者团队依据动物实验及临床研究结果，结合文献梳理，聚焦上颌前牙种植治疗，提出了"以 TRS 为导向的正确位点所需的虚拟牙槽骨轮廓"的上颌前牙水平骨增量方式的决策树(图 1-2-1)。具体解释如下:以目标修复空间(target restorative space, TRS)为导向进行上颌前牙虚拟种植规划,遴选正确种植位点。根据虚拟种植体位置推导得出符合上部目标修复体需求的虚拟牙槽骨轮廓(virtual alveolar bone contour, VABC),然后再据此虚拟轮廓与实体剩余牙槽骨轮廓(residual alveolar bone contour, RABC)的线性、角度等几何空间位置关系确定牙槽骨分型。具体分型如下。

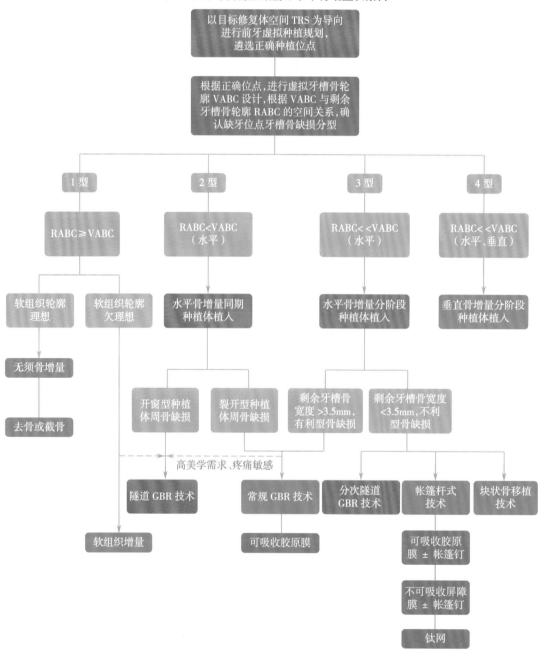

图 1-2-1 "以 TRS 为导向的正确位点所需的虚拟牙槽骨轮廓"的上颌前牙水平骨增量方式决策树

1 型是指虚拟牙槽骨轮廓与实体牙槽骨轮廓几乎重合或位于实体牙槽骨轮廓内,即 RABC≥VABC,大部分无须增量;对于软组织轮廓欠佳的位点可选择软组织增量或微创的隧道 GBR 技术;牙槽骨不平整或过高者(即 VABC 颈部位于 RABC 根方),对应的决策为截骨或去骨。

2 型是指虚拟牙槽骨轮廓与现有实体牙槽骨轮廓大部分重合,小部分位于实体牙槽骨轮廓外,即 RABC<VABC(水平),其中虚拟种植体唇侧呈开窗型骨缺损者(即 VABC 唇侧根方部分位于 RABC 以外),优先选用隧道 GBR 技术同期种植体植入;而对于 2 型中虚拟种植体唇侧呈裂开型骨缺损者(即 VABC 唇侧颈部或全部位于 RABC 以外),可选用隧道 GBR 技术或常规 GBR 技术水平骨增量同期种植体植入,其中美学要求高、对疼痛敏感的患者可以优先选用隧道 GBR 技术。

3 型是指虚拟牙槽骨轮廓大部分位于现有实体牙槽骨轮廓以外,两者轮廓线性差异主要表现在唇腭向,即 RABC<<VABC(水平),其中剩余牙槽骨唇腭向宽度 >3.5mm 或呈有利型骨缺损者,可以选用隧道 GBR 技术或常规 GBR 技术水平骨增量分阶段种植体植入;而 3 型中剩余牙槽骨唇腭向宽度 <3.5mm 或呈不利型骨缺损的,可以分次通过隧道 GBR 技术水平骨增量,或应用帐篷杆技术、钛网或块状骨移植技术。

4 型是指虚拟牙槽骨轮廓冠根向、唇腭向都远大于现有实体牙槽骨轮廓,即 RABC<<VABC(水平及垂直),只有采用分段复合技术才能完成增量。

"修复导向下的种植"并非不考虑骨量情况盲目为之,骨增量技术可以解决骨解剖因素等"基础条件"不良给"修复导向下的种植"带来的困难。由此大家可见,"修复导向下的种植"理念也在牙槽外科"打基础"的问题基本解决后才有的,而相关修复理论和数字化技术也是不断发展完善的。

可以肯定的是,今后这类基于修复关键信息的种植决策还会越来越多,将进一步落地"修复导向下的种植"理念,丰富种植学的学科内容。而种植修复治疗团队"以终到始"正确虚拟推演牙缺失的种植修复,依据设计好的位点三向数据链(data chain),再通过序列引导技术"从始到终"做好牙缺失的种植修复,已经是目前共识性的种植修复临床设计逻辑方式。

第三节　"修复导向下的种植"理念在国内的传承与发展

大约晚于国外 13 年,2000 年国内的文献中开始提及基于修复视角的"种植模板"的概念。

2000 年,芩远坤、刘斌等制作形似可摘局部义齿(RPD)的名曰"多功能种植模板",设计模板时先进行排牙,通过在模板上放置放射定位点将影像学检查与义齿结合参考设计正确种植位点,最终通过放置导管控制植入,除此之外该模板还可像 RPD 一样用来作为临时义齿确定咬合关系。今天看,该方法本质为简易种植导板的设计,遵循修复基本原则进行种植体数目和位置的设计,实属不易。

2001 年,宿玉成等提出参考修复因素与外科因素共同指导种植修复,但仍然使用"种植模板"的概念,也未明确提出以修复为导向的概念。

随后 10 年间,国内学者开始聚焦该类修复体制作后进行种植外科导板的设计研究,许多涉及前牙美学区和咬合异常的种植修复病例,相关文献提及在设计种植体植入时常常建议需要考虑修复因素,但因文献中临床方案比较粗略、不具体,多为目前的简易种植手术导板设计,可控性和易用性不强,学术表达上仍未明确提及"修复导向下的种植"的理念。

2013年第十七届中国国际口腔器材展览会暨学术研讨会上,有演讲题目为"修复导向的种植义齿——美学策略与实践",这是首次在国内明确提出"修复导向下的种植"这一概念的记载,但具体演讲内容不详。

随后2014年举办第十二次全国口腔医学计算机应用学术会议,提出《全程数字化植牙及修复整体解决方案》,会议中从整体考量并强调以结果为导向的数字化种植修复。

至此,"修复为导向下的种植"这一提法在国内学者中逐渐获得广泛认可,随后的数字化种植修复和种植外科导板类文献中,"修复为导向下的种植"这一理念常常被提及,逐渐成为种植专业的行业热词,也是各种种植修复病例展评中最高频的热门关键词,越来越受到同道们的追捧(图1-3-1)。

口号归口号,实操归实操。要真正落实"修复导向下种植"的临床方案,常常是比较繁杂的,尽管大家可见不少临床方案的修复效果不错,但由于新方案本身常常过于烦琐或理想化,还不太适合在基层普及推广,真正便捷实用的牙缺失种植修复方案整体上看还在孕育或完善之中。

总体上看,国内的种植修复是跟随国外的种植技术流而发展起来的(见表1-1-1),涉及种植、修复、牙周、口腔医学技术及口腔材料等亚专业,当然,从基础研究到临床应用,我国同行们现今可圈可点的贡献也是越来越多,尤其是随着我国种植手术量的跃进,各种展评和国内国际报道中看到的优秀高水平成果越来越多,更大的引领性学术贡献值得期待,我国的种植修复专业前景喜人。

其实,"修复"与"种植"两者的关系是密不可分的。上部目标修复引导种植植入,下部的种植支撑上部的修复,种植植入有误差时通过上部修复的手段弥补,不能弥补时只能再重新种植修复,本质上看都是"修复"在引导,所有工作也是为了最终的"修复"效果服务(图1-3-2)。而常提到的"外科导向"只说了整个工作的开头,"修复导向"也只说到了上部修复,都没说完,都不完整,但也不能说"修复导向下种植"理念更好更完整,"外科导向"很多情况下也不得不考量,并最终影响方案的选择。因此,笔者觉得整个种植修复更贴切的表述应该是"目标修复空间引导下的种植与上部修复",简称"TRS(target restorative space)引导下的种植与修复",这既是整合式修复学的视角,也是全局统筹的引导式种植学的内在需求(更多的讨论也可参见本套丛书第一册《口腔美学修复通论——从分析设计到临床实施》)。

国外

第一个 "种植导板" 出现	种植设计 软件开始 出现	"以修复为导向 的种植"概念 出现	CBCT技术 出现	CAD/CAM技术不断发展 2000	2001	立体光刻 3D打印技 术用于种植 导板打印	数字化种植技术开始兴起 2013	2014
1987	1991	1995	1998	"种植模板" 概念在我国 出现	种植需要综 合考量修复 和外科因 素,但未完 全修复导向	2006	首次在国内 提出"修复 导向"	全程数字化, 开始强调 结果导向

国内

图1-3-1　"修复为导向下种植"理念相关的主要临床技术的国内外发展对比

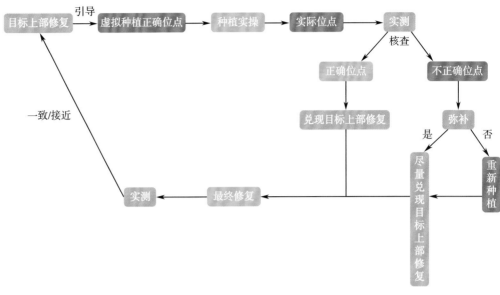

图 1-3-2　"目标修复空间 TRS 导向下的种植与修复"逻辑图

第四节　"修复导向下的种植"理念里的数值要求与数字追问

值得大家注意的是"修复导向下的种植"为种植修复分析设计理念,并非一个具体的实操类的种植修复技术,根据患者的不同情况,具体临床实施的方案各有不同、各有千秋。

其实,理念口号喊得震天响,既有用,也没用!关键的问题就是如何实现手术的"导向"问题,其实也就是如何"引导",如何将设计蓝图"映射"到术区等问题(见第四章的讨论)。"引导"效果的好坏决定了手术及上部修复的精度,也直接影响最终的修复效果。这个"引导与映射"里面包括了诸多序列关键内容,如开始的最终目标修复体的设计,到种植手术引导,再到最终修复如何实施和转移等,至今整体上看还没有一个"一统江湖"的共识性标准流程以及适宜我国基层单位推广使用的临床技术群。

另外,从实操层面看,不少学者将数字化外科导板作为实现修复为导向理念的唯一或最佳手段,但回顾文献和临床应用现状,大家不难发现种植采用数字化外科导板还是有局限性的,作为唯一或最佳的引导方式还不好说,还得看术前的各种条件汇总情况,才能选择合理的引导方式,获得更精准的实操结果。

就使用"种植外科手术导板、种植导板、手术导板"等主题词的国内外研究报道综合来看:报道过的导板平均会存在约 1.5mm 的线性误差和 3.5° 左右的角度偏差。除此之外,费用、时间、术区的开口度不足等因素都会限制导板使用,而简单任性、量大面广的"自由手植入",仍然是很难被"手术导板"完全替代的主流手术方法。

其实,即便是徒手种植,也不是没有引导的,英文叫"mental navigation",就是靠经验通过目测来引导。实际工作中,即便是徒手种植,只要辅助采用其他正确的引导方式,依然能照顾到各种外科和修复等的关键因素,都有可能成功实现"修复导向下的种植"理念。一句话,术者应该根据患者的主诉及条件等前提条件,正确选择适合的一种或几种引导方式,才能实现这一理念。

无论自由手种植、外科导板引导植入,还是种植导航设备乃至未来的种植机器人的大量运用,各种引导技术其本质上都离不开正确种植位点设计这一步骤,而正确位点的设计是依赖正确位点的三向位置(three directions)数值要求的。但如何在临床确定这些数值要求里的数字以及实现设计数字的准确转移实施和测量核查校验(check and calibration),才是临床"引导"的关键基础。而高度依赖经验的现有学科基础,对数字技术本身常常是有认知"遮蔽效应"的(详细讨论分析,请见本套丛书第一册《口腔美学修复通论——从分析设计到临床实施》第二章),甚至是无视的,这也是做好数字化种植修复不能忽视的业界普遍存在的内在认知不匹配的问题。

为了更好地实现"修复导向下的种植"理念,我们进一步讨论一下现有种植修复里的"数字",即各种数值要求的前世今生。首先,从明确目标提升医者胜任力上看一下种植修复各步骤里的精度需求到底是多少。

一、数字化种植修复里各主要步骤的精度

从临床流程上看,当前的数字化种植修复技术的主要工作可分为数字化种植手术和数字化上部修复两方面,均为序列开展的临床实操过程,涉及步骤众多,即便是步步规范操作,每一步肯定还是都存在误差。那么如何正确理解误差产生的原因并尽可能地消减误差,也就是获得最终理想精度进而合理进行精度控制的核心问题了。为了真正理解并能最终获得更高精度的实操结果,我们首先就得明晰理解本章的"数字"主题,以及了解当前种植修复各临床实操步骤中主要环节实际获得的精度水平现状。

（一）数字化种植手术的精度

1. 数据获取的精度　近几年,在常用的数字化种植流程中,我们常规需要在术前利用锥形束计算机体层成像(cone beam computed tomography,CBCT)采集颌骨和余留牙等硬组织的空间位置信息,并导出医学数字成像和通信(digital imaging and communications in medicine,DICOM)数据,简称 DICOM 数据。基于 DICOM 数据,再进一步进行虚拟种植方案评估比选,这一步骤是虚拟种植分析设计的逻辑基础。因此,除骨与牙的硬组织外,还有面部与牙龈等软组织数据,作为虚拟患者建模的基础,其本身的获取精度十分重要。

就硬组织数据而言,目前主流的 CBCT 设备所能达到的精度平均水平大约为 0.15mm,因此,要高度重视自己临床使用的设备能力是否足够好,避免输在起跑线上。进一步看,这种种植虚拟设计依托的图像数据本身就有误差,这就要求我们在仅使用 CBCT 的二维截面进行术前测量分析时,应在模拟植入位置与相邻解剖结构之间规划足够的安全距离。而当 CBCT 重建后的三维颌骨数据用作数字化种植导板设计时,还应考虑不同参数包括视野大小、拍摄层厚、体素值等对 CBCT 重建精度的影响。

其中,体素值代表 CBCT 的空间分辨率,体素值越小,CBCT 的空间分辨率越高,细节展现能力就越好。有学者研究了不同体素值及分割阈值对 CBCT 重建精度的影响,以光学扫描模型为参考对象,指出在相同的分割阈值条件下,体素值为 0.2mm 时的颌骨重建精度高于体素值为 0.4mm 时的颌骨重建精度。虽然国际口腔种植学会(International Team for Implantology,ITI)认为减少体素值并不会增加 CBCT 线性测量的准确性(ITI 认为体素值为 0.3~0.4mm 就可

以满足精度要求），但较小的体素值有利于获得更高的颌骨重建精度，从而有利于模型与颌骨数据之间的精准拟合。另外，在采集颌骨数据的过程中，运动伪影、高密度充填材料或金属修复体导致的放射伪影会对成像质量产生不利影响。因此，在拍摄CBCT之前应对上述情况做初步判断，选用高精度采集设备和可靠的原始图像拟合方法，尽可能地规避可能产生的"数据源"误差。

但仅仅通过CBCT数据重建后的颌骨影像是不能直接用于我们手术所需的导板设计的，还需要通过口内扫描或模型扫描来获取患者的牙列及软组织的表面结构信息，来补充导板设计时需要的所有硬组织表面及内部结构位置信息，最终形成一个与实体情况完全对位的数字化虚拟患者。

目前的主流口内扫描系统均采用非接触式光学技术。其工作原理主要有三角测量、共聚焦显微、主动波阵面采样、光学相干层析术等多种技术。而现售的口内扫描设备常常采用多种技术的组合，以达到更好的扫描效果。很多文献报道表明不同厂家或型号设备的精度存在差异（表1-4-1），甚至同样相同的设备其精度评价在不同研究中也表现出较大的波动范围。并且对于相同设备而言，扫描牙弓的范围大小也会影响其精度。

总体上看，综合文献报道中不同设备的研究结果，当前的口扫精度基本都在100μm以内。

表 1-4-1　不同品牌口扫设备精度比较

口扫系统	精度 /μm	口扫系统	精度 /μm
Omnicam	13.8~118.2	Trios	19~78.4
Planmeca Emerald	56.5~90.1	iTero	23~57.4
CS 3600	26.7~154.2	True Definition	21.8~59.7

另外一种表面数据来源于模型扫描，也叫仓扫，即口外扫描系统。其工作原理基于三角测量的结构光扫描技术，扫描时需要将模型固定在扫描台上，一次扫描获得的扫描面大于口内扫描，因而有更好的扫描拼接能力。相比于口内扫描，模型扫描常常具有更高的精度。根据各模型扫描仪的官网信息可以得出（表1-4-2），模型扫描的理论精度在10μm以内。但文献研究得到的实际精度与理论精度还是存在或多或少的偏差，有学者研究了不同口外扫描系统对全牙列模型的扫描精度，得出InEOS X5实际精度为26.1μm，3Shape D2000实际精度为17.4μm；Pablo等的研究指出理论精度为10μm的ZENO SCAN模型扫描仪实际精度为37.5μm。总体上看，与口扫相比，模型扫描的精度还是不错的。

表 1-4-2　不同品牌模型扫描仪理论精度比较

模型扫描仪品牌	精度 /μm	模型扫描仪品牌	精度 /μm
E4	4	PlanScan Lab	5
3Shape D2000	5	Ceramill MAP600	4
E3	7	AutoScan-DS300	5
InEos X5	2.1	ZENO SCAN	10
dentica Hybrid	5~7		

但是值得注意的是：针对总体上评价口内扫描与口外模型扫描在获取全牙列数据精度上的优劣，文献报道中还未能形成一致的结论，不同系统不同方式的结果差异性很大，研究及使用条件依赖明显。例如，Flügge 等的研究指出模型扫描仪多次扫描结果之间的一致性高于口内扫描，表明模型扫描仪本身具有更高的精确度。Ender 等的研究也证实了这一观点，但同时需要注意的是，对于藻酸盐印模材料翻制的石膏模型组，多次扫描结果之间的一致性较差，原因在于多次藻酸盐印模和相应的模型之间存在较大偏差。而 Walter 等以工业级光学扫描仪获得的扫描结果为参照对象，指出模型扫描仪的正确度高于口内扫描仪，但精确度稍低于一些口内扫描仪。由于模型扫描前需要先制取印模并灌注石膏模型，这些过程中的不当操作可能导致最终的模型发生变形。这种情况下，即使模型扫描准确，最终获得的数据也不能真实地反映口内情况，并且两者之间的差异不能轻易地通过肉眼辨别。

但有一点是清楚的：无论选择口内扫描还是模型扫描，都应该严格按照厂家推荐的步骤规范完成每一步操作，有助于获得最佳的工作状态来实现厂家的广告设计精度。虽然各厂家产品外观和功能基本类似，但差异性还是有的，值得大家重视。

2. 数据处理的精度   将 DICOM 数据导入专门的种植设计软件后，首先需要进行阈值分割，重建虚拟颌骨。

Ye 等人研究表明不同阈值下重建的颌骨是不同的。除阈值本身的影响外，操作人员的个人经验也会影响分割阈值的选择，进而影响虚拟颌骨的重建精度。Zacharias 等的研究表明专业工程师能使用软件重建更高精度的颌骨，其偏差仅为普通医师组的 1/2，他的研究结果从侧面也证明了操作个人的影响还是比较大的。

由于颌骨重建后的 CBCT 数据源不包含软组织及目标修复体信息，因此还要导入口扫或模型扫描数据来补充缺失的信息，通过相应的软件与 CBCT 数据源进行拟合。

在口腔医学领域，早期对 CT 与光学扫描模型拟合精度的研究集中在正颌领域：Nkenke 等的研究指出颌骨与模型之间的拟合偏差 >0.5mm；Jun 等采用放射阻射球作为颌骨和模型拟合的参考点，累积偏差不超过 0.4mm。而在种植领域的相关研究，因为手术的精度需求高于正颌外科，所以不少研究已经具体到不同的设备和设计软件：Ritter 等使用 Galileos Implant 软件对 CBCT 和口扫数据拟合后测量发现两者之间存在 0.03~0.14mm 的平均偏差；Flügge 等在 coDiagnostiX 软件中拟合并测量 CBCT 与口扫数据之间的平均偏差为 0.54mm；Jamjoom 等在 BlueSky Plan 中的拟合精度研究指出 CBCT 与口内扫描或模型扫描数据都可以达到较高的拟合精度（<0.05mm），但"双扫描"数据之间拟合的偏差可达 0.33mm；Schnutenhaus 等的研究指出 CBCT 与模型数据在 SMOP 种植规划软件中的平均拟合偏差为 0.19mm，当有金属修复体存在时，拟合偏差可增加至 0.22mm，此时采用放射导板可在一定程度上降低拟合偏差。

以上研究中采用的拟合方法各有不同，需要注意的是采用选点拟合的方法时，应选择解剖特征点，并且位置尽量分散。另外，拟合点总数也可能影响拟合结果。Jamjoom 等的体外研究指出拟合精度随着拟合点总数的增加而增加，但 Choi 等的研究指出随着拟合点总数的增加，颌骨与模型之间的拟合偏差并没有降低，采用三点拟合即可满足临床需求。

总体上看数据拟合偏差范围比较大（0.03~0.5mm），因此具体到某个病例的实际拟合精度就比较重要了，实战中必须明晰其高低，并提前解决好。

3. 导板加工的精度   数字化导板的加工方式有 3D 打印和数控切削两种，导板材料主要有树脂和金属两种，而当前使用最多的是 3D 打印树脂导板。

Kühl 等的研究指出 3D 打印树脂导板与设计数据在套环顶端的平均偏差为 0.22mm，在套环底部的平均偏差为 0.24mm，轴向的平均偏差为 1.5°，可能是位于游离端且没有设置支撑杆导致的打印过程中的变形；Kim 等采用了简化的种植导板为研究对象，指出种植导板的打印精度可达（0.06±0.05）mm，且采用不同的设备会影响打印精度；Li Chen 等的研究指出树脂导板的打印精度和可重复性优于金属导板，但相比之下，后续实际使用中金属导板具有更好的尺寸稳定性。

4. 种植钻针动度　导板与种植钻针、金属套环等器械之间常存在一定间隙，以保证器械和冷却水的顺利进入，但间隙的存在又会降低导板对钻针的约束力，因此种植钻针在导板中也会存在一定动度。Van 等的研究指出种植钻针动度与预备深度和套环偏移成正比，与压板厚度成反比；Koop 等在此基础上增加了压板类型、压板内径和套环高度三个变量，指出种植钻针在内径较小的手持式压板中更稳定，且随着套环高度的增加，种植钻针趋于稳定。Apostolakis 和 Kourakis 构建的模型再次证明了这一观点。另外 Schneider 等的研究表明不使用金属套环时，种植钻针在导板中的动度更小，原因可能为个性化的设计减小了种植钻针与导板之间的间隙；而 Kyung 等的研究指出导管半封闭且为倾斜植入设计时，种植钻针的角度偏差可达 11.2°，这个研究从相反的方向进一步证明了导板系统的"刚性约束能力"对最终精度的潜在影响最大（图 1-4-1）。

（二）数字化上部修复的精度

1. 数字化模型获取的精度　对于单牙位种植修复而言，Serag 等的研究指出传统印模技术和数字化印模技术并无太大的差异，偏差在 60~100μm 之间，属于临床可接受的范围。对于多牙位种植修复而言，Gedrimiene 等的研究指出口内扫描与传统印模无明显差别，但口内扫描更容易出现扫描杆匹配偏差的情况。另外需要注意的是，Kim 等的研究表明随着扫描距离的增加，扫描误差也随之增大，可能出现 50~600μm 的偏差。对于全颌种植而言，观点不一。有体外研究证明口内扫描技术比传统印模技术更准确；Kim 等的体外研究结论与此相反，指出口内扫描更容易出现角度偏差；Wulfman 等则通过系统性分析得出口内扫描的精度可以满足临床要求。

图 1-4-1　数字化种植手术涉及的各主要步骤实操的精度范围以及系统累积误差范围
即便是步步"正确"，简单机械地叠加来看，若不及时消减，其允许的最大累积误差已经在 1mm 以上，最小值也有 0.25mm。

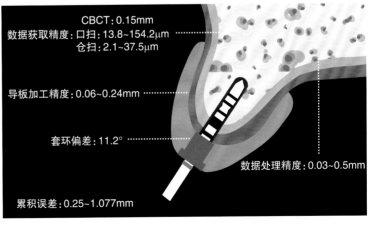

2. 数字化咬合重建获取的最小感知厚度　咬合感知厚度（occlusal perception of thickness，OPT），是指天然牙或修复体在咬合时能够感知到的最小厚度变化。以往的研究表明天然牙、全口义齿和种植桥在咬合感知上具有一定差别，但正常的咬合感知厚度比较微小、包容范围比较窄。现有研究表明天然牙在 20μm 左右，种植桥在 50μm 左右，而全口义齿则在 100μm 左右；另外，Babu 等指出 15μm 的厚度即可引起咬合干扰。

面对 OPT 这么高的数值要求，借助当前的数字化技术直接获取的咬合重建精度尚难以完全达到上述要求。如 Solaberrieta 等分析测量了三种不同软件获得的数字化咬合关系的精度，指出平均误差为（69±11）μm；Wong 等的研究指出不同口内扫描设备获取数字化咬合记录的精度有所差异，最小偏差接近 30μm，而最大偏差接近 600μm，提示临床对于口内扫描设备的选择极其重要，也预示着最终修复体一次就想获得足够的咬合精度是困难的，最终的一次或多次的徒手调𬌗是不可避免的。而未来如何一次就获得高精度咬合关系更将是以后实体技术难点和数字化技术研发的重点。

3. 数字化颌位关系获取的精度　仅有咬合关系不能在𬌗架上再现口内的下颌运动，还需要结合颌位关系。颌位关系的制取有直接法和间接法两种，直接法仅通过数字化技术转移，不借助实体𬌗架。Solaberrieta 等的研究指出两种方法之间存在 0.752mm 的平均偏差。Úry 等的研究指出间接法的平均正确度为（0.55±0.31）mm，最大差异为 1.02mm，相比之下，使用间接法获取数字化颌位关系更加准确。但需要注意的是，Maveli 等指出间接法中面弓不能准确转移上颌咬合平面在矢状面和冠状面的位置，因此临床医生应注意不同面弓系统的转移结果与口内的差异，并进行相应调整补偿。这里面涉及的高精度颌位关系转移技术也将是未来的数字化技术研发的重点。

4. 数字化咬合设计的精度　基于数字化颌位关系、静态和动态咬合关系设计修复体，需要借助修复软件中的虚拟𬌗架功能来实现。Michael 等的研究指出虚拟𬌗架上的动态运动与实体𬌗架之间无明显差异，最大偏差不超过 100μm。由于研究难度高，其他的相关研究不多，但 100μm 的偏差对目标修复体的实际咬合精度需求还是偏大。因此，关于实体或虚拟𬌗架的模拟仿真度、已经获得数据的解释及应用，仍将是𬌗学、口腔修复学乃至整个口腔医学的未全解之困。

5. 数字化制作的精度　种植上部修复体的数字化制作方式包括数控切削和三维打印两种。对于数控切削而言，Bosch 等指出五轴切削得到的表面正确度可达到 40μm 左右，高于四轴切削；Kirsch 等的研究同样表明五轴切削得到的修复体与设计数据的一致性更高，其在组织面和咬合面的偏差不超过 30μm。除与设计文件之间的一致性外，切削修复体还应在基台上实现良好的就位。De França 等的研究指出切削钴铬合金桥架具有更高的精度，垂直向的偏差仅有（1.2±2.2）μm，切削氧化锆桥架垂直向的偏差为（5.9±3.6）μm，均优于采用传统铸造桥架。而三维打印技术受限于材料，很少直接用于最终修复体的制作，常用于临时修复体和桥架及相关蜡型的制作。Lin 等的研究指出 3D 打印树脂材料与设计文件之间存在 50μm 左右的偏差，可满足临时修复体的需求；Marta 等的研究指出利用 SLM 和 EBM 技术打印的全颌种植桥架与设计文件之间、与模型之间均存在 60~70μm 的偏差，但都在临床可接受范围内。

另外，修复体制作完成后往往需要验证，因此口扫数据需要通过 3D 打印技术或数控切削技术生成实体模型。Zhang 等的研究指出 3D 打印模型精度可能与打印原理和打印层厚有关，通过调节打印层厚可以实现 20~50μm 级别的打印精度；另一项相关研究结果相似，但作者与传统模型代型的正确度和精确度考察对比后,认为3D打印模型尚不能完全替代传统石膏模型!

综上所述,目前的数字化种植修复技术实施的序列步骤很多,即便是操作规范,步步还是都有误差。因此,产生的步骤误差若不及时消减,一定会按照序列向后累积。图1-4-1、图1-4-2也充分说明了当前的种植修复要想真正提升累积精度,十分困难。

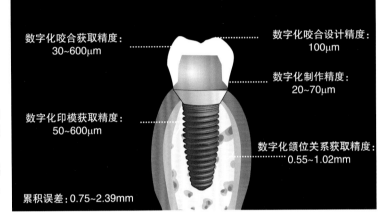

图1-4-2 数字化上部修复涉及的各主要步骤实操的精度范围及累积误差范围
即便是步步"正确",简单地计算其允许的最大累积误差已经>2mm,最小值也有0.75mm。

那么问题就来了,现有临床实战中这些序列累积的误差最终都去哪里了呢?误差是如何减少、如何消减的呢?为了今后提升最终种植精度,笔者会在后面继续深入讨论相关误差消减的问题。当然,在本套丛书《口腔美学修复通论——从分析设计到临床实施》里的"第二章 修复中数值要求的数字追问",也做了大范围的考据和论证,感兴趣的同道可以参阅讨论。

二、从测量学四要素要求,看"修复导向下的种植"里的数值要求

为了进一步说清楚本书讨论的虚拟种植设计核心——正确位点的三向位置数值要求,首先我们需要清楚掌握相关兄弟学科中的基本概念和原理,如数值要求一定来源于测量,那么测量的概念是什么呢?我们已有的数值要求符合测量的四要素要求吗?这些基本前提都不清楚,我们如何才能明晰数值要求的真伪,如何来做精做准?又如何进一步推动数字化种植修复?

我们大家一起来回顾一下测量学的基本概念和内涵。测量就是按照某种规律,用数据来描述观察到的现象,即对事物作出量化描述。在工科里与口腔种植修复最接近的学科分支之一——机械工程中,测量指将被测量与具有计量单位的标准量在数值上进行比较,从而确定两者比值的实验认识过程。广义上,测量是一种量化的过程;而狭义上,测量则是一种数值的比较。测量包含四个要素,包括测量的对象、测量的方法、计量单位和测量的准确度。

四要素的内涵如下。

1. 测量对象 主要指几何量,包括长度、面积、形状等,对于被测参数的定义和内涵等都必须加以确认,以便进行测量。

2. 测量方法 指在进行测量时所用的按类叙述的一组操作逻辑次序。对几何量而言,则是根据被测参数的特点,确认该参数与其他参数的关系,最后确定对于该参数如何进行测量的

操作方法。

3. 计量单位　针对不同的测量参数,需要选定不同的测量单位。

4. 测量准确度　指测量结果与真值的一致程度。由于任何测量不可避免地会出现测量误差,误差大说明测量结果偏离真值远,准确度低。因由于存在测量误差,任何测量结果都是以一近似值来表示。

为了落实经典的种植修复中关于位点等的数值要求,同道们做了许多研究和临床实践,取得了不少的认知和经验积累。但是,长期以来在临床实操中针对这些数值要求的测量核查校验还存在以下诸多问题,抛砖引玉,供大家讨论。

1. 根据测量的四要素要求,在我们的种植修复测量方案中还没有共识性的准确的测量起止点;测量平面是骨平面、触点平面还是牙龈平面? 还是釉牙骨质界平面或者外形高点平面? 而不同的起止点,测量出的数字往往是不一样的,有时差别不小,我们种植修复中的测量对象往往是几何量,明确测量对象如线段、角度等,肯定是我们进行测量的首要任务(具体要求及分析见第二章)。

2. 确定了测量对象后,我们还需要进一步选择适合的测量方法,测量的方法是用对应的测量工具依据一定的逻辑次序开展比对的过程,而目前口腔中最常用的测量工具是牙周探针,根据测量的四要素来说,其测量对象是牙周探诊深度,并不包括种植手术中所需要的非牙周数据,本质上是线性数据。其测量方法是用探针测量探诊位点到牙龈平面或釉牙骨质界平面的距离,而非用于种植修复中正确位点的测量,其最小精度为 1mm,有的探针的精度只有 2mm,国际上也认为它不是规范的量具,是不能满足种植手术的测量精度以及上部修复的小到十微米的实战需求的,也就是说至今我们尚无共识性的线性数据对象的测量方案。

3. 测量核查并校验种植植入位点的计量单位是需要小于手术精度的,所以理想的位点线性量具的计量单位应该 <1mm,上部修复线性量具的计量单位最小应 <10μm。另外,一个轴向角度、基台聚合度等角度数据的实测,至今还未见专用的量具,而我们已经看到的种植体轴向角度数值要求又从何而来呢? 这些角度数值要求的意义何在? 至今还无法在术中实测核查校验的轴向角度,单单用 CBCT 的图像进行的间接测量,其代表性如何? 又如何在术中环节真正进行映射或投影并且准确地测量核查、校验? 而作为方案,其真值检验又在哪里?

同时,在虚拟种植确定方案后进行手术时仍然面临“数字悖论”问题。

1. 采用导板引导植入时,无即刻核查校验方案。其主要原因为实操需多步骤,但步步都有误差,不即刻核查校验,无法每一步最大限度减少或消除误差,这也是导板或导航实际引导精度提升困难的原因之一,因此术中开始就要采用各种即刻实测手段,进行核查校验导板的精度是否可接受,若无法接受且无法纠正时,废弃导板,改为其他引导方式。

2. 徒手时无准确转移引导,无法将选择的虚拟设计参数一对一正确映射(或投影)到术区。其主要原因为术者仅凭目测与手感进行设计实施,无法一对一落实,因此我们需要对照术前设计数据链,可以使用实测校验手段,参考解剖点,通过实测直接映射到术区。

3. 手术工具盒中的工具标识精度都大于手术所需的平均线性精度,不符合量具本身的计量单位要有更高标识精度的逻辑要求,计量刻度设计任性、粗放,背离测量学基本要求,直接限制了手术精度的提高。其原因是已有的工具盒量具的计量标识只关注术中识别度,但计量精度都在 1mm 以上,且大多只关注到种植的深度,并不涉及种植位点的颊舌、近远中方向及轴向角度等重要位置参数信息，针对该问题，我们需要提高种植工具盒里车针或量具的计量单位精度，研发并使用高精度的实测方案、配套的线性或角度量具，来提高术前、术中的核查校验精度。

现在大家都明确了测量的内涵意义和测量四要素要求后，我们一起再重新审视现在修复种植临床常用的测量工具，大家很容易就发现我们日常常用的牙周探针在精度以及测量方法上都既不适合当前种植修复的测量需求，更不适合上部冠桥修复的更高精度需求。那么，面对测量四要素缺如的现状，我们在临床实操中又如何能保证位点测量的准确性、数值要求的科学性呢？

有些医生将外科导板和种植导航当作规避风险的手段，抛开适应证不谈，导板导航的本质是正确位点设计的转移，如果不了解正确种植位点设计背后的数字意义和转移，术中没有核查校验检验、即刻纠正，又怎么能真正引导获得正确位点，进而最终规避后面的相关并发症风险呢？

而我国现阶段主导的临床操作方式是徒手种植，大多是以目测经验为导向，本质上无法顺利地将虚拟手术规划（virtual surgical planning）精准地投射到术区，无法准确兑付术前设计。当然，也还没有共识性的术中转移方法和量具，十分遗憾。

为了方便梳理数字化种植临床路径中各步骤的精度之间的逻辑关系，并比较方便地将其落实到临床方案的决策上，笔者团队依据目标种植体三向边界的极限值要求，测算其"超极限值的余量范围（简称超限余量）及轴向角度"，提出了三个广义精度概念：种植设计精度（implant design accuracy）、种植引导精度（implant guidance accuracy）以及种植实际精度（actual implant accuracy），其内涵如下。

1. 种植设计精度（简称设计精度）　是指在虚拟患者或颌骨上，依据医学伦理及相关临床法则，通过专用的种植规划软件进行模拟手术方案遴选，确认某一正确位点目标种植体的三向位置信息，计算其超限余量，根据余量大小判定其线性及角度"误差允许范围"大小，即为种植设计精度的高低。

2. 种植引导精度　是指术者为了获得目标种植体的正确位点，备选的各种引导方案本身的引导机制与效能不同、导板加工制作过程中或临床操作时产生的随机与系统误差不同，有一定规律，其平均最佳引导精度即代表某一引导方式的引导精度。

3. 种植实际精度（简称种植精度）　是指术后实际种植体位置与虚拟手术规划的目标种植体正确位点之间的线性或角度上的偏倚。

种植设计精度、种植引导精度、种植实际精度相互通洽，才是获得正确位点的捷径。

将三个精度概念相连在一起的逻辑核心是"引导方式的决策"，依据虚拟手术规划得出的设计精度选择与之相匹配的已知引导精度的引导方式，才可以获得一个较高的种植实际精度，达到理想的正确位点（如图 1-4-3）。

为了真正搭上同时代先进数字化信息化科技的便利，实现高水平的数字化种植修复，我们必须要有一个可以实现术前测量分析、辅助正确种植位点设计、术中转移核查校验的测量方法，除了当前我们依赖的或多或少存在误差的 CBCT 间接测量方案外，还需要一个适用于口腔种植手术和修复的线段或角度的测量工具和实测方案，尤其是针对术区表面几何量测量对象开展术中的核查、校验纠正，将有助于判断虚拟设计精度，减小实际手术误差，并引导获得预设的正确位点。而有了实测才有源源不断的真值检验，汇聚后的大数据的继续数据挖掘再利用，才能支撑我们真正拥有依赖数字的精准种植修复临床技术。

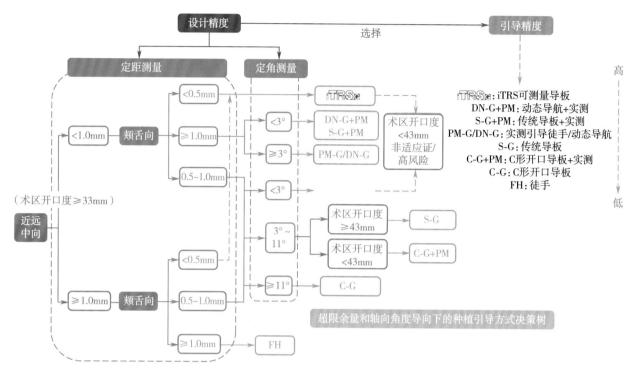

图 1-4-3 超限余量和轴向角度导向下的种植引导方式决策树

三、正确理解数字化相关的基本概念,打好数字化修复的逻辑基础

当前社会中高新技术,如最新的数字化材料、数字化工艺技术、信息技术等,早就已经深度整合到我们今日的口腔医学的创新实践中。而其中,最热门的方向——数字化种植修复已经成为当前口腔修复专业的前沿热点,以及瓷美学修复的最热的核心内容之一。

但是当下以"经验类比"为逻辑模型特征的口腔修复学学科基础,能否支撑数字化修复的今天、明天,还有待我们一起追问和求证。

这两年最热的科技词就是5G。5G的技术革命因其数据传输速率是4G的100倍以上,带来的是更快的大数据和信息的传输和处理,对于未来口腔医学的学科发展必然也是有巨大影响的。当然未来还会有6G、7G等出现,但是只有真正理解数据和信息的内涵,才能真正将发展同时代的前沿数字化技术运用到口腔修复学科的发展和实践中去。

（一）数据、信息及知识

首先,我们应正确理解"数据"的概念内涵。何为数据(data)？数据是指对客观事件进行记录并可以鉴别的符号,是对客观事物的性质、状态以及相互关系等进行记载的物理符号或这些物理符号的组合。它是可识别的、抽象的符号。只有将大量的累积数据进行加工之后才能成为信息(information)。可见,大数据和信息是不可分离的,信息依赖大数据来表达,大数据则生动具体表达出信息。在信息时代,我们随时随地都在接收和处理大量的信息,这些信息中有许多冗余,所以信息对于我们来说又分为有效信息和无效信息,当有效信息积累到一定的程度后即可成为知识(knowledge)。知识又可以被借鉴和学习从而指导我们的实践(practice),而实践,又是一个不断获取数据和信息的过程,从而形成一个闭环,不断地推动某一个学科的发展(图 1-4-4)。

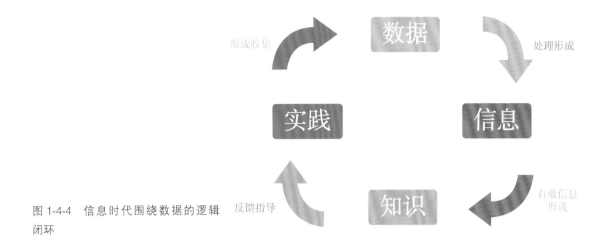

图 1-4-4 信息时代围绕数据的逻辑
闭环

我们不妨从这样一个信息学的逻辑闭环角度来重新审视口腔修复学的发展。我们学习到的修复学知识追根溯源,应该是来自大量的修复学相关的数据,而这些数据,则该来自不断的且可靠的实践。但我们发现,如今的许多修复学书籍和文章里的很多基础的数据真假难辨,不少数值要求没有测量方法及量具等测量四要素加持,也没有统一的修复的"度量衡",必然导致大数据的累积各行其是、互联互用困难,数据后期分析处理离散,很难形成有用的知识,因此从信息学的角度上来看,没有统一的度量衡,整个原有数值要求的积累肯定是低效且很难发掘出科学有用的逻辑规律。

因此,面对数字化种植修复的美好未来,必然要求我们要规范数据的内涵,认真积累统一度量衡后的大数据,才能成功建构未来数字化种植修复、数字化美学修复的基础。

而从当前的数字化修复发展进程上看,修复学的临床端的进步是远远落后于技师端的,相对比较成熟的数字技术多在技师端,临床端的数字技术大多处于完善及成熟前期,还无法从质量、投入及时间花费上全面超越实体临床技术。其本质,也是因为当今修复学的学科基础是以经验类比模型为主,还缺乏真正依赖数字的临床技术。没有合格的海量数据,何来数字化?测量海量可靠的数据,为真正的数字化修复积累有效信息,从而形成准确可靠的修复知识,来不断推进数字化修复的发展,这是我们大家需要不断努力去完善和实现的任务。

(二)信息化、数字化与数字化转型

在口腔业界,信息化、数字化混用十分常见,而数字化转型几乎没有深入讨论使用过,其实三者是有一定区别的,学习使用时要注意其差别,这将有助于推进未来的口腔数字化工作。

简单地说,信息化(informatization)是指实体模拟数据的数字化(digitization),即数据格式从模拟到数字的转变。例如,我们的口扫、面扫等手段获得数字印模、数字模型、数字面部轮廓等。而数字化是将新的数字格式信息,通过各种新的引用,来优化我们的工作效率、改善我们的工作方法,如我们的 DSD 与虚拟蜡型、虚拟种植方案的设计比选等;进一步,当采用数字化数据重建出完全创新的工作方法或行业模式时,如隐形矫正器的生产与应用、个性化基台的制造新业态等,就完成了学科分支方向上的数字化转型(digital transformation)。

因此,通过第一节的这几个先导概念及其关系的分析讨论,我们就可以清晰地知道,当前的数字化口腔医学整体上看还处于信息化、数字化临床及制作方案的发展积累阶段,距离真正的整体上的数字化转型还有不少距离。

从口腔修复学局部看,义齿制造端在义齿部件如手术导板、个性化基台、隐形矫治器等的加工中已经完成了部分甚至全部的数字化转型,创新形成了新的业态,进步很快。

从未来数字化口腔学科发展看,决定性的策略就是如何尽快实现信息化、数字化学科基础的打造。这也是本套五册丛书将反复提及研讨的依赖数字的口腔修复学科基础的建构;同时,将使得未来一大批真正依赖数字的口腔修复临床技术群能够全覆盖临床实操,后续在全行业逐级辐射实施,直至全行业的数字化转型呈现!

第五节 "以终为始"说法的由来

当前越来越多医生使用的"以终为始"(begin with the end)这一理念,来源于斯蒂芬·科维(Stephen R. Covey)于 1989 年出版的《高效人士的七个习惯》(*the Seven Habits of Highly Effective People*),该书曾被誉为美国企业界和政府管理部门的一部经典。而具体来说该理念的含义为:先从目标结果出发,在脑海里从后向前统筹酝酿推演,然后按照实操次序从前向后进行实质创造,即先思考清楚最终的目标结果后再努力从头实现。

而大约此书出版 6 年后,Garber 等口腔学者于 1995 年在口腔种植领域中提出并阐释了本章的主题——"修复为导向"的种植理念(restoration-driven implant placement),其与"以终为始"隐含的方法学内涵是不谋而合的,本质上也是一致的。所以,笔者将其放置于此进行介绍讨论。

这个理念真正出现在口腔医学领域,是 2016 年,Lang 等学者在香港大学发布的口腔种植学的慕课中,以"Begin with the End in Mind"(今天中文翻译为"以终为始")为课件题目探讨合理的种植流程,把这个西方流行管理方法学理念正式引入到了口腔种植修复的临床设计中。

由于其英文表述简单具象、易说易懂,具备口号的特征,所以该理念在口腔种植学中开始被更多的文章所引用。

"以终为始"这个中文表述,首次是出现在王志刚 2003 年主译的《成功人士的七个习惯》一书的中文版(华侨出版社出版)。书中译者将其中第二章标题翻译为中文时采用了更为简洁的中文词组——"以终为始",这个中文翻译表达既反映了英文原文之本意,又有中文简洁清楚之优势,逐渐受到各界读者认可。

之后在口腔领域,相关理念陆续出现在民营口腔门诊的管理人员培训的广告之中。而直接真正与学科诊疗技术相关则在 2014 年至 2015 年左右,随着数字化技术的兴起和应用,正畸学科开始使用"以终为始"的表达方式及理念,2014 年翻译成中文出版的《正畸临床创新》中借用了"以终为始"的提法来阐述专业设计。而近几年在我们种植与修复领域也越来越多地使用该提法,并与"修复导向下的种植"理念同步,已经成为业界热词。比如,2018 年 BITC 口腔种植大奖赛上即有"以终为始"动态导航种植病例的汇报,一直到 2021 年几乎每届都有包含这四个字的病例汇报参加比赛。如今,该理念已被广泛应用于种植术前的规划设计梳理、临床流程表述及病例介绍之中。

综上所述,在我们专业领域,笔者更倾向于使用前面讨论过的"修复导向下的种植"这个包含本专业术语的提法,而"以终为始"更适合于宽泛一点的管理领域或者针对患者的科普宣传之中。更为重要的是这类"口号""理念"尽管很重要,但若仅仅停留在口号阶段,不努力落实为适宜推广的临床方案及实体技术,如本书聚焦讨论的主题——如何更精准、更快速、更便宜地引导种植体植入和上部修复等,我们又如何能够更好地满足患者的需求呢? 一句话,真正做到做好实操更为重要、也更为困难! 在继续高歌口号、理念的同时,业界也更需要认真关注这类理念在临床实操落实的问题——如何高精度引导,这也许更有专业推动价值!

第六节　小结与展望——种植治疗中最小医源性损伤下问题导向理念的提出

一、小结

回望这段并不长的学科历史,我们发现针对我国高发的牙缺失修复有以下三个特点。

1. 面对牙缺失,医生们都是运用多学科的诊疗手段来解决牙缺失的修复重建难题的,牙缺失的修复重建历来具有跨学科、多学科合作的诊疗特点。当前主要面临两大问题:一是国内口腔临床建制过细,一定程度上阻碍了日常性的跨学科、多学科合作(详解见第一册《口腔美学修复通论——从分析设计到临床实施》第一章)。二是面对涉及种植等内容的复杂修复重建时医技合作质量要求更高,使得原有就困扰业界的"医技合作不同程度的障碍"问题更加凸显,亟须规范合作各面并以"利他主义"视角寻求突破(详解见第一册《口腔美学修复通论——从分析设计到临床实施》第一章)。

2. 面对牙缺失,医生们都是运用同时代的最新科技来解决牙缺失问题。总体上修复技术与修复材料是与时俱进,并将最终同步于同时代的技术与材料的水平。而面对当前的数字化和信息化浪潮,我们制作端的数字化技术的进步远远快于临床端的前进步伐,经验主义为基本特征的临床端口腔修复学科基础,不能很好支撑当今的数字化、智能化趋势,亟须学科基础革命,建构依赖数字的学科基础。随着当前日益普及的导板、导航引导等高新技术的融入、成熟,使得牙缺失的修复效果不断提升,但是无论是实体方案还是数字化新方案,尚缺乏共识性的数值要求及数量关系基础,也没有完成期盼的整体上的数字化转型。

3. 从口号和理念的落实看,种植修复从最终目标上看是为修复牙缺失服务的,因此本章讨论的"修复导向下的种植"提法说到底并无新意,只是重复强调种植本质上还是为修复服务的。另外,"修复导向下的种植"的提法仍是从种植角度思考出发的,逻辑全程也只走了1/2。"目标修复导向下的全程修复"才是全部。

而表征依次出现的种植位点(种植体位置)、基台及上部修复体轮廓位置的"贯穿几何量"才是落实"修复导向下种植"的内在关联(详见本套丛书第五册《数字引导式种植学——种植上部修复的统筹与个性化》的讨论),进一步对其进行实测赋值,我们医者也才能控制它,实现更精准的种植治疗。这也是口腔算术在种植治疗中的具体运用。无论从牙周科还是种植科的临床建制角度看,寻求牙缺失种植修复的健康发展,都不如修复科里解决最方便、最直接;笔者认为,独立建制的三级学科如种植学、殆学,从学科建设上来讲肯定都有利于专科问题的精研突破,但修复学拆分后形成的口腔种植科等临床建制,一定程度上不利于口腔修复学的整合发展;而单列的殆学临床科室连生存都成了问题。这类过细的临床科室割裂,没有考虑患者的需求特征、医疗服务价格限制、职业化回报的驱动、人事管理评价指标差异度、不同亚专业绩效落差等的影响,实操中根本无法顺利落地整合式修复学的学科内容,不同程度地阻碍了临床学科的健康发展。

史鉴使人明智,面对牙缺失的修复治疗,我们当然应该掌握修复学科各下级细分的高新技术如种植技术、软硬组织增量技术、显微技术等,但也更需要有综合修复甚至跨学科跨临床科室的知识和技术储备,并能依法依规合理运用。"分"只是为了精研突破,"合"才是临床实操答案,在整合式口腔修复学下思考各种牙缺失难题、突破现有临床分科过细、整合实现临床科室的"扁平化"建制才是笔者推荐的正解。

二、展望

综上所述,"修复导向下的种植""以终为始"等理念其实并无新意,甚至仍然认识不够,充其量只是统筹法在种植修复中的应用建议而已。而自序中笔者所说的"口腔算术"(dental arithmetic)、"口腔修复算术"(dental prosthodontic arithmetic)等,才是口腔数字化诊疗的内核。厘清某一患者、某一位点的主要风险问题是什么十分重要。采用问题导向,即通过目标结果倒推做好最初、做好全程,这类的理念本质上没有特别之处。但从临床实操层面看,依旧存在挑战。

1. 如何便捷做好目标修复体的分析设计,并根据主要问题选择贯穿几何量(throughout geometric quantity)?

2. 如何精准步步引导、环环落实?

3. 如何借鉴运用同时代的最新科技解决这项临床技术的瓶颈。如植入精度如何突破百微米级? 上部修复突破十微米级?

4. 多步骤的操作误差如何减少甚至消除? 各步骤间精度如何通治?

5. 软硬组织增量10年以上的存留率及稳定性问题如何解决?

6. 全生命周期的上部修复部件更换策略问题等等。

"修复导向下的种植"理念,本质上依然着墨于种植的视角,也突显了25年前这个理念产生的背景——当时的术者是不太重视修复要素的。25年后的今天我们还热衷于这个理念,只能证明"涛声依旧"且"任重道远"! 落实这个口号的实质是要选择好贯穿几何量并实测赋值控制它。

值得一提的是,尽管本书反复提及"修复导向下的种植""以终为始"等常见的共识性理念,但也不意味着"外科导向"就是错的,恰恰相反,解剖与外科技术等"外科导向"涉及要素的优劣,恰恰是种植修复相对禁忌证的边界和临床方案比选时无法逾越的必要条件。

从临床实战出发,笔者宁愿采用"问题导向"。若患者的解剖条件比较差,可能外科导向下措施比较重要;若患者牙周病很严重,个人卫生行为失控等,可能牙周导向下措施与行为矫正很重要;若患者缺牙空间极限,那本书重点讨论的"TRS导向的全程修复"的控制几何量的理念,以及这个时代赋能的类似"TRS数字引导的种植修复"的这类整合式的、引导式的"最小医源性损伤"临床方案就比较重要了。因此,问题导向是做好种植治疗的关键。

最后,从全身疾病交互影响看,口腔疾病不仅影响口腔咀嚼、发音等生理功能,还与脑卒中、心脏病、糖尿病、消化系统疾病等全身疾病有密切关系。2019年,国家卫生健康委员会办公厅印发了《健康口腔行动方案（2019—2025 年）》，我国将优化全人群全周期口腔健康管理，根据生命早期 1 000 天、儿童、中青年（职业）人群以及老年人重点口腔问题，分类指导，强化早诊早治，推动疾病治疗向健康管理转变。因此，在我们口腔修复的亚专业范围内，如何进一步做好牙缺失的各类人群，尤其是持续累积扩大的老年人群的种植修复等相关诊疗工作，并全面提升其健康管理水平，又是一个面向未来必须做好的专业格局定位问题。

（于海洋　张煜强　解晨阳　王映凯）

参考文献

［1］EDGE M J. Surgical placement guide for use with osseointegrated implants. J Prosthet Dent, 1987, 57（6）: 719-722.

［2］BAIRD B B. Prosthetically guided implant placement for the surgical restorative team. Dental Implantology Update, 1993, 4（10）: 82-84.

［3］GARBER D A. The esthetic dental implant: letting restoration be the guide. J Am Dent Assoc, 1995, 126（3）: 319-325.

［4］GARBER D A, BELSER U C. Restoration-driven implant placement with restoration-generated site development. Compend Contin Educ Dent, 1995, 16（8）: 796, 798-802, 804.

［5］BICHACHO N, LANDSBERG C J. Single implant restorations: prosthetically induced soft tissue topography. Pract Periodontics Aesthet Dent, 1997, 9（7）: 745-752.

［6］MOZZO P, PROCACCI C, TACCONI A, et al. A new volumetric CT machine for dental imaging based on the cone-beam technique: preliminary results. Eur Radiol, 1998, 8（9）: 1558-1564.

［7］BECKER C M, KAISER D A. Surgical guide for dental implant placement. J Prosthet Dent, 2000, 83（2）: 248-251.

［8］OH W, SAGLIK B. Use of a thermoplastic vacuum-formed matrix for secure engagement of an implant surgical template. J Prosthet Dent, 2008, 100（4）: 326-327.

［9］AKÇA K, İPLIKÇIOĞLU H, ÇEHRELI M C. A surgical guide for accurate mesiodistal paralleling of implants in the posterior edentulous mandible. J Prosthet Dent, 2002, 87（2）: 233-235.

［10］MARCHACK C B. CAD/CAM-guided implant surgery and fabrication of an immediately loaded prosthesis for a partially edentulous patient. J Prosthet Dent, 2007, 97（6）: 389-394.

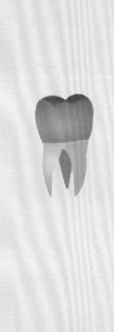

第二章　正确种植位点的内涵与设计方案

　　合理的种植体植入是进行牙种植治疗时必知必会的基本操作。

　　为了获得满意的种植修复疗效,种植治疗的临床方案几经迭代,从早期事实上的"外科导向"下牙槽外科技术难点的突破,到1993年Baird首次提及更具全局统筹价值的"修复导向下的种植(prosthetically guided implant placement)"的新理念,业界足足等待了30多年时间。1995年,Garber进一步提出了"修复为导向种植"(restoration-driven implant placement)的前牙区美学种植病例流程,聚焦热点美学种植修复,提出了完整的临床新技术方案,实属临床方案的突破之举。现在,这些早已属于大家公认的种植治疗临床设计的核心理念。根据数字化微笑设计(digital smile design, DSD)或数字化线面设计(digital line-plane design, DLD)、目标修复空间及功能等修复设计的引导,再结合患者颌骨的解剖生理和选用牙种植体的特点,医生将种植体植入缺牙间隙特定位置,进而成功修复重建缺牙,已经是当前种植治疗的术前设计和临床实施的共识性诊疗思路了。

　　而进一步的"贯穿几何量"等的提出,构建了正确种植位点的几何学和测量学内涵,也使得口腔种植算术成为可能。

曾经有人把这样设计的种植位点叫"理想种植位点（ideal implant site）"，笔者是不完全赞同的，两大主要原因如下：①因为牙缺失后，无论是天然的还是增量技术获得的拟种植区软硬组织即刻开始改建，且与天然牙周围组织的改建变化特征不完全相同；另外，我国患者因牙周病缺牙者比较多见，形成的缺牙空间常常存在过窄、对颌牙挤占、牙槽骨过度吸收变形等，因此在缺牙位点完全与健康天然牙周条件一样的"理想位点"是不存在的；②种植术的平均线性精度是在 1mm 级，说明可种植的位点不是唯一的，可在一定范围内选择，这就与"理想位点"所包含的最好、唯一的内涵对应不上。为此，笔者认为更合理的名词应该是有包容性的"正确种植位点（correct implant site）"或"正确位点"（见下段里的定义），或者笔者更倾向使用的中文术语"适宜种植位点"（suitable implant site）或"适宜位点"（suitable site），2 个术语涉及的内涵是一致的，中文"适宜"比"正确"更贴近需表达的本意。

但是，为了方便同道们沟通讨论，本套丛书依然使用大家都熟知的"正确种植位点"或"正确位点"来进行相关讨论，暂不使用"适宜种植位点"或"适宜位点"。

一名合格的种植医生应该认真把握患者的主诉及解剖条件等情况，尤其要注意其缺牙间隙空间几何量如长、宽、高（也常定义为近远中、颊舌及深度方向），三个维度尺寸改变的同时，更不可忽视四维"时间变量"的影响（详见本套丛书第一册《口腔美学修复通论——从分析设计到临床实施》第一章第四节以及第三、四、五、六章里的相关讨论）。在患者的全生命周期背景下制订种植修复治疗方案，从四维要素看缺牙间隙空间的演化，才是我们正确进行种植修复设计和实施的精密逻辑基础。

一、正确位点或适宜位点相关的几个基础概念

为了正确表述和深入讨论本书的主题，我们首先需要明确几个核心基础概念内涵。第一个概念就是"种植位点"，它是指缺牙间隙中容纳牙种植体的三维空间位置。种植位点应符合修复导向下的种植的各项要求，并能支撑长期保存种植体及上部修复体，这类临床疗效可预期的位点就叫"正确种植位点"或"适宜种植位点"。必须指出的是：正确位点往往不是唯一的一个三维空间位置，而是几个或更多个空间位置的集合。

依据口腔立体几何的空间位置关系，为了进一步清楚表述种植位点，便于种植设计和术中核查校验，我们还将引入下列三个亚概念来进一步描述种植位点（图 2-0-1）。第一个亚概念就是"种植入口点（implant entry point）"，种植入口点为种植手术制备骨内窝洞形位于骨平面开口的地方，也是拟采用种植体在骨面水平方向的中心定点，与软硬组织质量或邻牙冠根位置、重要解剖结构等密切相关，常用近远中、颊舌 2 个方向的位置坐标来表征其位置；而一旦引入种植钻制备后，种植入口点就变成了种植入口。在进行种植虚拟规划时，种植入口处种植体最上面的水平面且最先直接对接上部修复基台的部分，称作"种植体上口平面（upper mouth plane of implant）"（简称上口平面或上口），位于上口平面的种植体外缘称作"种植体上口平面外缘（outer edge of upper mouth plane of implant）"（简称上口外缘）。第二个亚概念叫"种植止点（implant apex）"或"种植顶点"，为种植手术制备的骨内洞形最深处最后一支扩孔钻尖端到达处或自攻型种植体未来尖端的接触点，因此种植止点与拟选择的种植体长度和直径、重要解剖结构等密切相关。第三个亚概念叫"种植轴向和深度（implant axis and depth）"，为种植制备骨窝洞的植入长轴的方向以及距离骨面的深度；分析设计时通常用虚拟种植体的轴向与𬌗平面垂线之间的角度来衡量种植体的倾斜程度，术中实测时采用制备窝洞内测量杆的轴向与𬌗平面垂线之间的角度来衡量术中种植制备的骨窝洞植入长轴的倾斜程度；植入深度是指

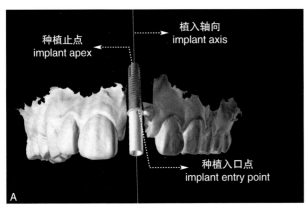
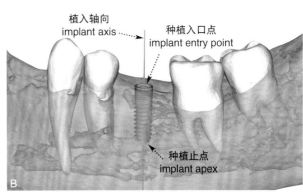

图 2-0-1　与虚拟种植和术中相关的种植位点的三个亚概念

A. 前牙种植位点的三个亚概念：种植入口点、种植止点与种植轴向；B. 后牙种植位点的三个亚概念：种植入口点、种植止点与种植轴向。

术中观察种植体顶部平面与种植入口点预备的骨窝洞上缘平面的最小垂直距离，若两者平齐一致记为"0"，若种植体平面高于骨窝洞则记为"+a"，若种植体顶端平面低于骨窝洞上缘平面则记为"–a"，通常 +a 少用，而 –a 设计常用，其常见赋值范围为 1~3mm；种植轴向和深度的设计主要与上部修复设计密切相关。

在种植入口点和种植止点处对应的误差是"线性误差"，而种植轴向的误差对应的叫"角度误差"。

除了上述三个细分的种植位点相关的亚概念外，还要借用另外三个在解剖生理和修复学上常用的亚概念来描述拟种植的缺牙间隙，但需要修订其在种植修复中的内涵。参照天然牙在颌骨内三维空间方向分类方法，我们将拟种植的缺牙区的三维位置细分为近远中向间距、唇颊或舌腭向间距、种植深度（冠根向深度）三个方向的位置信息，以及在种植入口点、种植止点及种植轴向上对应的拟采用种植体具体植入三向位置数值（图 2-0-2）。值得新手们注意的是，正确的植入三维位置并非等同于天然牙原来牙槽窝的位置，而是需要以下条件：满足在已有或可增量技术获得的适宜的软硬组织质和量基础上，符合以修复为导向、TRS 引导等种植修复法则下虚拟规划确认，并能够采用合理的引导方式来控制获得。

而贯穿主控几何量（throughout main control geometric quantity）（贯穿几何量的一种）是指修复治疗高度关联的系列有临床或生理意义的几何量中一直主控存在于序列临床程序中的关键几何量，通过对贯穿几何量的赋值与核验，就可以精准管控该几何量对应的临床目标和生理价值。更详细的讨论参见本书第五册《数字引导式种植学——种植上部修复的统筹与个性化》。这也是口腔算术的具体运用。

二、与实测种植位点相关几何量测量的四要素要求

除了上述六个描述种植位点的重要基础概念外，这些空间几何位置信息大多用线段距离或角度数值来表达大小，根据测量学四要素常规要求，我们在种植修复中进行线性或角度等几何量测量时应该具有：

1. 测量对象　在种植修复，主要指线段或者轴向角度几何量，我们需要明确的就是线段测量的平面与起止点、轴向角度的原点及夹角边等位置信息。

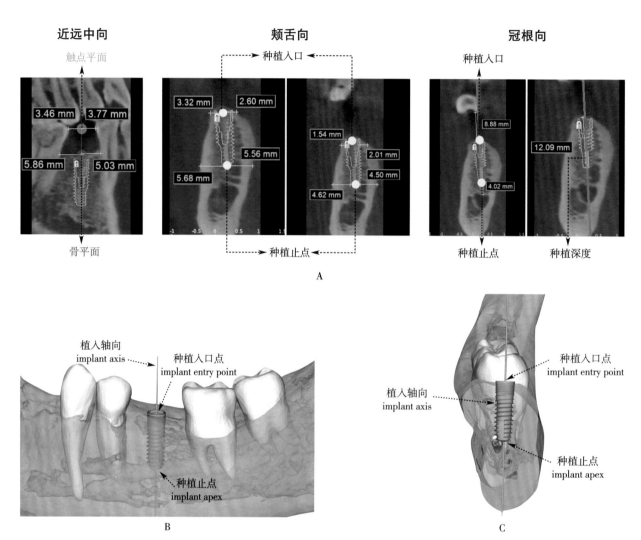

图 2-0-2 种植体的三个方向的位置信息

A. CBCT 上种植体的三个方向的位置信息；B. 三维重建上种植体的三个方向的位置信息（近远中向与冠根向）；C. 三维重建上种植体的三个方向的位置信息（颊舌向与冠根向）。

2. 测量方法　需要选择适合种植修复的实测方法与量具。

3. 测量单位　针对线性测量，种植手术测量选用的单位多为毫米；上部冠桥修复，测量选用的单位为十到百微米级；角度到 1°。

4. 测量准确度　指测量结果与真值的一致程度越高越好，目前没有共识。

因此，具体要准确测量好某一次种植体植入的位点，我们必须按照测量学四要素要求，明确种植位点要实测的三向位置几何量信息内容。

1. 拟采用的测量方案是什么？若测量线段长短数值，其起止点在哪里？测量的平面在哪里（图 2-0-3）？若测量角度数值，角的顶点、夹角边等位置在哪里？

2. 采用何种量具进行测量？

3. 测量单位及其测量精度多少？是否满足临床需求？其大小的临床或生理意义是什么？

但是，很遗憾，我们业界至今没有共识性的种植专用的线段距离或角度的量具，也几乎找不全已有种植位点相关数据要求的实测四要素信息，我们无法依据测量学常规考据这些数值

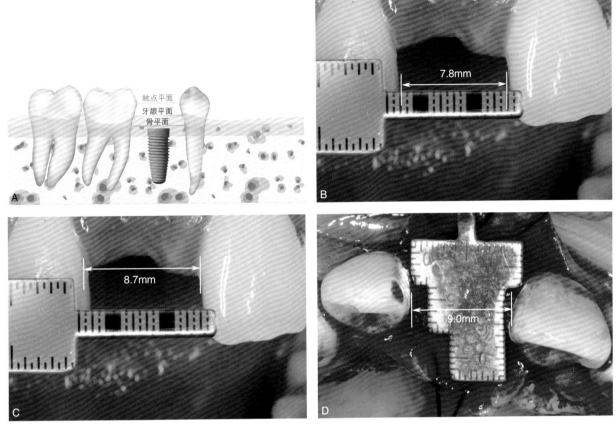

图 2-0-3 实测的起止点和测量平面的明确

A. 实测的起止点和测量平面示意图;B. 11 牙位点触点平面的近远中间距为 7.8mm;C. 11 牙位点牙龈平面的近远中间距为 8.7mm;D. 11 牙位点骨平面的近远中间距为 9.0mm。

要求从何而来、是否真实等。而没有统一的共识性口腔种植修复的"度量衡",必将导致依据这些数值要求进行种植修复时或文献学习时,可能会因为基线不同,而出现认知偏差,也不便于直接对比衡量各种数据的高低大小。而且,因为测量四要素和实测三个核心内容的部分缺失,我们很容易得出这样的结论:已有部分数值要求可能本身的真伪存疑!

所以,为了实现未来更好的数字化种植修复,我们一定要明确实测数值产生的条件,尽快对口腔修复学、口腔种植学里必须明确的"度量衡"进行共识性统一规范,才能真正厘清这些数值要求的临床意义,也才能准确科学地交流分享、对比总结这些海量的数字信息,并升级为有用知识,这样才能真正有力支撑未来数字化种植修复的健康发展。

正确的种植植入三维位置有利于维持种植体骨结合的长期稳定,能够形成有利的健康穿龈轮廓,维持种植体周围软硬组织的长期稳定,长久支撑"种植体 - 修复体系统"承受的功能负荷要求,预防或减少相关的生物及机械并发症,实现长期、稳定、有效的治疗目标。而不正确的植入三维位置常常是种植体周围疾病的重要风险因素。比如,热点的美学区种植中种植位点过深、偏唇侧、过密、过斜等常常是其各种并发症的主要诱发因素。

为了正确设计种植位点,我们必须掌握正确种植位点的三向几何空间位置要求。下面将从口腔立体几何学和测量学规范出发,依次从近远中向、唇颊或舌腭向、种植深度三个方向介绍正确的种植三维位置几何量的数值要求,以及与不同对照点间的数量关系。本章还将通过介绍不同缺牙类型,来进一步解读正确种植位点空间位置的数值要求及其数量关系内涵。

第一节 理想位点还是正确位点

在正确的三维位置上植入种植体是获得良好的功能和美学效果的必要条件。我们还须明确"正确"与"理想"的差别。

"理想位点"当然是仿生天然健康的最佳状态。但现状是我国患者的缺牙,除了意外伤害等外,大多与牙周病相关,因此牙缺失位点上理想的骨质、骨量并不多见。没有与正常健康天然牙周一样或近似的骨质骨量,没有健康自然的理想骨,当然就很少有理想的种植位点。医生们常常在患者已经退化残化后的缺牙区里,依据当下共识的诊疗规范,选择可预期且易实施的正确种植位点来进行种植修复重建。所以,没有"理想位点",只有是否正确的位点。但是从中文词义来讲,"正确"又显得过了一点点,当然我们也还没有广泛认可的所谓"共识性的正确标准","正确"又从何而来?因此,在本章开始笔者就推荐用更中性的"适宜种植位点或适宜位点"来作为术语,这个术语表达的内涵也许更贴近实际、更准确。

目前综合国内外各种临床研究报道,合格的种植术实际获得的植入精度范围大约在1~2mm(线性精度),实际产生的术后位点浮动范围不小。因此,我们正在讨论的正确种植位点往往不是唯一的一个三维空间位置,而是一系列有利种植的空间位置集合。我们明确了几何量表征的种植位点没有唯一的"理想"位置,只有是否在正确范围内、是否适合,其临床意义还是很大的。为了避免出现不可接受的误差,精准种植位点的术前设计和比选十分必要,恰恰说明了实操中一直缺乏的术中实测核查校验非常重要。

在某一次种植修复完成后,医生们还应牢记临床工作其实并没有结束,大家还要有全生命周期的设计考量和周到安排。否则由于设计实施不周全,一次种植治疗的完成甚至可能是下一次并发症噩梦的开始。临床上,我们经常会遇到各种各样的短期、中长期并发症,比如:崩瓷裂瓷、上部修复松动、食物嵌塞、牙龈退缩、种植体或基台暴露、中央螺钉折断、种植体周炎等。这些让所有种植医生头痛的问题时有发生。而一旦并发症发生后,往往又很难解决;即便能够解决,也是以消耗医生和患者的精力、时间、金钱以及患者的信任度为代价的。我们不能"头痛医头、脚痛医脚"。想要真正解决问题,我们必须追本溯源,找到问题的所在。

首先,我们来将一次常规的种植修复的临床流程梳理一下,看看哪一环节最容易出问题,哪些工作内容还相对容易控制,承担的疾病负担成本不高。大体上看,我们种植修复流程不外乎以下几个主要步骤。

1. 种植手术 种植手术将种植体植入正确位点是种植治疗成功的基石,但是由于引导精度或徒手种植精度的控制难题,常常导致实际获得的种植体位置有一定的误差,在手术中、术后可能偏颊侧、偏舌侧、偏近中、偏远中、过深或过浅、不同方向偏斜等。跟虚拟计划相比,种植位点的位置出现偏差的发生率还是比较高的,常常也是不可避免的,而进一步采用各种引导方式提升种植精度有效避免各种人为误差已经是大家关注的重点。

2. 二期手术 二期手术将覆盖螺丝更换为愈合基台,即便是涉及软组织增量或成形的内容,一般也不会有大的差错。

3. 取模　实体或数字印模的制取比较常规,误差相对容易控制。值得注意的是一定要检查取模时印模杆有没有完全就位,否则将错误的种植体位置传递到加工厂,会引发修复体制作错误,返回的修复体在口内就会出现无法就位或戴牙困难等即刻返修返工的情况。

4. 加工厂制作修复体　义齿加工精度的误差会导致临床上修复体就位、调𬌗困难。但是,当前主流的加工厂质量控制都比较到位,超常过大的制作误差并不常见。

5. 戴牙,完成修复　戴牙时未达到被动就位可能会导致修复体松动、基台折断;邻接过松会导致食物嵌塞;早接触或𬌗干扰会导致崩瓷、修复体折裂等。这些问题会偶发,但比较常规,熟练后较少出现。

从上面几个主要临床操作步骤的内涵和现状的简要分析看,我们发现第一步种植手术过程中可能出现的问题最多,也较难以预测和控制解决,却又对后续种植修复的成功起着事半功倍的作用。因此,如何低成本地控制并获得更高的植入精度,就是必须正视解决的问题了。

万事开头难,合理的种植体植入这一步骤比较重要。Daniel Buser 教授曾在文章里写:"正确的种植体三维定位是种植体植入的核心,可以为种植体周围的软、硬组织提供最佳的支持和稳定"。如果种植体植入位置不良,将会可能带来一些不良的后果。从临床运用情况来看,临床上植入手术以徒手植入为主,植入手术时要想获得正确位点更多地依靠手术医生的临床经验和感觉,不少病例中种植位点的选择是比较随意的,采用的目测位点方案也是做不到时时刻刻定量精准控制,比较容易发生植入位点不正确的问题,没有及时纠正,各种误差累积下来最后就会导致相应的并发症发生。

临床上比较常见的种植体位置不良,还与牙缺失的区位位置密切相关。在前牙区,受斜坡状牙槽嵴、拔牙窝形态以及较厚腭侧骨壁的影响,种植体植入往往会过于偏向唇侧;在前磨牙区,受手指支点问题的影响,导致种植体颈部向远中倾斜;而在磨牙区,由于开口度的限制,种植钻针很难直立,种植体颈部常向近中倾斜。

近 30 年的相关调查研究等表明,种植位置不良可能会引起一系列的并发症。参照 2018 年第六届 ITI 共识结果,与不良位点位置相关的种植修复并发症主要有以下三大类。

1. 生物学并发症　2016 年发表的一篇种植体周炎风险因素的研究显示,种植体位置不良与种植体周炎之间的风险比值为 48.2。这篇文章十分明确地说明了种植体位置不良是种植体周炎的主要危险因素。换句话说,位置不良的种植修复发生种植体周炎的概率是位置正确的种植修复的 48.2 倍。因此,正确的位点空间位置比较重要。综合现有文献认知,在近远中向、颊舌唇腭向、深度向上的推荐间距如下。

(1)在近远中向:如果种植体太接近邻牙(<1.5mm),或者相邻种植体之间距离太近(<3.0mm)会导致牙槽嵴顶不可避免地过量骨调整、骨吸收。邻间隙过大时戴牙后常常使得其邻面区的菌斑难以控制,以及引发后期的种植体周围感染。种植体与邻牙或种植体之间距离过远过宽,修复后极易产生水平型食物嵌塞产生医疗投诉,也不利于患者的日常菌斑控制,长期累积风险也可能诱发种植体周围感染(图 2-1-1)。有文献报道由于解剖结构的差异,种植体只有 3~5μm 的生理动度,邻接触丧失率达 32.8%,其中种植体近中的邻面丧失率(42.1%)是远中的 4 倍,增加了食物嵌塞和种植体周围炎等并发症的发生率,值得同道们注意。

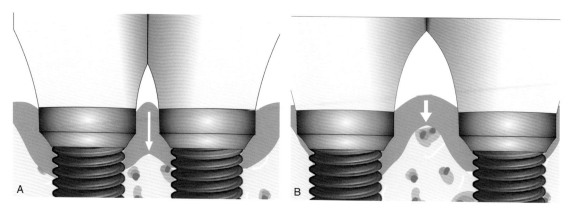

图 2-1-1 种植体间距与骨吸收的关系

A. 种植体间距 <3mm，种植体间牙槽嵴显著吸收；B. 种植体间距 >3mm，种植体间牙槽嵴少量吸收。

（2）唇颊或舌腭向：充足的种植体周围角化黏膜带（>2mm）对于种植体周围健康十分重要，种植体在颊舌向的偏移误差常常伴随着颊舌侧角化黏膜宽度分配的改变，可能会导致一侧角化黏膜宽度不足 2mm，增加了种植体周炎的易感性。另外，密歇根大学王鸿烈教授团队的一篇文章回顾了 30 篇文献，指出美学区偏颊侧的植入位置占据种植体周炎发病因素的 40.5%。

（3）种植深度向：种植体植入过深，将引起牙槽嵴高度降低，当种植体上口平面植入位于邻牙釉牙骨质界（cemento-enamel junction, CEJ）下方超过 3mm 时，种植体近、远中牙槽嵴均表现出明显的骨吸收，最终导致牙龈退缩，美学并发症如"黑三角"出现，甚至基台、种植体上口外缘暴露；另外，种植体位置过深，不利于采用粘接固位的上部修复体边缘残留粘接剂的彻底去除干净，而残留的粘接剂则是公认的种植体周围健康的一大风险因素。另一方面，针对前牙区的种植轴向，推荐从舌隆突穿出；而后牙的种植轴向，则推荐从中央窝正直穿出（图 2-1-2）。

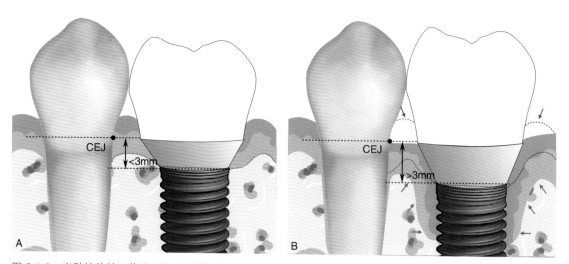

图 2-1-2 当种植体植入位于 CEJ 下方超过 3mm 时，种植体近、远中牙槽嵴均表现出明显的骨吸收，最终导致牙龈退缩

A. 当种植体植入位于 CEJ 下方 3mm 内时，种植体近、远中牙槽嵴无明显的骨吸收与牙龈退缩；B. 当种植体植入位于 CEJ 下方超过 3mm 时，种植体近、远中牙槽嵴均表现出明显的骨吸收，最终导致牙龈退缩（红色箭头表示牙龈退缩部分，蓝色箭头表示牙槽骨吸收部分）。

另外,值得注意的是:最新的 ITI 指南第十卷指出邻牙釉牙骨质界可能会由于种植位置和存在任何的牙龈退缩而发生相对性变化,再结合第三次 ITI 共识研讨会提出的"安全带"和"危险带"的概念,建议将种植体上口平面置于种植修复体未来龈缘下方约 3mm 处,种植体上口外缘距离邻牙至少 1~1.5mm,有学者建议后牙 3~4mm 为宜。所以这些围绕深度设计的不同观点,实质上也是因为不少方案往往缺乏测量学四要素,唯一性差,是导致临床运用时观点说法不一、出现各种偏差的深在原因。而不少医生常常植入过深,也可能与测量四要素不全导致"无法准确定深"这个原因相关。

2. 机械并发症

(1)在近远中方向,如果意外形成了长悬臂,会使负载的种植牙受到不良的屈矩力,修复部件比如基台折断的可能性增高;如果种植体太接近邻牙会导致难以修复,有时甚至连放置愈合基台的空间都不能满足(图 2-1-3),在这些不正确位点上进行最终的上部修复时将出现"勉为技师难"的不良修复,甚至出现种植体稳固但无法完成上部修复的尴尬局面。

(2)在颊舌向方向,若种植体过于偏向颊侧或者舌侧,牙冠的轴向与种植体的轴向不一致,在咀嚼运动时,种植体受到的非轴向的侧向力较大,长期累积疲劳,可能导致螺钉松动,甚至螺钉、种植体折断。

(3)在冠根方向,当在咬合空间不足的位点植入种植体可能会导致无法修复,或者勉强修复后出现种植体折裂、崩瓷、中央螺钉折断等。植入过深,种植修复后冠根比过大,也会容易导致基台折断等机械并发症(图 2-1-4)。

3. 美学并发症

(1)在近远中方向,种植体距离邻牙过远,邻间隙过大,龈乳头充盈不足,会产生"黑三角",影响美观。种植体距邻牙过近,修复体与邻牙会形成一个长邻接触区,既影响美观,也影响后期的自洁和清洁(图 2-1-5)。

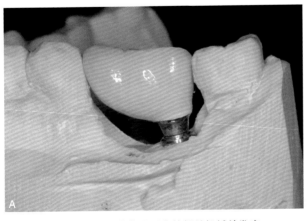
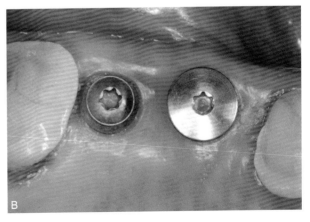

图 2-1-3 种植体近、远中位置不良的相关机械并发症
A. 修复体在近中形成长悬臂易导致中央螺钉折断;B. 种植体与邻牙距离过小,难以放置相关配件;调磨邻面将形成长邻接,不易清洁和自洁,极易发生邻牙龋坏等。

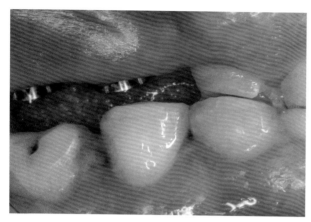

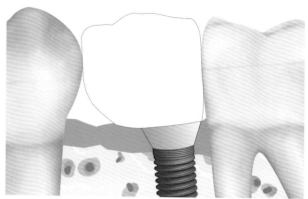

图 2-1-4　种植体植入后咬合空间高度（龈聆面修复空间高度）仅有 3mm，空间高度严重不足，导致无法顺利进行上部修复

图 2-1-5　种植体近远中位置偏移，修复后与近中邻牙间出现"黑三角"，而容易产生食物嵌塞；与远中邻牙形成"长邻接"关系，患者保持清洁困难，易产生牙体邻面龋坏及牙周相关并发症

（2）在颊舌方向，种植体过于偏唇侧，有导致唇侧软组织退缩的潜在风险，因为错位的种植体将导致唇侧骨壁明显吸收；此外，种植体过偏唇侧，与未来修复体轴向不一致，也会给修复体制作带来困难。种植体过于偏腭侧，往往要采用盖嵴式的修复体来完成修复，对修复体的美观也有影响（图 2-1-6）。

（3）在冠根方向，种植体植入过浅，缺少足够的高度空间来完成穿龈轮廓的过渡，会影响修复体的"牙萌出感"，变成死板而不仿真的"假牙"。种植体植入过深，引起邻牙牙槽嵴顶骨吸收，继而导致龈乳头退缩，也会产生不容易处理好的"黑三角"等美学并发症（图 2-1-7）。

从远期效果来看，将种植体放置在正确的三维位置有助于保持种植体周围硬组织和软组织的稳定。因此，为了达到长期、稳定、有效的治疗目标，我们必须重视分析种植体与周围软硬（牙、骨）组织之间的间距及其数量关系，才能做到精准种植，并为全程数字化修复种植打下关键的数字基础。

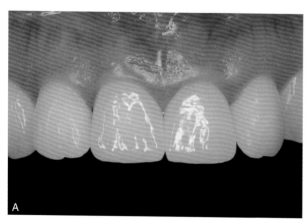

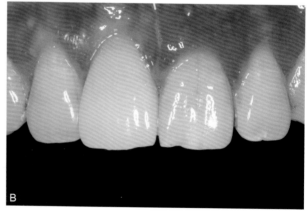

图 2-1-6　种植体偏唇侧的美学风险

A. 种植体位置正确，唇侧牙龈丰满，与邻牙龈缘协调；B. 种植体位置偏唇侧，唇侧牙龈明显退缩，与邻牙龈缘不协调。

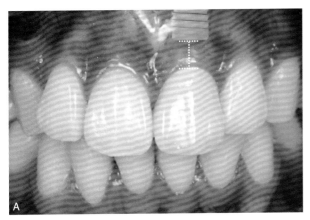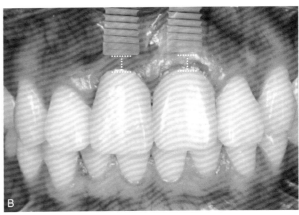

图 2-1-7　植入深度对修复体形态的影响
A. 植入深度适宜,修复体仿真的"牙萌出感"强;B. 植入深度浅,修复体缺乏仿真的"萌出感"。

第二节　近远中方向上的正确植入位置

　　牙种植体在缺牙间隙中近远中向的正确种植位点信息,是主要通过控制种植体与邻牙或相邻种植体之间的间距来实现的,部分经验丰富的种植医生也可使用各种手段,对照 CBCT 骨信息、邻牙的 CEJ 等信息,并结合个人经验积累来裸眼目测把控种植体的三维位置,对于比较熟练的术者也许可以获得满意的结果,但高度依赖经验的操作可重复性还是有问题的。无论如何,对于绝大多数术者来说不少文献已经证明,采用导板等引导方式获得的植入精度肯定是要远高于裸眼目测引导。因此,若要准确实现正确位点的设计,术者采用各种高精度引导方式是十分必要的。

　　为了进一步描述与讨论种植位点的三维位置,我们还要定义四个代表性的位置测量参考点:一个是"种植体中心点(central point of implant)",顾名思义,就是各类种植体的任意横断面上的几何中心点;还有一个相对的概念,就是"种植体外缘(periphery of implant)",是指种植体的各个横断面上最外侧的边界。另外两个是"种植体上口平面(upper mouth plane of implant)(简称上口)、种植体上口平面外缘(outer edge of upper mouth plane of implant)(简称上口外缘)",上口平面或上口即种植入口点处种植体最上面的水平面且最先直接对接上部修复基台的部分,位于上口平面的种植体外缘就是上口外缘。

　　一般认为当植入完成的牙种植体进行正常功能性负载之后,由于种植体周的骨改建等,其颈部常常出现不同程度的碟形骨吸收。种植体周的碟形骨吸收以垂直向骨吸收为主,常伴或不伴有水平向骨吸收。通常,碟形骨吸收垂直向深度约为 1.5~2.0mm,水平向宽度约为 1.0~1.5mm。因此,为避免碟形骨吸收波及邻牙或相邻种植体导致颈部暴露或产生进一步的种植体周病损可能,常常推荐种植体上口平面边缘与邻牙牙根外缘之间的正确间距应该≥1.5mm,两颗种植体上口平面外缘(上口外缘)之间正确的近远中正确间距应该≥3.0mm,否则耦合其他不利条件下,极易发生严重的牙槽嵴吸收,导致其上附着的龈乳头退缩,相邻接触的种植体颈部金属粗糙面或部分螺纹暴露,这些原本用来骨结合的表面比较粗糙,黏附食物残渣产生各种不良刺激,极易定植口腔内生物膜里已有的细菌微生物,最终蓄积的这类致病性生物膜将诱发产生种植体周疾病,出现相应的并发症;在前牙区还会加速骨吸收进而导致龈乳头退缩,进而产生黑三角等美学并发症,这些问题发生后再考虑如何处理好将十分棘手,而从源头进行相应的预防控制就显得十分必要了。

当实施"修复导向下的种植"时,不但要考虑上述骨内的植入空间三维位置因素,还更应该提前统筹考虑后续上部修复空间位置与植入空间位置是否通洽,是否相互包容。如目标修复体临床牙冠宽度(clinical crown width),是否与缺牙间隙近远中宽度相容。临床牙冠的宽度是指近远中向缺隙两侧邻牙外形高点之间的水平间距,即目标种植修复体的最大冠宽度,简称临床冠宽。因其便于观察实测,对于有邻牙的缺隙更方便运用,故临床冠宽在正确种植位点近远中向的定位起到重要引导作用。

根据正常人牙齿形态与解剖学数据分析可知:上颌中切牙临床冠宽约为8~9mm,侧切牙临床冠宽约为7mm,下颌切牙冠宽约为5~6mm,尖牙临床冠宽约为7~8mm,前磨牙的临床冠宽约为7mm,磨牙临床冠宽一般为10~11mm(表2-2-1)。这类牙体解剖特点的基础数据,初学者必须熟记,在后面的分析设计、临床实操时才能把握使用。同时更要注意本书反复提及的每个数据的测量平面、起止点以及新命名的位置术语等关键参数条件信息,否则没有这类关键条件信息的数据是模糊和随意的。没有统一的有共识的数据产生条件,据此进行临床实战的可比性及实操指导价值就很小了。

表 2-2-1　不同牙位临床牙冠宽度的推荐值参考表

牙位	临床牙冠宽度 /mm	
	冠宽	颈宽
AB1	8.6	6.3
AB2	7.0	5.0
AB3	7.9	5.7
AB4	7.2	4.9
AB5	6.7	4.6
AB6	10.1	7.6
AB7	9.6	7.6
CD1	5.4	3.6
CD2	6.1	4.0
CD3	7.0	5.4
CD4	7.1	4.9
CD5	7.1	4.9
CD6	11.2	8.9
CD7	10.7	8.5

表 2-2-1 所列的牙宽度最大、最小平均值数据表明：天然牙颈部近远中双侧存在缩窄，近中或远中每侧颈部较外形高点处缩窄约 1mm（图 2-2-1）。因此，缺牙间隙在触点平面上的近远中向间距（牙宽度）要比颈部平面缩窄 2.0mm（近远中向各 1.0mm）。而据此再看我们的种植修复，当颈宽（cervical width）远远小于牙宽度时，就很容易出现黑三角或食物嵌塞等问题。另外，这种测量数值规律提示我们在实测和使用宽度数据时，一定要标明和注意测量平面和起止点。同样一个近远中间隙，在不同测量起止点和平面，其数值大小可能是不同的，但本质上却是同一个间隙。不注意这些数值要求的测量条件参数，则可能发生数据误判而产生更大的位点误差。而这个近远中宽度测量数据的特点，恰恰说明了我们前面分析的测量四要素的重要性，值得大家更加重视本书的重点——正确位点的实测引导与核查校验。

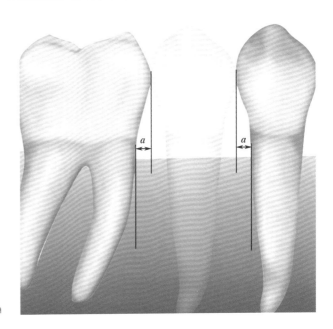

图 2-2-1　天然牙的颈部缩窄单侧量 a=1mm

当然，我们在进行前牙美学区种植方案设计时，近远中向不仅要考虑种植修复体的最窄或最宽处的冠宽，还要考虑与对侧同名牙是否对称，即开展定比测量，特殊情况如无法做到对称设计时，至少能保证其宽高比例与同名牙或牙列协调。针对这些数值要求及其数量关系的系统考量，才能指导我们术前对目标修复空间进行正确的虚拟数字化线面关系设计（DLD）。具体虚拟设计上部修复体轮廓与牙列排列的思路和方法详见于海洋教授主编的人民卫生出版社出版的《美学修复的临床分析设计与实施》和本套丛书的第一册《口腔美学修复通论——从分析设计到临床实施》，以及美齿助手、Bluesky 等相关专业软件的使用操作说明等。

当我们进行后牙区的近远中向正确种植位点设计时，可依据临床冠宽作为主要定位引导参考。与前牙区相比，后牙位点的设计更倾向于关注保证咀嚼功能的落实，种植体最好形成轴向承力，不形成不利杠杆、悬臂梁等力学不稳定连接结构的出现，这些设计对后续机械并发症的防控十分重要。

一、单个前磨牙缺失的近远中向正确空间位置

正常情况下，前磨牙近远中临床冠最窄处（简称牙间距）平均约为 7mm。因此，对于单个前磨牙缺失，我们通常认为理想的临床冠宽也为 7mm。考虑前磨牙颈部缩窄比较高发，实测

时在目标前磨牙区的触点平面和骨平面的近远中冠宽值可相差 2mm 左右。因此,缺牙间隙中骨平面上两邻牙之间的近远中向间距(简称骨间距)应该为 9mm。

当前磨牙缺失后,医生选用临床常用直径约 4mm 的种植体时,其近远中向正确空间位置数值要求及对照数量关系见图 2-2-2。但如果骨平面近远中间距不足 9mm 时,为了种植体周软硬组织的健康、获得修复体邻面自洁外形等来支撑长期稳定的疗效时,建议考虑使用直径约 3mm 的高强度窄种植体,来确保种植体近远中向上距邻牙最小间距为 1.5mm,这样缺牙间隙在骨平面的近远中向最小间距应为 6mm(骨间距具体核算为 3mm+1.5×2mm=6mm),在触点平面的最小间距为 5mm(牙间距具体核算为 3mm+1×2mm=5mm)。实测时,推荐的具体测量点和平面见图 2-2-2。

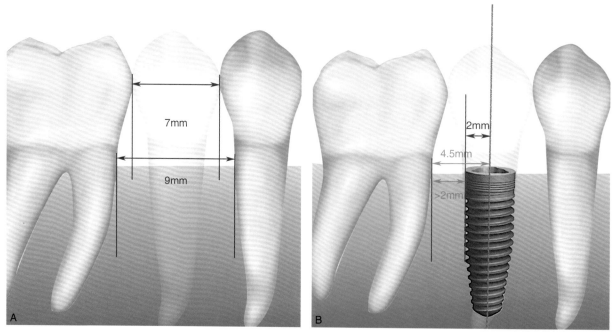

图 2-2-2 单颗前磨牙缺失的近远中向正确空间位置数值要求及对照数量关系
A. 单颗前磨牙缺失触点平面和骨平面的近远中间距值分别为 7mm、9mm;B. 前磨牙缺失使用 4mm 直径种植体时近远中方向上的种植位点中心与邻牙第一磨牙间距的数值关系。

二、单个磨牙缺失的近远中向正确空间位置

正常情况下,单个磨牙缺失后,与原来正常位置的天然牙近远中间距相似,最窄的近远中临床牙冠宽度(简称牙间距)平均为 10~11mm。同样因磨牙颈部的缩窄,其骨平面上近远中间距(简称骨间距)约为 12mm。牙种植修复缺失磨牙时一般选择直径约 4~5mm 的种植体来修复替代缺失磨牙。为了良好的邻面外形,以利种植体周软硬组织健康和患者自洁,种植体与邻牙间距一般设计为 3~4mm(图 2-2-3)。当缺牙间隙小、近远中间距不足时,也可在上部修复设计时将缺失磨牙恢复成前磨牙形态来修复,但是一般认为由于磨牙区的𬌗力负担较大,所以大多数文献不建议磨牙区使用 3mm 等窄种植体,但目前确实也缺乏肯定或否定的证据,建议在具体临床实施时慎用这种无系统文献支持的小众设计。实测时,推荐的具体测量点和平面见图 2-2-3。

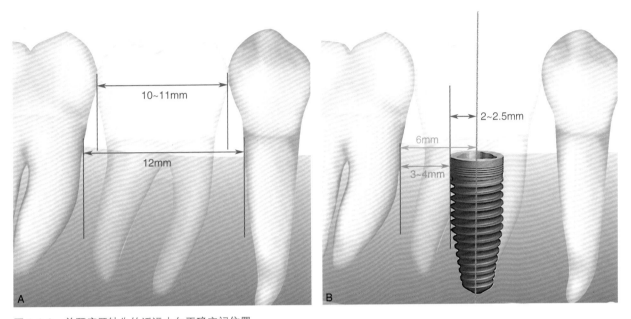

图 2-2-3　单颗磨牙缺失的近远中向正确空间位置

A. 单颗磨牙缺失触点平面和骨平面的近远中间距值；B. 磨牙缺失用 4~5mm 直径种植体时近远中方向上种植体中心和边缘与邻牙近中邻面骨平面间距的数值关系。

三、连续前磨牙缺失的近远中向正确空间位置

正常情况下，单个前磨牙的临床牙冠最窄宽度平均为 7mm。依据前述的分析，当 2 颗前磨牙连续缺失后其触点平面缺牙间隙宽度（牙间距）平均为 14mm，而骨平面宽度（骨间距）则为 16mm，两种植体中心之间的间距为 7mm（图 2-2-4）。实测时，推荐的具体测量点和平面见图 2-2-4。

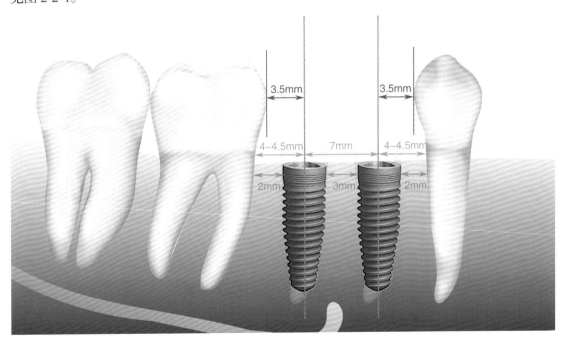

图 2-2-4　连续前磨牙缺失的近远中向正确空间位置的数值要求和其对照数量关系

四、连续磨牙缺失的近远中向正确空间位置

远中游离缺失种植修复时,常构成磨牙连续缺失后连续种植。结合文献和实测积累,建议第一磨牙位点种植体中心间距前磨牙远中邻面间距约为 6.5mm(骨平面),磨牙位点两种植体中心之间的间距为 9mm(骨平面)。各位点的正确数值要求和对照数量关系,以及实测时推荐的具体测量点和平面见图 2-2-5。

五、连续前磨牙和磨牙缺失的近远中向正确空间位置

当远中游离缺失涉及前磨牙时,结合文献和实测,建议前磨牙位点种植体中心间距邻牙远中邻面约为 5.5mm(骨平面),前磨牙位点种植体中心间距磨牙位点种植体中心约为 8~9mm(骨平面),磨牙位点两种植体中心之间的间距为 8~9mm(骨平面)。各正确位点的具体数值要求和对照数量关系,以及实测时推荐的具体测量点和平面见图 2-2-6。

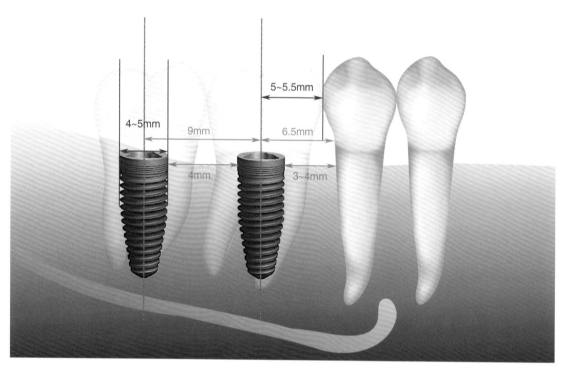

图 2-2-5   连续磨牙缺失的近远中向正确空间位置的数值要求及其对照数量关系

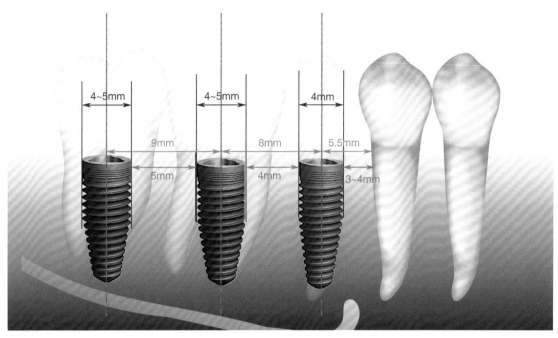

图 2-2-6 连续前磨牙和磨牙缺失的近远中向正确空间位置的数值要求和其对照数量关系

第三节 唇颊或舌腭向上的正确植入位置

当进行实测唇颊或舌腭向的宽度间距时,大家很容易发现想测准是比较困难的,主要原因是测量时两个核心要素很难做出准确认定——在口内及术区唇颊舌腭侧的起止点和测量平面不容易确定,从而导致最终的实测值离散度较大。因此,在理解文献中关于颊舌向宽度等数据时,一定要看它的测量条件是否规范,否则其可信度存疑。

当我们在 CBCT 图像上测量图片时,因为测量对象是断层图片,其起止点清楚,容易辨识,测量并不困难,但这类深部的解剖位置几何信息映射到术区体表的龈面、骨面时却很难做到一一对应。术区定位困难的主要原因有:①因为 CBCT 是断面的图像,相当于测量平面已经聚焦确定了,在相对固定的断面上选择测量起止点时离散度小,测量值比较集中,所以感觉比较容易;而实际测量时由于牙龈表面或骨面上的测量平面大多不是平的而是异形不规则的,也导致实际的表面实测时测量平面及起止点的选择困难、不唯一。②要注意基于 X 线片的测量本质上是间接测量,其数据本身就存在或大或小的误差,因此这类数据只能有条件依赖但不能过度相信 CBCT,还有本书反复提及的理念实体的“术中核查校验”来排除图像误差所带来的潜在风险,而从深部几何信息映射到口内龈面或骨面的几何规律是其核查检验的逻辑依据,目前几乎是空白,因此从基于 CBCT 的 DICOM 数据完成的虚拟种植位点的设计,到术区骨面的准确投射一定是有挑战性的,强烈推荐要借助更多的术区表面参考测量点和平面来进行核查,否则投射到术区的映射点无法对照核查,当然其对应的种植位点正确空间位置也就无法保证,这也是为什么本书强烈推荐一定要术中核查校验的原因。

正因为如此,唇颊或舌腭向间距的测量一定要关注唇颊舌腭侧起止点和测量平面这两个核心要素,使用核查校验时一定要注意现在实测的起止点和测量平面与原来初测设计时是否完全一致(即临床流程前后统一的"度量衡"),并注意术中对映射点数据进行核查,实现同步即刻纠正误差,这样才能有助于术者获得精准的种植正确位点。

根据文献综合报道,当术者在前牙美学区植入时,通常建议控制种植轴向使目标种植体上部修复螺钉从舌隆突位置方向穿出(图2-3-1)。另外,种植体唇侧骨壁厚度应该≥2.0mm,否则种植体长期服役后未来会存在一定程度的唇侧牙槽嵴吸收和牙龈退缩的风险。

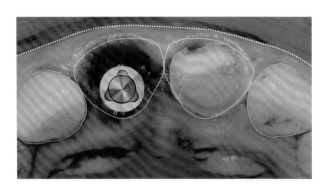

图 2-3-1　美学区种植时建议种植体中心及长轴从舌隆突位置穿出

综合上述分析讨论,种植植入时建议的颊舌向具体数值要求如下:临床上前牙区种植植入时一般选用直径3mm种植体,因此当在CBCT测量牙槽骨颊舌径约6.0~6.5mm,假定黏膜厚度为1.5mm,口内或模型上实测颊舌径满足7.5~8.0mm时,可满足即刻种植;当在CBCT测量牙槽骨颊舌径下降为4mm,模型上测量颊舌径下降为5.5mm时,应考虑延期种植。而通常在前牙即刻种植病例中,即使采用微创拔牙,唇侧骨壁也很难达到2mm,这种情况下要求唇侧骨壁完整,而在唇侧骨壁和种植体之间形成的骨缺损间隙,称为跳跃间隙,可通过填入天然骨或骨替代物等进行填补增量,实施引导性骨再生(GBR)来成骨,保证骨量,维持前牙种植修复的轮廓效果。

根据2008年第四次ITI国际会议发表的关于拔牙位点种植体植入方案的专家共识,可将种植体植入时机分为4类。

1. Ⅰ型——即刻种植(拔牙后即刻)　在种植时拔牙位点没有骨和软组织愈合,其选择标准为颊侧骨壁完整且>1mm,牙龈为厚龈生物型,无急性炎症,骨量可满足初期稳定性。

2. Ⅱ型——软组织愈合的早期种植(拔牙后4~8周)　在种植时拔牙位点软组织愈合,但无显著的骨愈合,其选择标准为颊侧骨壁菲薄或存在骨缺损,骨量可满足初期稳定性。

3. Ⅲ型——部分骨愈合的延期种植(拔牙后12~16周)　在种植时拔牙位点软组织愈合,并有显著的骨愈合,其选择标准为根尖骨大范围缺损,Ⅰ型和Ⅱ型种植无法获得初期稳定性。

4. Ⅳ型——延期种植(拔牙后24周)　在种植时拔牙位点完全愈合,其选择标准为患者自身原因或拔牙位点扩展至根尖或腭侧的大范围骨缺损。

具体到每一位患者,则应根据患者的主诉和具体情况做出决策,选择适合患者的植入和上部修复方案。

前牙区采用即刻种植的疗效,常常受前牙区软硬组织的质和量的影响,风险不一。如果没有严格地把握即刻种植的适应证，就难以达到理想的美学和功能修复重建效果。2017年，Daniel Buser 教授在 *Periodontology 2000* 杂志上发表论文，系统总结了前牙美学区单牙种植时机的选择。文章指出，前牙美学区即刻种植应满足以下条件。

1. 拔牙窝骨壁完整，且唇侧骨板至少保留 1mm 厚度。
2. 厚龈生物型。
3. 种植位点无急性化脓性炎症。
4. 拔牙窝根尖部及腭部有足够的骨量以保证种植体的初期稳定性，且种植体可以植入到理想的三维位置。

其中前两点比较重要。当这两种情况都满足时，种植体颈部颊侧黏膜及软组织轮廓退缩的风险较低。根据相关 CBCT 研究，临床上只有 5%~10% 的前牙美学种植位点是即刻种植的适应证。在谨慎选择病例的前提下，即刻种植可以获得满意的美学修复效果。对于患者来说，即刻种植是极具吸引力的，因其治疗周期短，手术创伤小，患者拔牙当天即可进行临时修复体的制作。根据 2013 年第五次 ITI 共识会议，使用种植体支持的暂时冠塑形后，软组织美学效果会更好。但其技术敏感性高，如果医生适应证把握不当或操作不当，术后发生种植体松动、美学并发症如颊侧黏膜退缩的风险也相应增高。

如果即刻种植位点条件无法满足，则推荐拔牙后 4~8 周软组织愈合后进行早期种植。其优点在于：①软组织已自行愈合，可为将来种植位点提供额外 3~5mm 的角化龈；②束状骨已吸收，破骨细胞活性趋于稳定；③唇侧骨壁菲薄及骨壁缺损的位点，软组织会自发增厚，减少额外的软组织增量；④可以解决拔牙位点存在的急慢性感染或瘘管，减少将来植入位点的感染风险。早期种植同样要求种植体可以放置在正确的三维位点，拔牙窝根尖部和腭部的骨量可以满足初期稳定性。

对于根尖周存在扩展性病变的患者，采用即刻种植及 II 型种植均难以获得初期稳定性，则推荐使用部分骨愈合的早期种植，即拔牙 12~16 周之后进行种植手术。

对于前牙美学区种植来说，因为美观问题，延期种植通常很少使用。一般选择延期种植主要是由于患者自身的原因，如患者未成年、处于孕期、严重外伤需全身康复才能进行口腔治疗、个人时间或经济状况须等待择期治疗等原因；也有拔牙位点的原因，比如根尖周大范围骨缺损，无法获得初期稳定性等。对于延期种植的患者，建议拔牙后进行位点保存，可有效减少牙槽骨的吸收。

除了以上分类，为了合理选择即刻种植，Andrea Agnini 等将前牙区即刻种植依据软组织和骨量分为了三类（图 2-3-2），有一定的应用参考价值。

第 1 类：唇侧骨板与软组织是完整的，该类型为即刻种植的理想状态，可以获得理想的美学区修复效果。该类的即刻种植的 2 年成功率可以达到 98.4%；4 年成功率可以达到 97.5%。

第 2 类：唇侧软组织尚存，但存在裂开性骨缺损，这表明唇侧骨板部分或完全不存在。该类型非常具有欺骗性，容易让缺乏经验的医生错误地认为是第 1 类理想的类型。许多的美学并发症也都源于对该类型的错误判断，如果没有对唇侧的骨板缺失采取正确的处理方式（如跳跃间隙植骨、盾构术等），那么该类型的即刻种植就会有极大的概率发生软组织退缩的美学并发症。

第 2 类的即刻种植拔牙窝还细分为了三个亚型（图 2-3-3），分别为：

2A 型：游离龈缘到拔牙位点的冠 1/3 的唇侧骨板缺失，约 5~6mm。

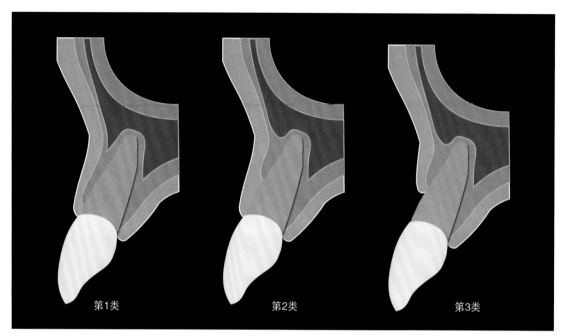

图 2-3-2　前牙区即刻种植的 Andrea 三分类

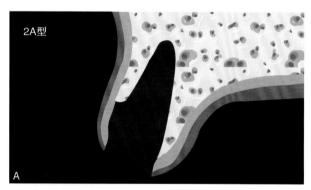

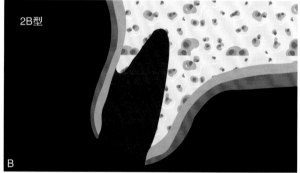

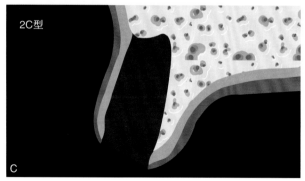

图 2-3-3　第 2 类的即刻种植拔牙窝的三个亚型
A. 游离龈缘到拔牙位点的冠 1/3 的唇侧骨板缺失,约 5~6mm;B. 游离龈缘到拔牙位点的冠 2/3 的唇侧骨板缺失,约 7~9mm;C. 游离龈缘到拔牙位点的根 1/3 的唇侧骨板缺失,约 10mm。

2B 型:游离龈缘到拔牙位点的冠 2/3 的唇侧骨板缺失,约 7~9mm。

2C 型:游离龈缘到拔牙位点的根 1/3 的唇侧骨板缺失,约 10mm。

唇侧骨板缺失越严重,则即刻种植后期发生软组织退缩的可能性越大,越必须采取软硬组织的轮廓增量措施。

第 3 类:唇侧的软硬组织皆有缺失。该类即刻种植极难治疗,需要通过结缔组织移植或者结缔组织与骨同期增量来增加软组织的量,这类型的即刻种植通常在患者缺牙前就存在明显的软组织退缩与骨板丧失,较好判断,但该类即刻种植的成功需要丰富的个人临床经验,以及手术技巧的支撑和大量的时间等投入。

所以我们在选择即刻种植的患者时,需要严格地对患者的软硬组织进行评估,并采取相对应的处理措施,才可以获得一个比较好的即刻种植修复效果。

另外,在后牙区种植时,建议植入的种植体螺钉孔从中央沟位置穿出(图 2-3-4)。同时,要注意保证种植体骨内段颊侧和舌(腭)侧骨壁的厚度至少为 1mm,确保后期软硬组织的稳定性。如果种植体颊舌(腭)向骨壁厚度不足 1mm 或者一壁或多壁骨缺失的,则建议采用骨增量手术来获得足够的轮廓外形尺寸,来抵抗种植体植入后的骨调整。

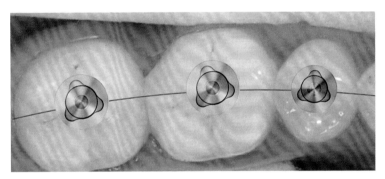

图 2-3-4 后牙区植入时建议种植体螺钉孔从中央沟位置穿出,确保种植体轴向受力及各向空间位置协调

第四节 种植深度向上的正确植入位置

很多同道觉得这个方向的位置指标控制比较容易,很多研究文章结果也证实了这一点。若仅仅通过观察种植体上口平面与种植入口骨平面的位置关系,来决策植入深度,也许并不难。但要做更好的全程统筹,对应的临床实战其实也不完全尽然,从测量四要素看,如骨平面常常不平,加之很多医生采用不翻瓣的环切方式植入种植体而看不清楚骨面起点,选择哪一点作为判断的起点直接影响深度的获得,本身也是运用测量学的难题,并不是很容易的。

另外,从修复导向下的种植出发,要想真正地做到合理设计并获得正确的种植深度,同样是有难度的。因此,我们要从上部修复的合理需求来设计植入的深度及轴向参数,而这两个参数是紧密联系的"兄弟变量",实操中要想改变骨窝洞或目标种植体的轴向,必须同时增加深度,因此这对兄弟变量就是贯穿几何量,是很重要的设计变量和实操控制变量,更是"修复导向下的种植"直接关系变量或者叫重要的修复变量,其统筹合理设计十分重要,并且在随后的临床实操中加以精准控制才能够真正实现"修复导向下的种植"。

尽管从外科手术看,种植深度控制好像最简单、也最容易,已有的部分研究结果也确实证明种植手术在种植体植入深度方向的线性精度最高,但这类研究分析依据的标准往往是CBCT 片层图片,因为是片层图片,所以图片测量时起止点的唯一性更好,而与术中肉眼看到的常常是不规则、不平整的骨面,起止点的判断离散度大,对其深度的判定是有很大影响的。另外,值得注意的是:深度伴生的指标还有轴向角度,改变深度就改变了轴向角度,若要改变轴向角度一般必须增加深度,两者直接影响上部修复空间位置,因此,从这个角度看,种植深度和轴向角度确实常常是"上部修复的主控变量"。

但是,临床实践中常常出现不少困难,其原因:一方面由于种种原因,不少基层医生不喜欢翻瓣,导致种植入口区、种植体上口平面位置判断不清,深度控制容易出现偏差;而另一方面,轴向角度的手术实操控制非常难(后面还会详细探讨),因此导致深度方向上的线性和角度指标失控,两者是伴生的"修复主控"变量,其精准控制还是有困难的,实操中依然值得大家高度重视,才能真正落实预先设计的深度和轴向角度值。

从种植上部修复的成功来说,作为"修复主控变量"(贯穿几何量)——种植深度及伴生的轴向角度的设计十分重要,在实战中长期存在轴向角度控制困难等问题,其实与深度控制密切相关;另外,深度方向上的线性与轴向角度位置将直接影响上部修复的基台选择、连接方式及冠桥修复体的设计等核心要素内容,承上启下,将直接影响最终种植修复疗效。因此,针对深度方向上的线性和轴向角度指标绝不能草率从事。

因此,笔者强烈建议术者一定要高度重视术前种植深度的统筹设计和遴选,其关键影响因素变量主要包括目标修复空间龈缘位置、种植位点的软硬组织情况、相邻重要解剖结构位置、同名牙的位置等,这些关键因素往往直接对应包容上部修复的 TRS 高度,影响基台和修复体的材料与厚度等选择,实战中必须重视各部件空间高度最小需求量与已有修复空间高度实测数值之间差值的大小,若空间高度不能包容上部修复空间所需的最小高度需求,则是种植修复的相对禁忌证,勉强为之,因材料尺寸不足将产生破损、开裂、松动、断裂等机械类并发症,修复空间垂直间距不足时的种植治疗如同"巧妇难为无米之炊",即便是再有经验的医生和技师也是很难妥善解决好的。

一、常规种植深度的设计

为了说清楚种植深度的设计法门,首先必须明确相关的几何量内涵并定义几个相关的概念。

(一)目标修复空间的概念

第一个重要的概念就是"目标修复空间"(target restorative space, TRS),在种植修复中是指为了实现种植修复治疗目的而采用某种种植修复方案时所需的上部修复体最小合理容纳空间。TRS 是修复设计的核心几何变量,也是本章讨论的核心。

与 TRS 密切相关的亚概念有几个,比较重要的亚概念就是"修复空间高度"。

我们首先看下 15 年前 Misch 提出的"冠空间高度"(crown height space, CHS),过去大家常用来描述单颌的高度间距,具体指的是从骨平面到咬合面垂直间距。Misch 提出根据组织缺损量的不同,将口腔种植的修复体分为五分类,不同种类修复对咬合空间有不同要求。

FP-1:固定修复体,仅修复牙冠,需要冠空间高度8~12mm。

FP-2:固定修复体,修复牙冠和部分牙根,需要冠空间高度8~12mm。

FP-3:固定修复体,修复缺失牙冠,部分牙龈和牙槽骨,需要冠空间高度8~12mm。

RP-4:可摘活动义齿,全种植体支持覆盖义齿,需要冠空间高度>12mm。

RP-5:可摘活动义齿,软组织和种植体共同支持覆盖义齿,需要冠空间高度>12mm。

在种植修复中Misch还提出缺牙区骨密度分类。

D1:致密骨皮质,典型的解剖定位为下颌骨前部,初始种植体骨接触率为85%。

D2:多孔骨皮质,粗纹理骨小梁,典型的解剖定位为下颌骨前部、下颌骨后部和上颌骨前部,初始种植体骨接触率为65%~75%。

D3:多孔骨皮质(薄),细纹理骨小梁,典型的解剖定位为上颌骨前部、上颌骨后部和下颌骨后部,初始种植体骨接触率为40%~50%。

D4:细纹理骨小梁,典型的解剖定位为上颌骨后部,初始种植体骨接触率<30%。

Misch牙列缺损的种植分类如下。

第一类:双侧游离缺失,缺牙区近中存在天然牙。

第二类:单侧游离缺失,缺牙区近中存在天然牙。

第三类:单侧后牙非游离缺失,缺牙区近远中均存在天然牙。

第四类:缺牙区位于牙弓前部,且缺隙越过中线。

以上四类还分四个亚类。

A亚类:骨宽度>6mm,骨高度>12mm,长度>7mm,种植体负载方向与牙长轴夹角<30°,CHS<15mm。

B亚类:骨宽度介于2.5~6mm,骨高度>12mm,长度>6mm,种植体负载方向与牙长轴夹角<30°,CHS<15mm。

C亚类:缺牙区骨宽度严重不足,骨高度和长度不足,负载角度不良,CHS>15mm。

D亚类:缺牙区牙槽嵴吸收严重,累及基骨,CHS>20mm。

而从口腔修复学的名词术语规范上看,我们认为CHS这个概念其实是不准确的。一是该分类的原文内涵上看它实际上是骨平面上的空间高度,而不是"冠"的空间高度,还包含有穿龈高度,因此不是传统口腔修复学范围内"冠"的高度内容。另外,用于分类的数值要求不唯一,虽然可见有不同的分类,但区别分类的数值要求范围竟然是一样的。当然,这里所谓的数值要求是不符合测量学常规要求的,没有注明实测的两个核心要素(起止点和测量平面)及测量方案等。因此,笔者认为更合适的提法就是本书论及的TRS骨平面高度或者后面论及的TRS龈平面高度,其含义更准确唯一,更容易实测核查校验。

综合文献报道,对于种植固定修复,比较理想的TRS骨平面高度是8~12mm,具体包括了种植体周的生物学宽度、基台高度、修复体殆面厚度以及预留的自洁空间高度等。而当TRS骨平面高度过高>15mm时,修复后发生机械并发症的概率增加;不同系统的最小TRS骨平面高度不同,和基台高度有关,当TRS龈平面高度<8mm时,可使用锥度较小、直径较大的个性化定制基台。当然,上部修复的不同方案对TRS龈平面高度的最小量影响也很大,通常建议不要<6mm。

综上所述,15年前的Misch提出的CHS是不准确的、不规范的,而中英文术语中冠的高度含义中通常不包括穿龈软组织高度。因此，我们提出了目标修复空间高度（vertical height of target restorative space，VTRS）的概念，并分为了目标修复空间骨面高度（bone level vertical height of target restorative space，B-VTRS）和目标修复空间龈面高度（gingival level vertical height of target restorative space，G-VTRS）两个亚类，并定义了相对应的实测方案，进一步根据龈平面修复空间高度易于观察和实测的优点，首次在 2019 年四川省口腔医学会修复专委会学术年会上提出基于目标修复空间龈平面高度 G-VTRS 的种植修复方案决策表，作为贯穿几何量，其具体的解读详见后面无牙颌种植的内容。

（二）种植位点软硬组织的质量

除重视落实目标修复空间 TRS 对种植位点种植深度的引导作用外，在设计拟植入的目标种植体的深度位置时，大家当然还必须考虑种植位点软硬组织的质与量。

当目标种植体上口平面位于龈下时，通常可为上部修复体的理想穿龈轮廓提供有效的支撑，并可在轻度唇侧牙槽嵴吸收和种植体周龈缘退缩时，一定程度上防止进一步牙龈退缩造成的种植体颈部金属外露。在无明显牙周组织丧失的健康状况下，建议将种植体上口平面置于邻牙釉牙骨质界（CEJ）根方 3~4mm 左右，可获得良好的美学和生物学效果。

而美学区种植体上口平面及牙槽骨肉眼可见或者可探及表面在深度方向的位置关系，与种植体上口平面与龈缘软组织的位置关系密切相关。在美学区植入时，其他条件如牙龈厚度等符合要求时，可将带有光滑颈的种植体上口平面放置于唇侧龈缘中点的根方 2.0~3.0mm 处；不带有光滑颈的骨水平种植体可放在唇侧龈缘中点的根方 3.0~4.0mm。而在后牙区植入时，建议将骨水平种植体粗糙表面上口外缘的位置放到骨平面下 1mm，不建议放置到平齐位置。否则由于随后发生的骨调整产生碟形吸收，种植体粗糙颈部和部分上部螺纹容易暴露，易定植致病性生物膜，肯定不利于后期种植体周软硬组织的长期健康稳定；也可将其放置于邻牙龈缘下 2~3mm 的深度；有光滑颈的种植体可将光滑颈置于骨平面上。也有学者简单地建议将种植体上口平面植入到骨下 1~2mm 的深度来补偿骨吸收，预防未来可能的种植体颈部金属暴露，但值得注意的是，若植入深度超过骨下 2mm，可能引发更多的边缘骨丧失，要尽量避免这种过深设计。另外，当骨吸收较多时，通常有人为了避免骨增量而将种植体上口平面置于更加根方的位置来弥补牙槽骨的垂直向高度不足，未来可能由于种植修复体唇侧软组织缺乏骨组织支持，增加软组织退缩影响美观的风险。如果当前缺牙区存在明显骨缺损时，最好使用各种疗效肯定的骨增量技术，使种植体上口平面位于理想唇侧龈缘中点的根方 3~4mm，获得更好的软硬组织支撑来实现更理想的上部修复效果。由此可见，牙周或种植体周软硬组织相关的知识点一脉相承，相互印证，十分重要。

（三）解剖学基础

此外，术者须具备完备的组织和解剖学基础知识，在进行种植位点设计时，应充分考虑避让和保护重要的解剖结构如上颌窦和下牙槽神经管等，严控各种解剖类手术风险。当在上颌后牙区植入种植体时，要注意因高发的牙槽骨吸收及上颌窦气化等，种植区常见垂直向骨量不足。当种植位点骨高度不足时，可根据患者要求和具体情况，由简入繁依次选择采用短种植体种植术或倾斜植入种植体术、上颌窦底提升术以及颧骨种植术等设计加以应对。

当采用上颌窦底提升术时，应注意排查是否存在上颌窦腔炎症、窦腔黏膜非炎性病变以及上颌窦分隔，留意窦壁走行的血管与神经，判断植入手术误差可能产生的医源性损伤风险的大小。当种植位点的牙槽嵴宽度充分，剩余骨高度约 4~7mm 时，推荐穿牙槽嵴顶技术进行上颌窦底提升；当种植位点初始骨高度不足 4mm，且骨萎缩发生在三维度上，建议采用侧壁开窗技术行上颌窦底提升。当然还有内镜、数字化导板等新技术可以应用。而减少手术创伤、提高增量新骨的质与量、正确控制种植位点的三向位置一直都是影响上颌后牙种植成功的关键。

当进行下颌区种植时，一定要注意保护下牙槽神经管不受损伤。强烈建议采用 CBCT 来定位下牙槽神经管的位置和走行等，当然医生或技师也可提取患者头部的 CBCT DICOM 数据，并选择在虚拟种植设计软件上进行下牙槽神经管标记，可方便地直观测量下牙槽神经管，避免其意外损伤；还应该准确测量下颌磨牙区种植位点的垂直向骨高度。当种植手术备洞时与神经管间距很近，钻针旋转压迫挤压或锥形种植体旋入时压迫，有可能导致下牙槽神经管上壁骨质压缩破裂；同时，备洞出现的热化学损伤控制不良时也易导致骨热化学性坏死。这两种情况均可能引发下颌神经出现疼痛、麻木、感觉异常等并发症。为此，有学者建议种植体末端与下牙槽神经管至少预留 2mm 安全间距以防不测。但也有学者认为即便是种植体末端与下牙槽神经管预留间距 <1mm，只要外科手术技巧能够保证下牙槽神经管管壁完整性，也可以避免损伤下牙槽神经。

综合文献中各种关于植入精度的研究，可以发现目前最小平均种植线性精度为 1~2mm。因此，若无视各种误差的存在，将种植止点处种植体尖端与神经管的间距设计为小于 1mm，进行"炫技"，意外产生神经损伤风险将会极大。当没有驾驭 1mm 内线性精度能力时，笔者还是建议在实战中要极力避免类似的高风险设计。

二、无牙颌时种植位点种植深度向的位置设计

有专业历史记录以来，无牙颌的修复重建一直就是口腔修复的难点。

种植技术的研发初心就是为了无牙颌修复重建。种植治疗诞生的 70 年来，采用种植支持的各种无牙颌修复方案应运而生，经过先贤前辈们长期不懈地努力，有效地提升了各种困难情况下无牙颌的修复效果。但是，当采用种植修复无牙颌，因为没有余留牙的参照推演，加之全口义齿咬合设计等的复杂多样性，以及无牙颌解剖条件的残化退变等影响，想要获得符合无牙颌修复已有认知的正确种植位点一直是极具挑战性的专业难题！

当前临床实战中，国内外医生越来越多地借助导板技术来修复重建无牙颌。有些医生觉得，可以通过导板来引导截骨、各种植位点的种植以及上部修复等，今后这类问题不难解决，但应该注意的是数字化导板只是数字化技术的运用而已，反映的还是其内在科学认知指导下的正确设计，其核心还是要能够整合无牙颌修复已有认知并进行正确的复杂位点设计，才可能有好用的导板。

而所谓"好用的导板"，皆是因为修复前、术前进行了科学合理的设计、用数字化技术的效率与质量获得了与术前方案一致的手术需要的刚性约束通道，最终医生才能获得导板给种植手术带来的便利。"好用的导板"是因为它集合了前述种植位点设计关键有利因素的贯彻、不利因素的回避、风险因素的控制而已。因此，我们必须掌握正确位点的诸多影响因素，术前科学设计种植位点。

为了更准确地理解和设计无牙颌的正确种植位点，我们首先必须要明确以下几个跟几何空间相关的重要概念。

（一）无牙颌目标修复空间高度

无牙颌目标修复空间高度（vertical height of target restorative space，VTRS）是指目标种植

牙位的骨平面或龈平面到拟定咬合平面的最小垂直间距。这个贯穿几何量十分重要,足够适宜的 VTRS 才能包容合格的上部修复体。而在进行无牙颌患者的种植修复术前,通过原来天然牙、旧义齿或重新确立的颌位关系建𬌗后,首先要确定患者的咬合平面,在𬌗架或口内通过测量尺或数字化方式,实际测量目标种植位点的龈平面或骨平面至理想咬合平面的垂直间距即 VTRS,再据此数字辅助临床医生进行无牙颌修复方式的决策。

VTRS 又可分为骨平面高度(bone level vertical height of target restorative space,B-VTRS)和龈平面高度(gingival level vertical height of target restorative space,G-VTRS)2 个亚概念。其中 B-VTRS 是指目标种植位点的上颌或下颌骨平面到理想咬合平面的最小间距;G-VTRS 是指目标种植位点的上颌或下颌龈平面到理想咬合平面的最小间距,相比于 B-VTRS,G-VTRS 更便于临床和制作中直视测量、分析等。2019 年笔者首次提出基于龈平面目标修复空间高度 G-VTRS 的几种种植修复方案。

Class Ⅰ:G-VTRS≥12mm,其对应的修复方案为固定修复或覆盖义齿修复。

Class Ⅱ:G-VTRS 为 9~12mm,其对应的修复方案为覆盖义齿修复(大多采用附着体)。

Class Ⅲ:G-VTRS 为 6~9mm,其对应的修复方案为覆盖义齿修复(locator)。

Class Ⅳ:G-VTRS<6mm,其对应的修复方案为普通活动义齿 / 增加垂直空间后再选。

这也是依据数值进行无牙颌种植修复的临床技术,具有很好的实用价值。

（二）上下颌骨的水平位置关系

无牙颌患者牙槽嵴吸收萎缩不只发生在垂直方向,上下颌骨的水平位置关系,即目标修复空间水平关系(the horizontal relationship of target restorative space,HTRS)也会发生不同程度变化,故明确 HTRS 对水平向的咬合设计也至关重要。HTRS 的正确设计可从矢状面与冠状面两个层面进行分析把握。

上下颌中切牙牙槽嵴中点在矢状面水平间距(distance in the horizontal relationship of target restorative space,D-HTRS)数值,可为前牙咬合的修复设计提供决策和核查校验依据(图 2-4-1)。当 D-HTRS≤5mm,一般容易通过调整牙齿排列调成正常咬合;5<D-HTRS≤10mm

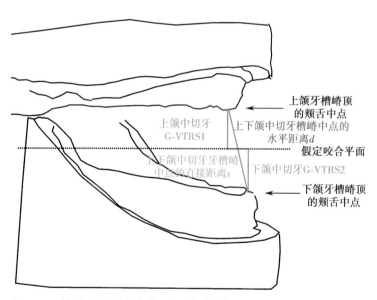

图 2-4-1　基于 VTRS 计算矢状面上下颌水平间距

时,则可以设计为前牙对刃咬合;D-HTRS>10mm 时,建议正颌手术调整颌位关系或作双层牙列修复体来完成前牙的水平向排列设计(图 2-4-2)。

冠状面的水平向关系分析设计时可用上下颌牙槽嵴顶连线与假定咬合平面的夹角(angle in the horizontal relationship of target restorative space,A-HTRS)进行实测值(图 2-4-3)。A-HTRS可以为后牙水平的咬合设计提供决策依据。当 A-HTRS≥80°时或略 <80°时,可以通过调整牙齿排列调成正常咬合;当 A-HTRS<80°时,可以建议正颌手术调整颌位关系或后牙排列成反𬌗关系。

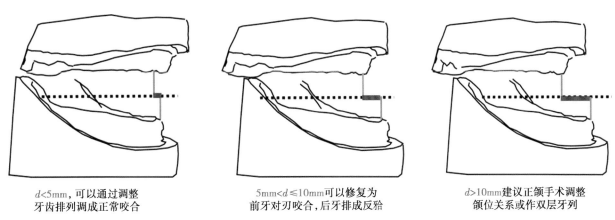

$d<5mm$,可以通过调整
牙齿排列调成正常咬合

$5mm<d≤10mm$可以修复为
前牙对刃咬合,后牙排成反𬌗

$d>10mm$建议正颌手术调整
颌位关系或作双层牙列

图 2-4-2 基于 VTRS 的矢状面前牙咬合设计决策

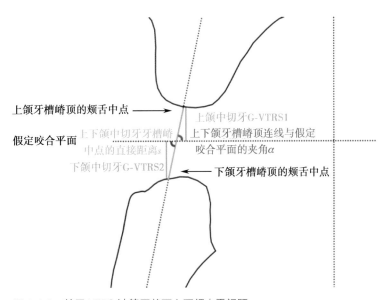

上颌牙槽嵴顶的颊舌中点 → 上颌中切牙G-VTRS1

假定咬合平面　上下颌中切牙牙槽嵴　上下颌牙槽嵴顶连线与假定
中点的直接距离s　咬合平面的夹角α
下颌中切牙G-VTRS2　← 下颌牙槽嵴顶的颊舌中点

图 2-4-3 基于 VTRS 计算冠状面上下颌水平间距

第五节　小　结

实测是医生目测能力和脑力的伸展;实测引导与核查校验也是实现数字化精准修复的认知基础。

本章详细讨论了正确种植位点的若干几何量重要概念,并讨论了其内涵,如描述种植位点本身的术语——种植入口点、种植止点及种植轴向和深度(implant axis and depth)、种植体中心点、种植体外缘、种植体上口平面、上口外缘以及 G-VTRS、B-VTRS 等;描述种植体三维位置的术语——近远中向、颊舌向、种植深度方向,以及对种植治疗统筹设计很重要的贯穿几何量等;也特别指出了长期以来,种植修复中大部分数值要求没有注明起止点和测量平面,没有共识性测量方案、专门量具等测量四要素不全所带来的数值要求真伪的困扰,严重影响了数值结果的一致性、对比性等,进一步结合不同牙位种植设计需求,概述了正确位点实测设计思路和决策依据,尤其是基于 G-VTRS 的无牙颌四种修复方案分类的详解等,实用价值较大。最后我们将正确位点三向位置具体推荐建议数值汇总于表 2-5-1,供大家复习参考。

表 2-5-1　正确种植位点的三向位置信息汇总表

三向位置			数值推荐值表	
近远中向		种植体上口外缘与邻牙牙根之间的理想间距应该 ≥ 1.5mm		
		两颗种植体之间理想的近远中间距应该 ≥ 3.0mm		
		种植体数目	单颗	多颗
		种植体位置	正中	见图 4-2-4~ 图 4-2-6
		缺牙间隙	3mm 直径:6mm	连续 2 颗及以上种植体 ≥ 15mm
			4mm 直径:7~12mm	
			5mm 直径:11~13mm	
			6mm 直径:12~14mm	
唇颊或舌腭向		牙位	前牙	后牙
		穿出位置	舌隆突	中央沟
		颊侧骨壁	≥ 2mm	≥ 1mm
		CBCT 颊舌径	即刻:6~6.5mm	即刻:5.0~5.5mm
			延期:4.0mm	延期:3.0~3.5mm
		模型颊舌径	即刻:7.5~8.0mm	即刻:5.5mm
			延期:6.5~7.0mm	延期:4.5~5.5mm
种植轴向 / 深度	植入深度		骨嵴间距邻牙 CEJ 的垂直间距	
			没有明显骨吸收(≤ 3mm)	骨吸收(>3mm)
		光滑颈部	光滑颈与粗糙面交界平面处位于骨下 1mm	光滑颈与粗糙面交界平面处平齐骨平面
		粗糙颈部	颈部上缘平面位于骨下 1mm	颈部上缘平面平齐骨平面
	轴向	前牙舌隆突穿出		后牙中央窝正直穿出

（于海洋　刘蓓蕾　张雅萌　张煜强）

参考文献

[1] BUSER D, MARTIN W, BELSER U C. Optimizing esthetics for implant restorations in the anterior maxilla: anatomic and surgical considerations. Int J Oral Maxillofac Implants, 2004, 19 (7): 43-61.

[2] CANULLO L, TALLARICO M, RADOVANOVIC S, et al. Distinguishing predictive profiles for patient - based risk assessment and diagnostics of plaque induced, surgically and prosthetically triggered peri - implantitis. Clinical Oral Implants Research, 2016, 27 (10): 1243-1250.

[3] KIM T, MIYAMOTO T, NUNN M E, et al. Root proximity as a risk factor for progression of alveolar bone loss: The Veterans Affairs Dental Longitudinal Study. Journal of periodontology, 2008, 79 (4): 654-659.

[4] TARNOW D P, CHO S C, WALLACE S S. The effect of inter - implant distance on the height of inter - implant bone crest. Journal of periodontology, 2000, 71 (4): 546-549.

[5] MONJE A, GALINDO-MORENO P, TÖZÜRM T F, et al. Into the paradigm of local factors as contributors for peri-implant disease. International Journal of Oral & Maxillofacial Implants, 2016, 31 (2): 288-292.

[6] MAILOA J, FU J H, CHAN H L, et al. The effect of vertical implant position in relation to adjacent teeth on marginal bone loss in posterior arches: A retrospective study. International Journal of Oral & Maxillofacial Implants, 2015, 30 (4): 931-936.

[7] LINKEVICIUS T, VINDASIUTE E, PUISYS A, et al. The influence of margin location on the amount of undetected cement excess after delivery of cement - retained implant restorations. Clinical Oral Implants Research, 2011, 22 (12): 1379-1384.

[8] ROMANOS G E, GUPTA B, ECKERT S E. Distal cantilevers and implant dentistry. Int J Oral Maxillofac Implants, 2012, 27 (5): 1131-1136.

[9] NISSAN J. The effect of crown/implant ratio and crown height space on stress distribution in unsplinted implant supporting restorations. J Oral Maxillofac Surg, 2011, 69 (7): 1934-1939.

[10] EVANS C D, CHEN S T. Esthetic outcomes of immediate implant placements. Clin Oral Implants Res, 2008, 19 (1): 73-80.

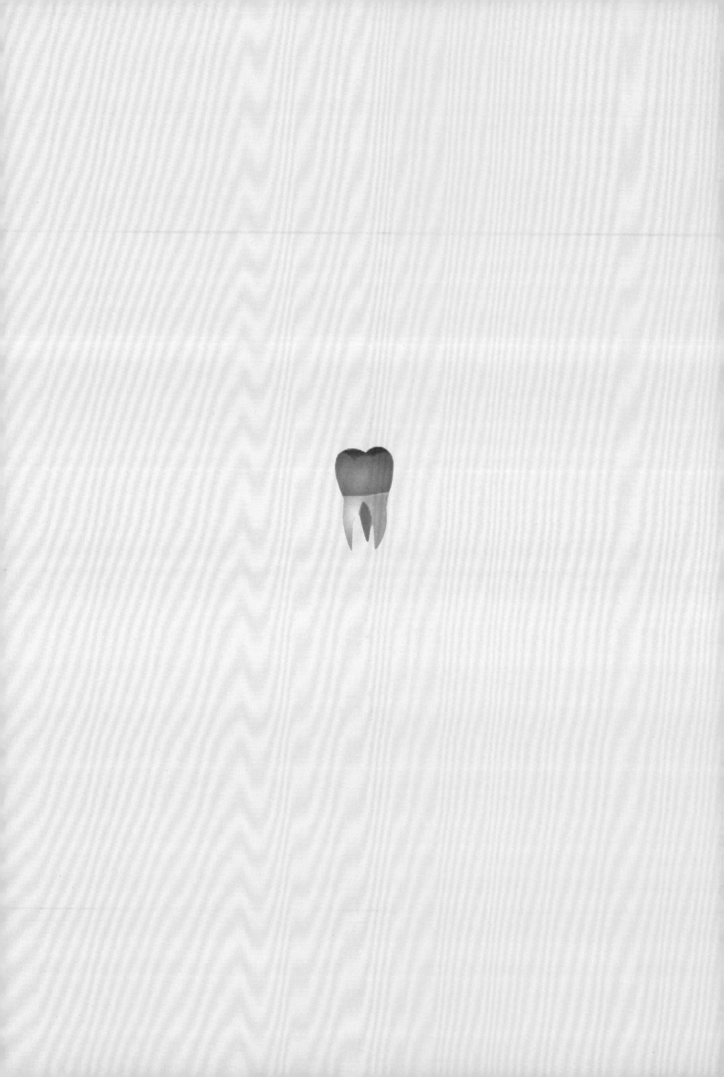

第三章　进行虚拟种植设计比选正确位点并获得三向位置对照数据链

前两章已经提到,当前种植修复的临床流程中一般是依据颅颌面牙的几何线面关系进行的 DLD(或 DSD)、目标修复空间(target restorative space, TRS)及功能需求等的引导,结合患者颌骨的解剖生理和选用牙种植体的特征及几何参数特点,医者将种植体植入缺牙区的正确种植位点,进而修复重建患者的缺失牙。将目标修复体设计、患者颌骨信息以及牙种植体等结合起来,在专业软件上进行术前手术模拟演习及评价各种风险,最后依据患者主诉和条件,选择最优手术及上部修复方案,就完成了全流程的模拟治疗推演,这个数字化流程就叫虚拟种植修复,简称"虚拟种植"。

虚拟种植比选正确位点后我们能获得其三向位置数据集(三向位置对照数据链)。

所谓的"虚拟种植（virtual implanting）"其本质就是计算机辅助设计（computer aided designed, CAD）在口腔种植临床的具体运用而已，即在专用软件里使用患者的颌骨与牙等硬组织 CBCT（computer beam computerized tomography）数据、上部修复设计信息以及更全面的面部、唇部等软组织信息进行虚拟种植手术或上部修复等的一种术前模拟推演方法，帮助医者进行种植和上部修复方案的正确比选，进行手术的风险评估与控制。而功能强大的软件还能运行更复杂的上部修复设计、咬合功能评价等功能，进行更高仿真度的种植修复各阶段治疗的模拟推演比选。

模拟推演确定种植方案内容后，常常进一步采用切削或三维打印生成蕴含手术或上部修复方案的实体导板，这类导板主要是为了在术中形成植入引导的刚性约束通道，主要用来控制车针的时空位置，提升术者的手部技能，确保后续术中获得正确位点，实现精准种植手术；上部修复相关的转移导板、修复体就位导板等主要用于进一步一次实现上部的过渡修复、暂时修复甚至永久修复的空间位置转移、定位等。

虚拟演练后，也可以设计复杂的可上下叠置嵌套并依次使用的多个导板，这类导板称为嵌套式导板，也称堆积导板（stackable surgical guide）等，可实现按手术进程依次实现定位、截骨、咬合、上部修复就位等的引导。这类复杂的种植治疗导板技术，既可以进行更复杂、更贴近实战的数字化方案的演练，也可以通过三维打印出来依次引导相应的手术实操，还可以将推演后的方案整合到种植手术导航设备中，直接通过导航设备引导依次开展的序列临床操作。

当然，目前大量的植入手术也不都是在导板或者导航的引导下进行的。针对量大面广的自由手植入，此时本章探讨的虚拟种植其实也是必不可少的，因为虚拟种植除了让医生能够在术前自由推演各种手术替代方案，有利于选择最佳的种植方案，还可以获得映射到术区方便术者肉眼检视的表面解剖的对照数据链（digital chain），徒手植入时"数据链"的引导判断作用肯定比凭经验的目测引导要可靠得多。关键是术者正确决策通过何种方案、何种流程进行，对此将进一步进行细致的讨论和解读。

本章将详细讲解使用相关专业软件进行虚拟种植获得对照数据链的软件操作过程，以及其后潜在的各种用途。当然也可以看作是口腔种植算术（dental implant arithmetic）的计算过程。

第一节   虚拟种植的常用软件介绍

虚拟种植软件的基本原理是将患者 CBCT 的 DICOM（医学数字成像和通信，digital imaging and communication in medicine）格式数据重组，计算形成不同截面的二维图像以及三维图像来便于分析测量。较为常见的虚拟种植软件有 Blue Sky Plan（Blue Sky Bio）、coDiagnostiX（Dental Wings）、Implant Studio（3shape）、Nobel Clinician（Nobel Biocare）、Simplant（Dentsply）以及彩立方等。不同公司的虚拟种植软件，其界面、功能各有不同，但大体上都必须具备测量拟种植区骨量、标记神经、添加虚拟种植体等必要的功能。当然，由于某些软件仅支持 Windows 系统计算机使用,那 macOS 用户就无法使用了;某些软件仅支持该公司种植系统的虚拟种植,不是开发共享的系统,当然后期也就无法提供丰富的虚拟种植体以供选择;也有某些软件收取费用较高等,也影响其覆盖面。医生或技师可以按照自己的工作需求,进行合理的选择使用。

需要明确的是,进行虚拟种植的目的是:①通过术前颌面部及口内的实测数据,依据修复前确定的修复材料及修复方式的 TRS 最小或适宜需求量,在可视化的条件下对目标种植体的三维位置进行规划设计,目标是使虚拟种植体位于正确位点;②获得一系列目标位点空间位置数据,作为后续术中核查校验种植位点时三向位点的对照数据链,术中获取即时位点的三向位点实测值(线性数据或角度数据),再与虚拟设计时确认的三向数据链进行比对,对线性或角度数据进行对照核查校验,根据差值及误差控制量需求,进行即刻纠正,步步核查校验纠偏,才能最终确保获得与虚拟设计一致的正确位点。

第二节　虚拟种植的常规流程

为了便于大家学习使用,本章采用一款免费的软件来讲解虚拟种植常规流程。BlueSkyPlan 是 Blue Sky Bio 公司开发的口腔治疗计划软件,涵盖包括虚拟种植设计、正畸设计、手术导板设计等功能。BlueSkyPlan 功能齐全,操作不复杂,并且可以兼容 Windows(10 Home/Professional 64 bit)、macOS X[10.13(High Sierra)以上]双平台,应用相对比较方便。

笔者以 BlueSkyPlan4 虚拟种植设计软件为例,着重讲解基于 TRS 的虚拟种植设计的常用流程。其他虚拟种植软件的操作方法也是大同小异,因篇幅有限,本书不再对其他软件展开介绍。同时,也请读者注意:本章的软件选择,并不代表笔者对这款软件或者其他相关软件性能优劣的评价,读者可以根据自身资源,自由选择。

一、导入患者 Dicom 数据

DICOM(或 Dicom)是医学数字成像和通信(digital imaging and communication in medicine)的缩写,源自医学图像和相关信息的国际标准。无论是常规的 CT,还是 CBCT,一般都储存在这种通用的格式中。另外常见的口扫、面扫等数据文件是标准细分曲面语言(standard tessellation language, STL)格式的,简称 STL 文件。

读者们在完成虚拟种植软件的下载安装后,就可以开启这款虚拟种植软件,点选"开始新项目"中的"外科引架"(图 3-2-1)。然后需要将患者 CBCT 的 Dicom 数据导入到软件中,校直数据并选择体积后进行三维重建(图 3-2-2)。

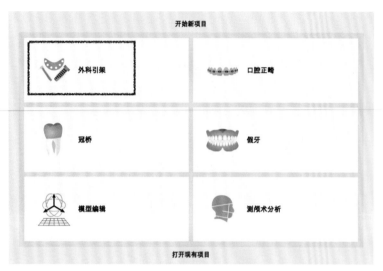

图 3-2-1 点选"外科引架",开始虚拟种植设计

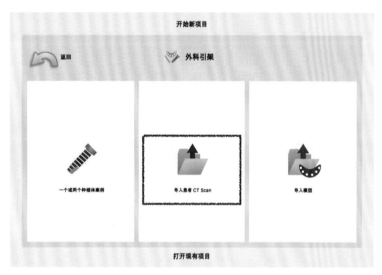

图 3-2-2 点选"导入患者 CT Scan",找到 Dicom 数据所储存的路径,导入患者 CBCT 数据

导入 CBCT 数据后,我们往往会发现,由于拍摄时患者体位存在差异,数据导入后往往图像没有或不完全处于合适的角度。操作者可以通过拉动蓝色旋转窗或直接输入校直角度对三个视图进行校直,可以使后续重组的视图更为准确。通过拉动黄色边界框或直接输入三向边界值,可以框选重组图像的体积,减少干扰的图像且减少电脑运算数据量(图 3-2-3,图 3-2-4)。

二、绘制牙列曲线

导入 Dicom 数据后,软件自动形成一段不完整的牙列曲线,此时轴向视图、全景视图的图像并不完整。通过绘制牙列曲线,使全景视图重组出完整的图像,使轴向视图始终垂直于牙弓轮廓。首先,拖动横截面视图的滑块,使全景视图中蓝色的"轴向投影线"移动至拟种植区骨面(图 3-2-5)。选中"工具"→"绘制曲线",顺应牙弓曲线点按鼠标左键在横截面视图上绘制曲线,按回车键或 ESC 键结束(图 3-2-6~图 3-2-8)。

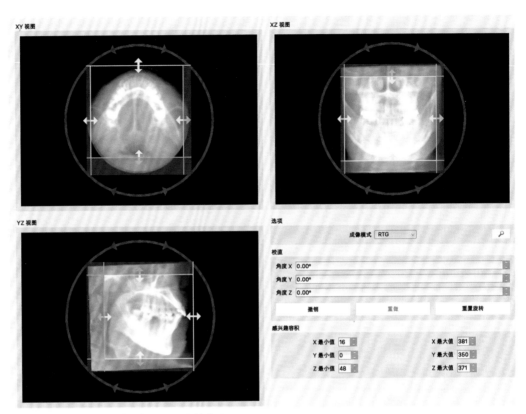

图 3-2-3 校直数据集并选择重组图像的体积

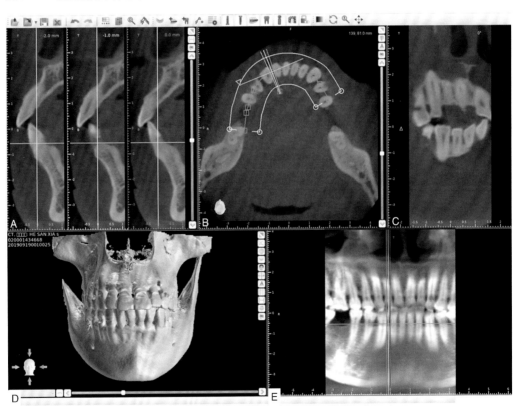

图 3-2-4 Dicom 数据三维重建后的界面

A. 轴向视图；B. 横截面视图；C. 种植体 / 切向视图；D. 3D 视图；E. 全景视图。

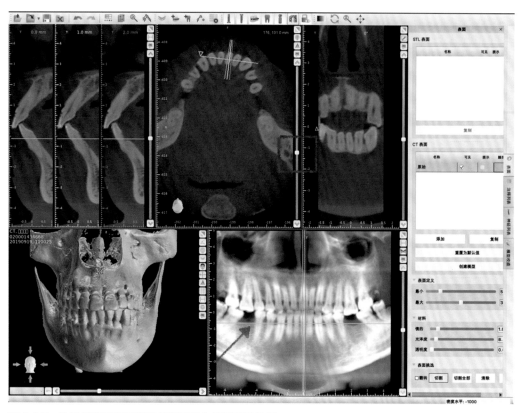

图 3-2-5   拖动横截面视图滑块使截面平齐拟种植区骨面

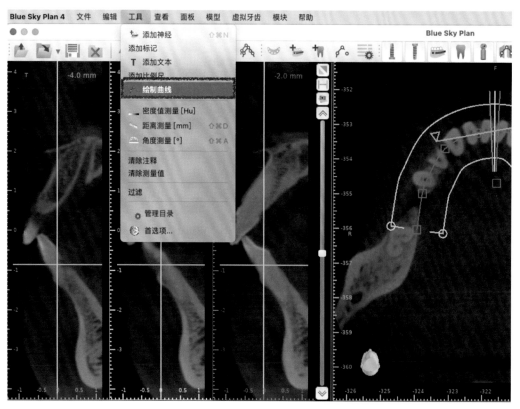

图 3-2-6   点选"工具"→"绘制曲线"

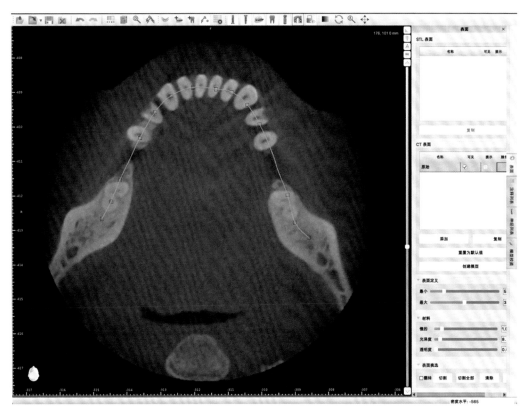

图 3-2-7　顺应牙弓形态点击绘制曲线

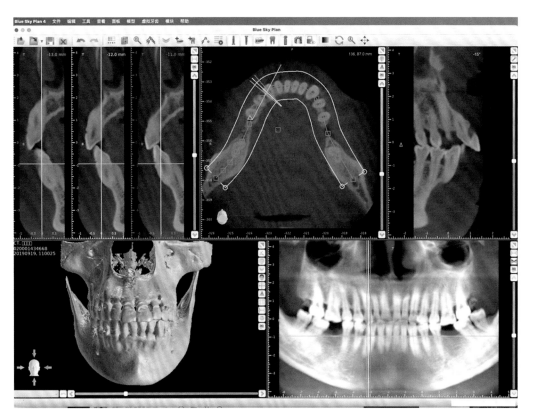

图 3-2-8　曲线绘制完成

三、颌骨信息与上部 TRS 的进一步拟合

数字化的 TRS 可以通过以下几种方式获得：①数字化扫描手工蜡型，形成数字化 TRS；②在其他数字化设计软件中设计虚拟蜡型形成数字化 TRS；③直接在虚拟种植软件中添加 TRS。

在外部其他口扫、面扫等设备软件中采集形成的数字化 TRS 数据，需要导出为 STL 格式文件，选择"文件"→"导入 STL 模型"，找到数字化 TRS 数据文件的路径，就可以将 TRS 数据导入到虚拟种植软件中进行后续的分析设计了（图 3-2-9）。

导入上部 TRS 数据后，TRS 与颌骨数据往往不能完全匹配（图 3-2-10）。这时我们需要使用模型校直的方式，使两者匹配。选择"面板"→"模型校直"。将颌骨上标志点与 TRS 的标志点——对应点击，完成后在各个视图检查拟合的准确性（图 3-2-11~图 3-2-13）。

除了导入外部的数字化 TRS 数据，也可以直接点击"虚拟牙齿"→"添加牙齿"，选择合适的牙齿后点击"确定"，将虚拟牙齿添加至视图中（图 3-2-14，图 3-2-15）。在各个视图均可对该牙齿进行位置、方向以及尺寸的调整：拖动圆点会改变虚拟牙齿的尺寸，拖动箭头会改变虚拟牙齿的位置，拖动圆弧则会改变虚拟牙齿的方向（图 3-2-16）。

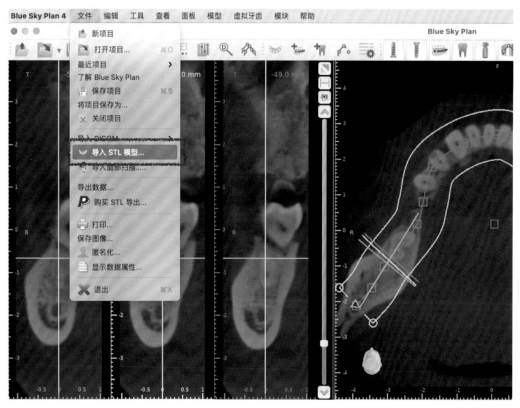

图 3-2-9　点选"导入 STL 模型"，导入外部提前采集好的数字化 TRS 数据

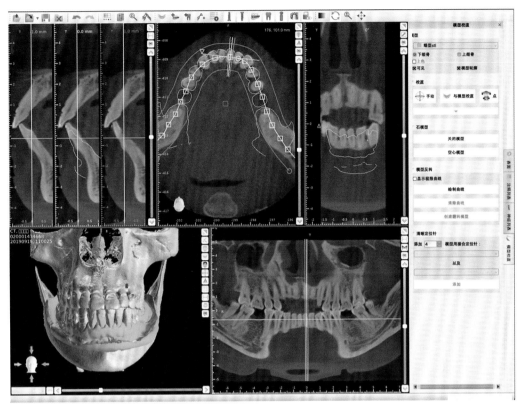

图 3-2-10 导入上部 TRS 数据后的界面,显示与颌骨数据不完全匹配

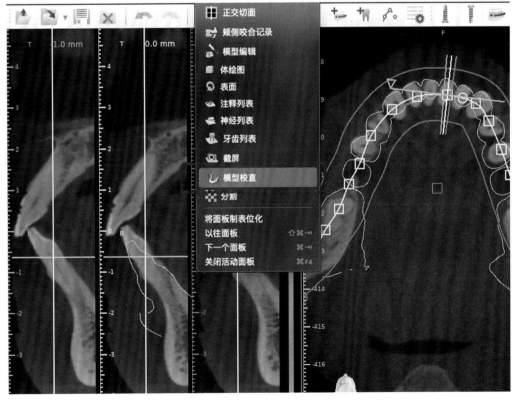

图 3-2-11 通过模型校直使颌骨信息与上部 TRS 数据正确拟合

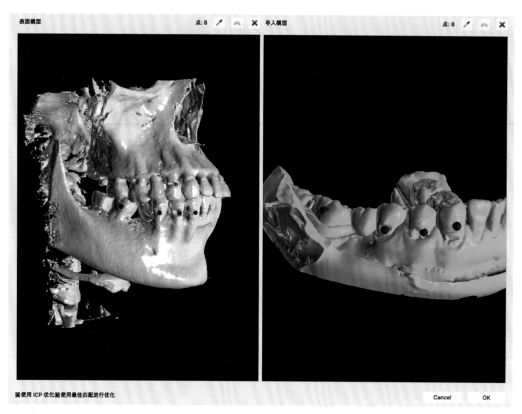

图 3-2-12　通过点校直的方式将颌骨与蜡型数据一一对应

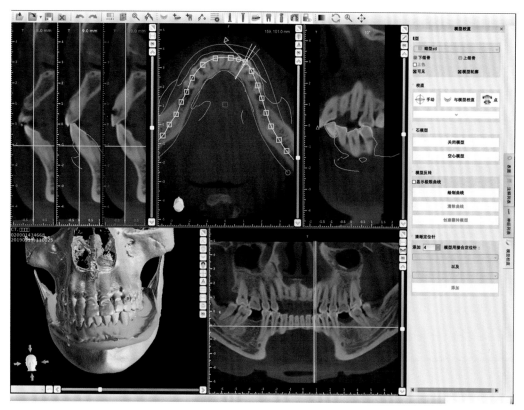

图 3-2-13　校直后的图像

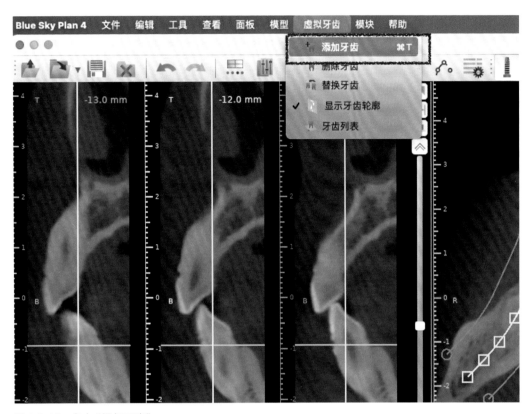

图 3-2-14 点击"添加牙齿"

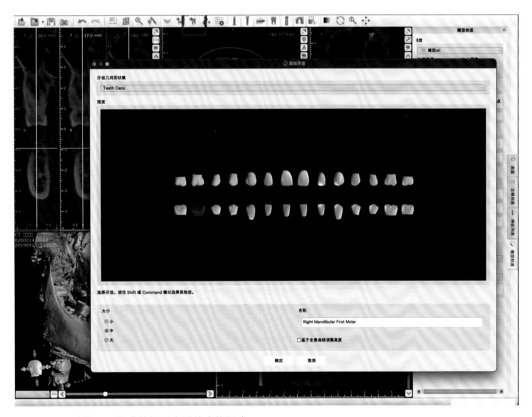

图 3-2-15 选择匹配要求的相对合适的虚拟牙齿

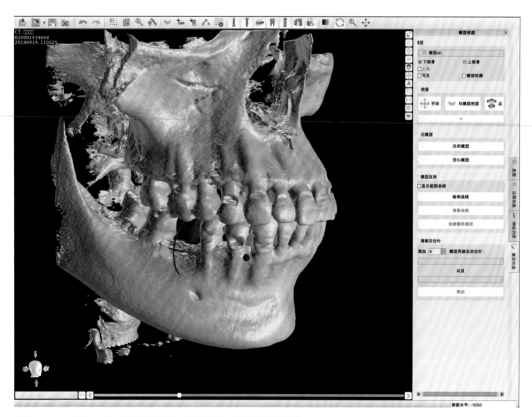

图 3-2-16　添加上的虚拟牙齿可依据 TRS 轮廓位置进行调整

四、拟种植区骨量的测量分析

在测量拟种植区硬组织轮廓前，需要标记出下牙槽神经管（图 3-2-17）等重要解剖结构。在后续的测量、虚拟种植过程中更为直观，避免其在术中意外损伤。

标记下牙槽神经管后，开始对拟种植区骨量进行测量分析。点击"工具"→"距离测量"，调用距离测量工具（图 3-2-18）。在测量的截面，先后点击测量的起止点，就可以快捷地读出测量的数值。在第二章的表 2-5-1 中有过详细介绍，正确种植位点的三向位置信息中，缺牙间隙骨平面的近远中向间距、颊舌向间距、种植深度是必须测量的三组数据，作为接下来的虚拟种植的三向参考数据（图 3-2-19，图 3-2-20）。

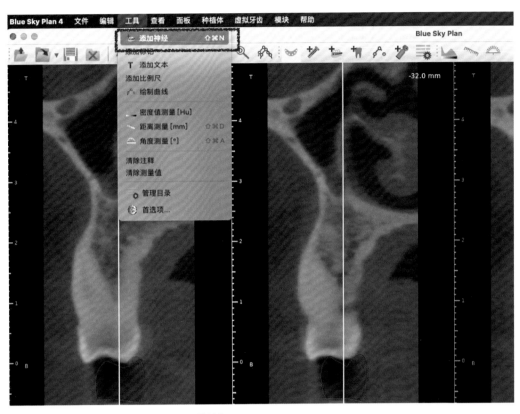

图 3-2-17　点选"添加神经",标记下牙槽神经

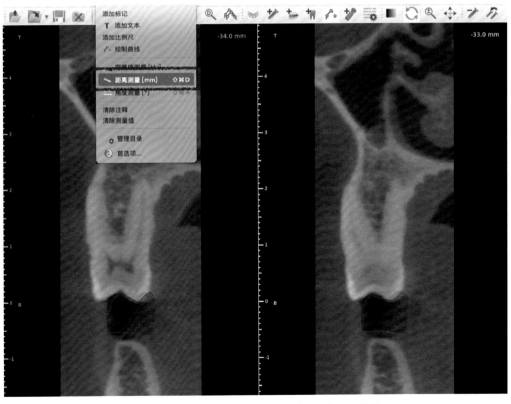

图 3-2-18　点选"距离测量",测量拟种植区近远中、颊舌及深度三个方向上的骨量

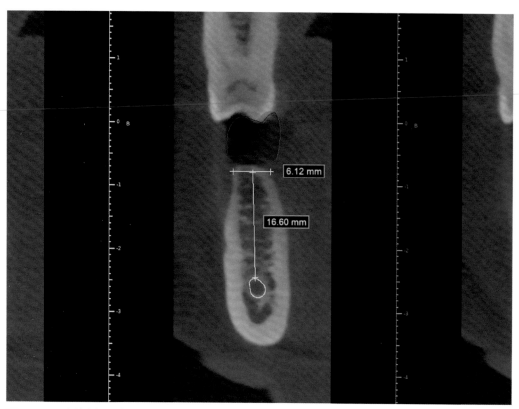

图 3-2-19 在轴向视图中可以测量比选拟种植区的骨平面颊舌向间距、种植深度及轴向

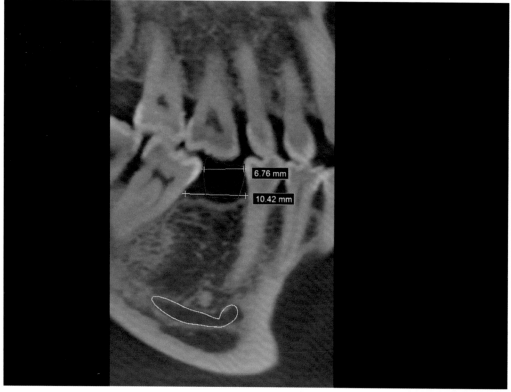

图 3-2-20 在切线视图中测量拟种植区的骨平面（下面的黄色线，10.42mm）和触点平面（上面的黄色线，6.76mm）的近远中向间距

五、添加、调整虚拟种植体

测量分析了拟种植区的骨量以后,就可以添加虚拟种植体了。点击"种植体"→"添加种植体",选择合适的种植体系统以后,依据之前测量分析的三向数据,选择虚拟种植体的直径和长度(图 3-2-21,图 3-2-22)。

除了软件本身就有的可选种植体系统及尺寸参数外,也可以选择软件里没有尺寸参数数据的"自定义种植体",通过自定义所需虚拟种植体的长度、咬合直径以及尖端直径等软件条目参数,依然可以对应前文所述的种植深度、种植入口点直径以及种植止点直径等(图 3-2-23)。

添加虚拟种植体以后,根据上部 TRS 数据,仍然可以在各个视图调整虚拟种植体的三维位置(图 3-2-24)。

初步调整好虚拟种植体的三维位置以后,再对其进行最终三向位置实测。包括:虚拟种植体的穿出位置、颊侧骨壁、与邻牙牙根的间距、植入深度以及安全距离等(图 3-2-25,图 3-2-26)。对照表 2-5-1:正确种植位点的三向位置信息汇总表,进一步对虚拟种植体的三维位置进行调改,如果种植体尺寸不合适,也可以直接右键点击种植体进行替换(图 3-2-27)。调改过程中反复实测,直至其测量数值位于正确位点的对照数据链里的数值要求范围内。

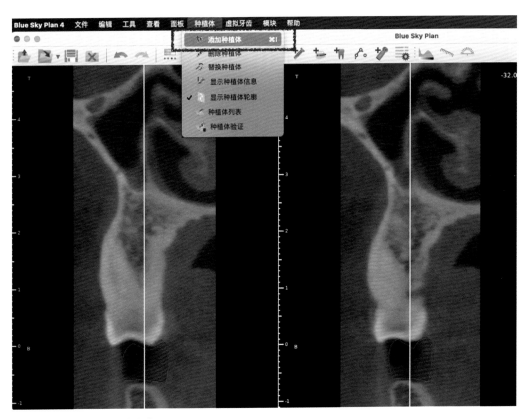

图 3-2-21　点选"添加种植体"

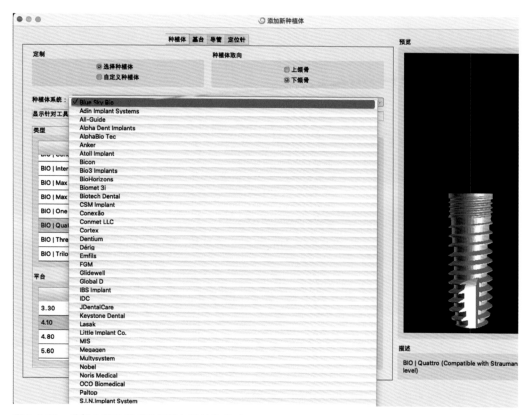

图 3-2-22　选择合适的种植体系统与种植体尺寸

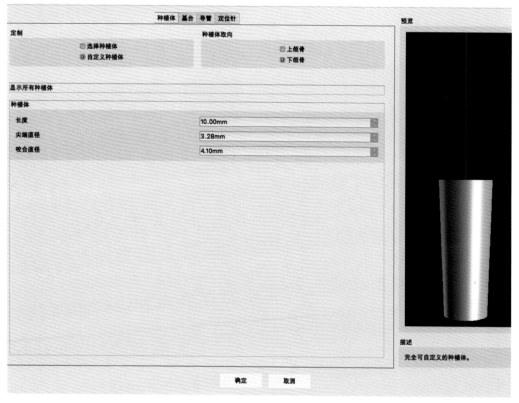

图 3-2-23　自定义种植体

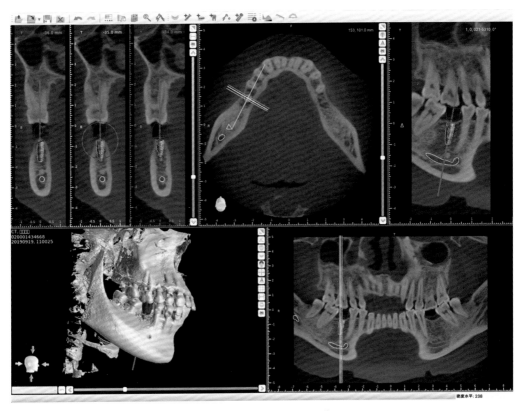

图 3-2-24 根据 TRS 轮廓位置在各个视图调整虚拟种植体的三维位置

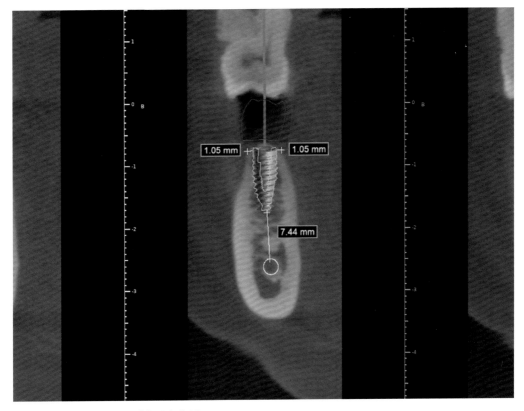

图 3-2-25 实测虚拟种植体颊舌向位置

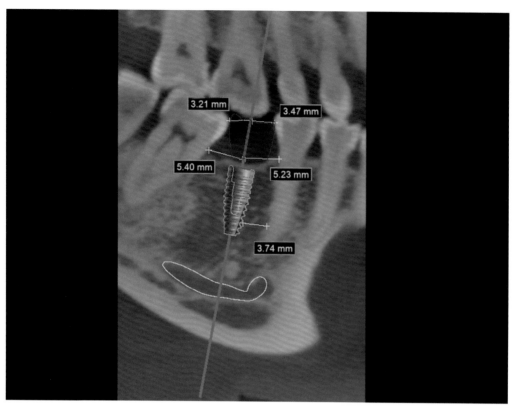

图 3-2-26　实测虚拟种植体近远中向位置

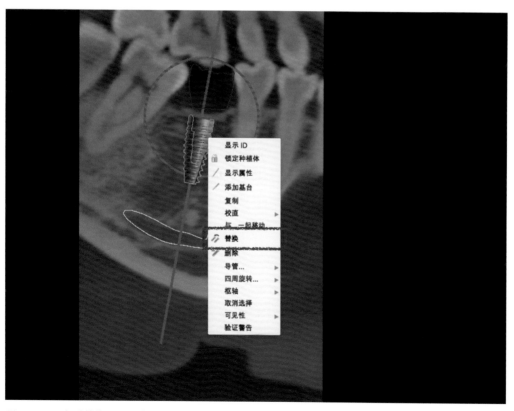

图 3-2-27　实时替换不同系统和尺寸的种植体

第三节 虚拟种植方案的比选及三向位置对照数据链的形成

使用虚拟种植技术,结合术前口内或模型上实测数值,拟种植区的颊舌、近远中、冠根向的三向信息,可以决策是否支持行种植修复或者能够包容何种系统何种尺寸的种植体,避免了种植术中发现缺隙过小无法种植或者种植后无法进行上部修复等尴尬问题的出现。

种植手术中,种植方案往往不唯一。单颗牙缺失时,因解剖形态的特殊性,需要在不同系统、几种型号种植体中进行选择。确定种植体以后,对种植体的位置、角度在正确位点的范畴内也有多种选择;当拟种植区多颗牙缺失时,修复层面的美观、咬合设计以及修复导向下的正确植入位点选择就更加复杂多变。使用虚拟种植软件,可以将制作的种植手术方案进行医-患-技沟通,比选出最合适的种植方案。

正确种植位点的三向位置信息在上一章已经汇总,见表2-5-1。修复空间、骨宽度、骨高度等信息在术前口内实测以及CBCT实测时获得,而部分数据在虚拟种植完成之后才揭晓,比如:种植体穿出位置、种植体颊侧剩余骨壁、种植体植入深度、安全距离以及种植体轴线与参照点的距离等。在获取三向数据时,需要明确测量的测量平面以及起止点,通常选取易测量的方案形成对照数据链。测量平面选择时通常需要考虑是否翻瓣:在环切等不翻瓣的情况中,骨面数据不易测量,测量平面设定为牙龈平面和触点平面,若未进行口内模型和CBCT的拟合,在CBCT中不明确牙龈平面时也可选用釉牙骨质界平面和触点平面;而在翻瓣手术中,测量平面可以是骨平面与触点平面。测量起止点通常选择"中心"对"边缘"(简称"中—边")或者"边缘"对"边缘"(简称"边—边"),也可能有平面对平面,简称"面—面"。

"中—边"指的是设计阶段测量虚拟种植体中心距离某一截面上邻牙轮廓外边缘的距离,其方便术中在换取不同直径的钻针和种植时比对同一数值,但缺点是因视角的偏差在读数时钻针或种植体中心不易确定,易造成读数误差。"边—边"通常指的是设计阶段给虚拟种植体设计一直径为先锋钻相同的延长杆,测量延长杆边缘至邻牙的距离,该方案易于术中读数,但须明确种植系统的先锋钻直径等参数,增加术前设计的工作量。两种起止点的选择各有利弊,高精度要求的手术也可术前都进行测量,术中多数值反复核查校验以减小误差。

在虚拟种植获得三向数据的过程中,设计好手术方案,明确能够术前、术中相对应的测量平面和起止点才是实测实量的重中之重。在敲定了最终虚拟种植方案后,使用截屏工具截取实测的数据,这些数据信息就成为了正确位点的三向对照数据链(图3-3-1)。将这些三向对照数据链整理成表格并打印出来,贴在种植治疗室醒目的位置,便于在种植手术中实时核查校验,将虚拟种植推演的过程精准地映射到术区(表3-3-1)。将CBCT实测值与口内和模型实测值形成数据链对照表(表3-3-2)(数据链、对照数据链、对照数据链表等概念详解见第四章的讨论介绍),可以再次核查确认三向数值,便于术中实测操作。口内和模型的实测方法详见第六章。

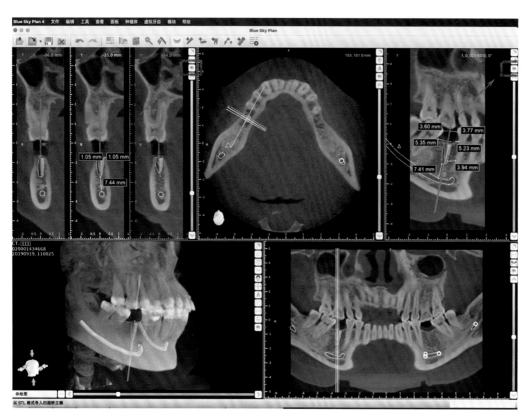

图 3-3-1 使用截屏工具截取实测数据图

表 3-3-1 虚拟种植三向数据链汇总表示例 单位：mm

虚拟种植三向		数据
近远中向	上口平面与近中邻牙的间距（骨平面 / 触点平面，中—边）	5.2 /3.8
	上口外缘与远中邻牙的间距（骨平面 / 触点平面，中—边）	5.4 /3.6
唇（颊）舌（腭）向	上口外缘与颊侧骨壁外缘的间距（边—边）	1.0
	上口外缘与舌侧骨壁外缘的间距（边—边）	1.0
冠根向	上口平面在骨平面下的间距（面—面）	0
	穿龈深度	3
	种植体尖端与相邻解剖结构的最小间距	7.4
计划植入种植体型号		直径：4.1；长度：12.0

表 3-3-2 种植位点口内 - 模型 -CBCT 三向数据链的实测值汇总表示例 单位：mm

数据来源	测量维度		
	近远中向	颊舌向	种植深度
口内	4.5	3.5	—
模型	5	4	—
CBCT	6.0	3.0	16.5

第四节 小 结

本章详细介绍了虚拟种植的常规软件操作流程,包括导入患者Dicom数据、绘制牙列曲线、颌骨信息与上部TRS拟合、拟种植区骨量的分析测量,以及虚拟种植体的添加与调整。使用虚拟种植软件比选种植方案,形成正确位点的三向对照数据链。

虚拟种植的过程,是数字引导种植学的关键步骤,也是运用口腔种植算术进行正确位点的比选,通过虚拟种植获得的对照数据链,是后续术中手术实测引导植入时每次测量校验比对的依据,也是落实术前设计的落地方案。因此,为了做好种植修复,掌握运用好虚拟种植技术是对每个口腔种植医生的必然要求,也是大家必知必会的基本技能。

(于海洋 张雅萌 贺锦秀)

参考文献

[1] AZARI A, NIKZAD S. Computer-assisted implantology: historical background and potential outcomes-a review. Int J Med Robot, 2008, 4(2): 95-104.

[2] D'HAESE J, ACKHURST J, WISMEIJER D, et al. Current state of the art of computer-guided implant surgery. Periodontol 2000, 2017, 73(1): 121-133.

[3] D'SOUZA KM, ARAS MA. Types of implant surgical guides in dentistry: a review. J Oral Implantol, 2012, 38(5): 643-652.

[4] HAPPE A, FEHMER V, HERKLOTZ I, et al. Possibilities and limitations of computer-assisted implant planning and guided surgery in the anterior region. Int J Comput Dent, 2018, 21(2): 147-162.

[5] KERNEN F, KRAMER J, WANNER L, et al. A review of virtual planning software for guided implant surgery - data import and visualization, drill guide design and manufacturing. BMC Oral Health, 2020, 20(1): 251.

[6] PECK D. Digital imaging and communications in medicine(DICOM). Berlin: Springer, 2008.

[7] WHITLEY D, EIDSON R S, RUDEK I, et al. In-office fabrication of dental implant surgical guides using desktop stereolithographic printing and implant treatment planning software: A clinical report. J Prosthet Dent, 2017, 118(3): 256-263.

[8] 马绪臣. 口腔颌面医学影像诊断学. 6版. 北京: 人民卫生出版社, 2012.

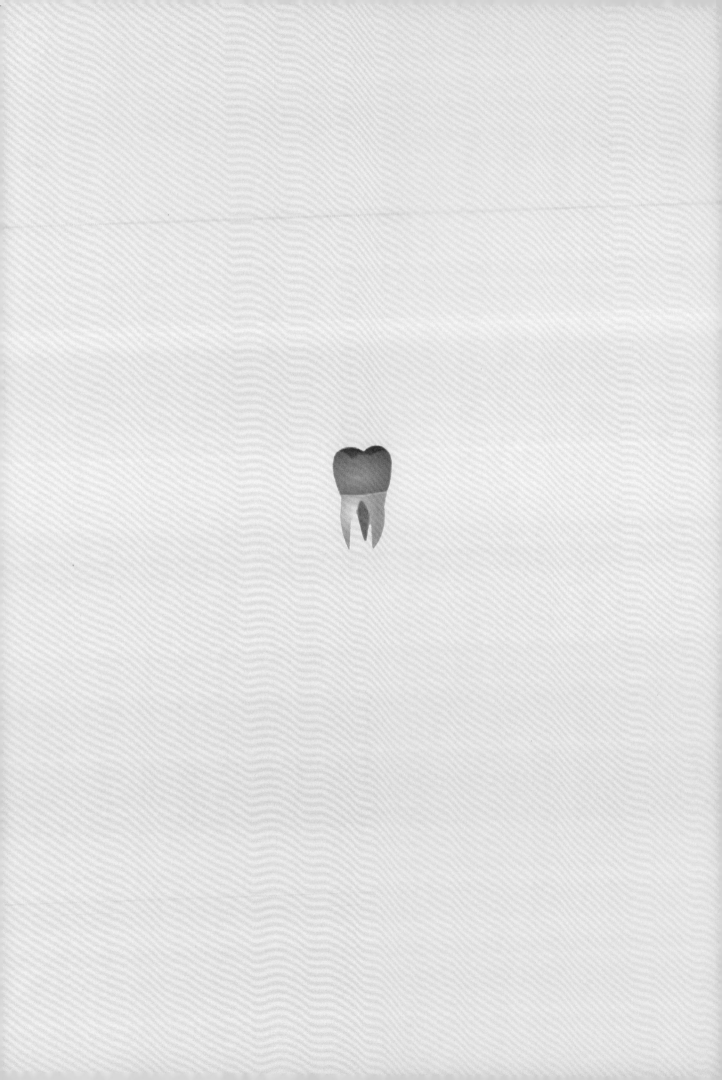

第四章 种植修复治疗中测量的内涵、目标与意义

测量的价值无须置疑！正如门捷列夫说过"科学是从测量开始的"，强调了测量在科学研究中的基础地位；DeMacro在其软件工程领域著作《控制软件项目：管理、测量与估算》中也言"你不可能控制你无法测量的东西"。因此，本书所倡导的口腔修复领域内针对上部修复空间和种植位点三维位置等几何量的定义与实测，尤其是本书的口腔种植算术主题之一——术中实测核查校对、即刻纠偏等，正是我们实现精准可控数字化种植修复流程的精密逻辑基础。

很遗憾几何学和测量学等的基础认知和规范运用在我们业界长期缺失。这几年来,笔者一直在呼吁做好口腔种植算术:没有符合测量学的有临床或生理意义的几何量内涵定义,我们所依赖的种植治疗中的数值规范要求,既缺乏获取与检验的过程,也缺乏运用的逻辑基础,直接导致我们将无法有效地控制种植手术精度、上部修复精度等,没有统一的"度量衡"更无法为经验分配数值或符号来实现从实体属性到实测数值的映射,也无法确保数值的有效性及真实性,更无法实现从经验主义临床到全新的临床科学升级转型——数字化转型!

第三章我们已经详细介绍了关于描述正确位点的相关概念、数值要求等,本章将从医生实操的角度进行进一步的分析讨论。除放大镜、显微镜的普及运用外,其实实测也是医者目力、脑力的延伸。而本套丛书第三册《数字引导式显微修复学》中也专门讨论了术者人眼的先天不足,以及与本专业视感主导的专业需求本身并不通洽、不胜任的问题。毫无疑问,医者在几十年的职业活动中,其职业成熟的中后期常常发生的不断弱化老化的目力水平、手部技能水平等更是难以胜任百微米级实操精度需求。虽然正常情况下,人眼的线性两点分辨率可达 0.2mm(200μm),但在术区由于术前开口度不足、软硬组织遮挡、视角狭小、唾液血液干扰及医者增龄性视觉能力下降等的影响,导致很多情况下我们对线性长度的判断出现困难,不借助量具难以准确估计,即便是术者经验丰富,其不可逆实操的准确性与可重复性常常是无法保证的。而常常是术者仅凭过去积累的视觉经验进行判断把握,产生的判断和实操的偶然误差是很大的。总体上看,仅仅依靠目测观察也是不利于经验的升级提炼和传承的,逻辑上更无法准确完成从实体属性到实测数值的映射。

测量还有直接测量、间接测量以及客观测量、主观测量等不同分类内涵,不厘清这些概念,缺乏共识的"度量衡",最终将无法清晰界定我们专业的数据属性,无法保证我们专业描述或处理的准确性和有效性,也无法进行有效的科学分析总结、客观而含真度高的学术交流,以及真正赶上当今时代赋能的数字化浪潮。

另外具体来看,除线性测量外,我们对种植修复中另外一个重要参数——轴向角度的测量及误差校对时存在的问题更多。一方面,因为人眼对角度轴向感知判断的能力本身就是先天不足的;另一方面,对各种角度的定义与核查还缺乏共识性的规定,但在种植修复实战中轴向角度、聚合度等又是极其重要的设计变量。哪些角度值是极限? 哪些是合理的? 如何开展实测核查校验? 这些一直是具有挑战性的难题。

因此,除了提升术者视觉尺度到放大水平、显微水平以外,本书详细讨论的"实测方案"作为今后医者目力、手力、脑力等延伸的可靠手段,以及未来精准修复的基本实操技术,值得大家认真补课口腔种植算术的内容,并在今后医教研工作中积极应用。

第一节   测量和实测的内涵与目标

说了这么多"实测",到底什么叫实测? 它与常说的测量又有何关系?

一、测量与实测的概念内涵与相互关系

我们常说的测量(measuring)是个大概念,泛指按照某种规律,用数据来描述观察到的现

象,即对事物作出量化描述。测量是对非量化实物的量化过程。

在口腔修复中涉及修复空间、种植位点等众多测量对象,这些需测量的对象主要都是几何量。测量过程是将被测量物与具有计量单位的标准量在数值上进行比较,从而确定两者比值的实验认识过程,而从实操角度看,也叫实测实量(actual measuring),而实测是实测实量的简称。

实测是把误差控制在规范允许范围之内,确保质量的一种重要方法。在建筑、桥梁工程、遥感测量等学科十分常见。在口腔的三级兄弟学科中也可见一些应用实例,如:做根管治疗时根据根管长度实测纸尖、牙胶尖及扩锉针等的长度,牙周治疗中实测牙周袋深度、角化龈宽度、牙冠长度与宽度等,通过根管测量仪、牙周探针等来获得的实测值,再用来指导我们选择治疗方式、评价临床疗效等。这些现有临床中依据实测值的诊疗方案,提高了临床实操的精准性,有力地推动了相关诊疗水平的提升。

由此可见,实测是测量方式的一种常用方式方法。那么,还有哪些测量方式呢?是否能够应用于口腔修复学?测量的临床意义何在呢?

二、测量对象与测量种类

(一)客观测量与主观测量

种植与修复学中的测量对象主要是种植位点、上部修复空间等几何量,常用线段与角度表征的客观对象,还有审美、满意度、疼痛、难度、舒适度等主观对象。根据测量对象的属性及测量视角的不同,测量可分为客观测量(objective measurement)和主观测量(subjective measurement),其得到的数值又叫客观测量值和主观测量值。

1. 客观测量　是指不需要进行任务判断,只与被测量对象有关。如种植修复中对修复空间几何量——颊舌向、近远中及深度向距离的测量、种植体轴向角度等的测量。

2. 主观测量　与客观测量相反,需要测量者做出某种判断来获得测量值,如种植外科、修复、美学等难度风险评估、术后疼痛、术后满意度评估等,其测量结果不只跟被测量对象有关,还与测量方案视角、个人观点等相关,易受相关因素纳入偏差或观察人偏见等的影响。

因此,客观测量时即便是多人多次进行,其生成的客观测量值在测量误差范围内往往都是一样的;而主观测量的变异量较大,使用时一定注意其产生的纳入参数条件和观察视角等的差异。

(二)直接测量与间接测量

根据测量对象是否能被直接测量,其对应的测量实操又分为直接测量及间接测量两种,对应的测量值就叫直接测量值及间接测量值。

1. 直接测量　是指测量对象是可以被直接测量的,如角化龈的宽度、穿龈轮廓的深度、牙冠的宽度和高度等。由此可见,直接测量也就是本书的主题——实测实量(简称实测)。

2. 间接测量　是指测量对象本身无法直接测量,只能通过逻辑派生的其他对象的直接测量值来代表测量对象值,这种派生测量就是间接测量,如患者颌骨内的解剖结构是无法直接测量的,医者也没有透视眼,但是通过CBCT图像内多对象多维度直接测量,我们可以分析下牙槽神经管的位置及走向来推演下牙槽神经的位置及走向,避免术中神经损伤;也可以测量其断面图片得到缺牙间隙骨量情况,进而提前把握术中种植区骨量等来指导术中获得正确的种植位点。因此,当前我们所依赖的基于CBCT图像测量比选的虚拟种植分析设计,其本质就只是间接测量,本身是有不可避免的误差的;另外,从数据源来说,不同的图像采集设备及处理方式,其虚拟设计的线性与角度精度也是有差异的。所以,选择的虚拟方案再映射到术区[具体讨论见下面"四、对照数据链与术区映射(术区投影)"],既需要引导,更需要核查校对的。

三、实测的目标

概括起来看,在种植与修复中对几何量开展实测的主要目标是为了定距、定角、定比等三大任务的实施。

1. 定距(determine the space)　主要是指测量两点之间的线性距离,常用的定距包括种植位点的三向线性数据,如颊舌向、近远中向及深度向距离,冠的厚度,修复空间高度等。而测量对象的选择要源于专业共识,都应该有相应的明确要求与临床意义,其实测值对应的误差是线性误差,而误差的大小好坏评判主要根据专业需求共识。

2. 定角(determine the angle)　主要是指测量对象自身轴向与目标的理想轴间的夹角,常用的定角包括植入的轴向角度、预备体聚合度(颊舌侧的分离角)等,都应该有相应的要求与临床意义,实测时对应的误差是角度误差。

3. 定比(determine the proportion)　主要是指测量对象(天然牙或种植牙)的冠根比、牙冠部的宽高比等力学或美学的共识性比例要求,以及多牙的龈缘线、切缘线、触点位置等的比例要求,若不协调将容易产生相应的机械力学、美学等并发症。

因此,为了实现实测的三大目标,我们常常要使用统计方法进行数据分析,要高度重视定距、定角、定比分析所依赖的专业标准的共识性,以及定距、定角、定比尺度的科学性与可及性。而针对海量的实测数据,采用更大样本、更强大统计方法来进行数据挖掘的临床意义极大。

四、对照数据链与术区映射(术区投影)

在修复前对颅颌面与口内或模型上缺牙间隙的实测以及前面第三章虚拟种植后,常常产生各种线性或角度等数据,这类标定种植位点骨内空间的近远中、颊舌向及种植深度方向以及目标修复空间的近远中、颊舌向及高度方向等的三向数据,集合构成了一个相互关联的子集来代表种植位点或修复空间属性,这个三向数据子集就叫作"三向数据链"(three dimensional data chain, three dimensional data link)。通常汇总后将三向数据链列表以方便检视分析与种植修复设计,而这个汇总表就称为三向数据链表(data link table)。

比选确定目标种植体后,结合上述三向数据链和所选的目标种植体尺寸、依次使用的种植钻的尺寸参数等,就可以获得术中每一步种植钻直至最终目标种植体在关键测量点或平面的三维位置数据,并可用于每一钻位置核查。而将"三步三对照"手术流程中依次出现的三向位置数据打包成一个数据链表,便于术中核查对照,这个数据依据子集又叫作"三向对照数据链",简称"三对照数据链"(three comparison data chain)。

而在术中通过对术区直接或翻瓣后可见的表面解剖标志点进行实测,并与对照数据链对比确认,发现有偏差后即刻开展纠偏,并逐步接近到误差可接受的范围的过程就叫作"术区映射"(one-to-one operation zone mapping),或者叫作"术区投影"(one-to-one operation zone projection)。最后,再根据术中实测值与预设对照数据链的接近程度,来评价虚拟种植精度或实操植入精度,也可以叫作"术区映射(投影)误差""术区映射(投影)精度",以判断虚拟或实操种植手术的质量。由此可见,不同的种植引导方式,从其本质上看就是术区映射的不同方式。而根据患者术区条件、拟采用目标种植体等相关情况,合理计算出映射精度,根据精度大小,选用适合的映射或投影方式(引导方案)才是获得正确位点的关键。

因此,缺牙区目标种植位点的三向数据链,是固有的,与采用的不同目标种植体系统无直接关系;是否种植,也是一样的。而对照数据链,是种植体依赖的,且可以选择的,不同尺寸的种植体、依次使用的种植钻尺寸的差别、引导方式等的不同而不同。若采用实测引导时,则会产生不一样的对照数据链来进行匹配,但其缺牙区的三向数据链是不变的。

五、测量与实测的质量

任何操作、任何测量都是有误差的,很多情况下甚至是无法避免的。关键还是要结合临床意义来进行判断,而专业认定的无法接受的线性或角度误差(即误差失控)将是灾难性的。

因此,结合当前种植与修复临床实操现状,笔者强烈建议,要高度重视间接测量的固有误差问题、逻辑派生指代原生对象的偏差问题以及测量方案四要素是否完备(详见第一章第四节的讨论)等的长期挑战与正确应对。

前两个问题,主要是针对基于当前主导种植修复的 CBCT 间接测量的误差识别与控制,笔者推荐大家至少进行个别随机或关键选项的实测,来校对误差,即实操者至少需要通过原生对象中可直接测量的个别选项进行校验核查才行。比如,种植区翻瓣后,虽然我们依然无法测量其内部结构特征,但我们可以对可见的骨面解剖标志点进行直接测量比对(实测),对比检验术前 CBCT 数据来进行数据校验及精度检验,评估其所依赖的原始整体图像精度是否可以接受;也可以通过对第一钻后测量杆位置的直接测量(实测),参考其他表面解剖结构点,检验骨内的位点设计精度等。当误差较大、不可以接受时,应重新开始或更换更好的引导方式,再进行受控的不可逆临床操作。这也是本书的主题为何是实测的原因,希望读者们高度重视实测对我们专业未来发展的潜在重要价值。

反映测量结果与真值接近程度的量,称为精度(precision),它与误差的大小相对应,因此可用误差大小来表示精度的高低,误差小则精度高,误差大则精度低。广义上的精度又可分为准确度(accuracy)、精确性(precision)以及正确度(trueness)。针对种植与修复学中几何量的客观的直接测量,评价其精度时我们也常用准确度、精确性及正确度来进行表征,其具体含义如下。

1. 准确度(accuracy) 狭义的精度,表示测量结果与真值之间的一致程度,它反映测量结果中系统误差与随机误差的综合。其定量特征可用测量的不确定度(或极限误差)来表示。

Accuracy: Closeness of agreement between a quantity value obtained by measurement and the true value of the measurand.

2. 精确性(precision) 表示在一定条件下进行多次测量时,所得测量结果彼此之间符合的程度,它反映测量结果中随机误差的影响程度,常用标准差或相对标准差来表示(随机误差:产生原因是分析过程中种种不稳定随机因素的影响,大小和方向都不固定,也无法测量或纠正)。

Precision: The closeness of agreement between independent test results obtained under stipulated conditions.

3. 正确度(trueness) 大量测定的均值与真值的接近程度,测量结果中系统误差大小的程度,反映了规定条件下,测量结果中所有系统误差的总和(系统误差:即测量方法不完善导致的误差,具有重复性、单向性、可测性,通常可以消除或降低)。

Trueness:The closeness of agreement between the average value obtained from a large series of test results and an accepted reference value.

4. 三者的关系   误差分为偶然误差和系统误差,其中随机误差的大小可用精确性来表示,系统误差的大小可用正确度来表示,准确度是精密度和正确度的总和,即准确度受偶然误差和系统误差的综合影响(图 4-1-1)。

准确度 = 精确性 + 正确度,其内涵可以表示为误差 = 随机误差 + 系统误差。

"accuracy" refers to the combination of trueness and precision.

精密度与正确度的关系:一般说来,实测的精密度不好,就不可能有良好的准确度(图 4-1-2)。反之,实测的精密度好,准确度不一定好,这种情况表明测定中随机误差小,但系统误差较大。准确度和精密度是两个不同的概念,但它们之间有一定的关系。应当指出的是,测定的准确度高,测定结果也越接近真值。但不能绝对认为精密度高,准确度也高,因为系统误差的存在并不影响测定的精密度,相反,如果没有较好的精密度,就很少可能获得较高的准确度。可以说精密度是保证准确度的先决条件。

通过笔者对测量相关的基本概念的分析讨论,我们在追梦全程数字化修复的今天,如何超越临床经验类比逻辑模式的羁绊、提出并开展依赖数字引导种植修复的临床技术,才是筑牢真

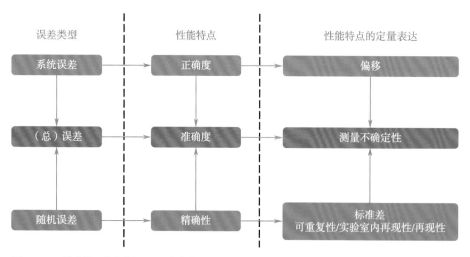

图 4-1-1   精确性、准确度以及正确度的关系图

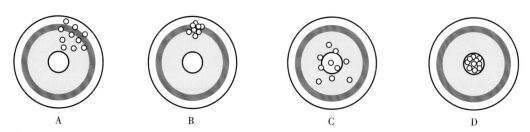

图 4-1-2   精确性与准确度的关系图
A. 精确性和准确度都不好;B. 精确性好,准确度差;C. 精确性差,但准确度好;D. 精确性和准确度都好。

正意义的全程数字化的基础性工作,其重要性也受到越来越多同行专家们的关注。笔者聚焦的"实测"既是业界长期缺失的基本认知概念,也是下一步实现信息化、数字化以及最终数字化转型的最基础性工作和升级提升的必要条件。

在本书重点讨论的种植修复中,开展高精度的实测是获取相关关键信息第一手数据的重要手段。为了获得长期稳定有效的临床疗效,对照前面三个章节的知识点,在第一阶段核心操作种植术中采用实测来指导正确种植位点的设计、术中引导及位点核查校验极其重要,而在上部修复阶段采用实测引导基台和修复体的选择却常常被忽视,进一步讨论详见本套丛书第五册《数字引导式种植学——种植上部修复的统筹与个性化》。

为了方便学术讨论和今后的临床应用,按照种植修复实施的临床路径,正确种植位点的实测分为术前、术中、术后及上部修复等几个阶段。而依次序列展开的每个阶段实测的内涵、目标及意义其实略有不同,但实测的目标就是为了便捷地开展术中引导与核查校验正确种植位点,优化选择上部修复方案内涵,只有落地这样的手术流程控制,才能有助于精准诊疗并最终获得长期稳定有效的种植修复疗效。

第二节 种植位点实测的意义

按照种植修复常用临床流程工作次序的先后,种植位点的实测可分为术前实测、术中实测、术后实测以及二期上部修复实测,而二期上部修复实测的相关内容将在第五册《数字引导式种植学——种植上部修复的统筹与个性化》里详细讨论,在此节我们将重点讨论种植植入术前、术中、术后采用实测的临床意义。

一、术前虚拟种植中实测的临床意义

现在很少有医生不知道虚拟种植技术了。所谓虚拟种植即用专用软件使用患者的颌骨CBCT数据、口内以及上部修复设计信息等进行虚拟种植手术的术前模拟推演比选手术方案的数字化方法。模拟推演确定种植方案后,常用三维打印等导出成实体种植手术导板,形成植入时引导备洞钻针或种植体进入的刚性约束通道,为一钻引导、半程引导或全程引导种植手术提供定位服务。我们还能见到更复杂的序列多导板组成的"堆积导板""嵌套式导板"等,可以结合定位、截骨、咬合、上部修复设计等信息,进行更复杂、更贴近实战的全程数字化方案设计及植入手术与上部修复的引导方案。还有一种数字化临床方案就是将推演后的虚拟方案整合到导航设备软件中,直接通过实时实测进行导航引导预设的序列种植手术。

值得大家注意的是,数字化本身只是提供了便利,并不能替代医者本身必须完成的修复前数据收集、核查校验等工作,术者只是依靠数字化的便利,来实施更精准微创的种植修复治疗而已,不赋能这些先导性、关键性设计要素的导板肯定是无用的,甚至是危险的。

进一步从全局看,数字化种植设计的成功必须要掌握很多相关的数值信息。如术前实测患者的术区最大被动开口度、角化龈宽度、缺牙区三向位置信息等,再据此指导我们手术方式、修复方式的选择以及预后的判断等。

其实,无论是否采用数字化导板或导航,实测得到的种植位点的三向位置及角化龈宽度、

术区开口度等这些参数信息后,在专业软件进行虚拟种植推演,最后得到虚拟种植后种植位点的三向位置数据信息,汇总后作为术中对照核查校验的依据,就形成了种植位点核查的三向位置数据链,简称对照数据链。术中再进一步通过实测进行数据链的对照核查校验,有助于术者分析和判定导板或导航的精度,根据实测值及时纠偏,确保正确位点的获得。依据实战中虚拟设计需要的设计要素条件出现的先后次序,具体介绍讨论如下。

（一）多种开口度情况下的实测

患者最大被动开口度与种植区最大被动开口度表面上看是一回事儿,其实很多情况下两者并不一致,大家要注意其区别,否则可能导致加工后的种植手术导板无法使用的情况发生。

一般来讲,患者最大被动开口度是指患者大张口时,上下颌中切牙切缘之间的最大间距,其大小对植入手术的可及性程度判断起到至关重要的作用,因为患者若开口受限必然影响医生手术操作的视野和操控自由度等。但是,种植位点可在牙弓任何位置,仅仅关注中切牙区的患者最大被动开口度肯定是不够的。在种植修复治疗中术者必须关注术区的空间几何条件,针对开口度,更贴切的另外一个细分的概念更重要,就是"术区最大被动开口度（maximum surgical area passive mouth opening）",即由医生辅助患者被动张口到最大时,缺牙区牙龈平面上,拟植入位点中心点在垂直龈平面方向上或平行于邻牙长轴方向上,到对颌的牙尖或牙槽嵴等面面相对的最高点间无阻挡的间距。因此,当种植位点位于前牙区时,患者最大被动开口度基本上就等于种植区最大被动开口度;当种植位点在后牙区时,要注意术区最大被动开口度常常要小于患者的最大被动开口度,此时一定要实测种植术区最大被动开口度大小,才能正确决策某一病例是否能够使用手术导板等。当有多个种植位点时,往往是最后位点区的种植术区最大被动开口度才是评价是否能用导板种植的关键指标参数。

那么我们一起看一下,本书讨论的"术区最大被动开口度"具体数值要求的推荐值是如何计算出来的呢?

我们知道,通常情况下种植机头加上钻针的总长度最短约为33mm（图4-2-1）,若患者种植术区最大被动开口度 >33mm,机头和钻针就可以比较轻松地放入,也有利于术者控制种植位点的种植骨窝洞种植轴向;若患者种植术区最大被动开口度 <33mm,机头和钻针只能倾斜放入（图4-2-2）,术者无法控制种植位点的种植骨窝洞种植轴向。

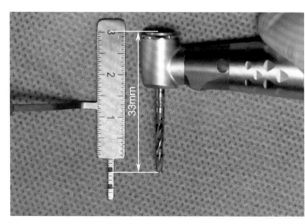

图4-2-1   种植机头加钻针总长度为33mm

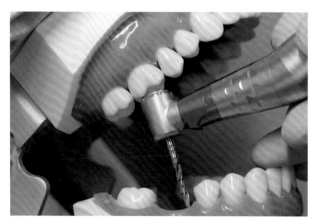

图4-2-2   种植术区最大被动开口度 <33mm,机头倾斜放入

如果使用了种植外科导板,此时所需要的空间除了上述的机头和钻针的长度,还应该包括导板的高度。常用数字化导板的高度一般在8~10mm(图4-2-3),包括套环高度、压板厚度以及套环底部到牙龈的间距,所以采用无开口的导板引导时,患者术区的最大被动开口度至少应达到41~43mm。故对种植术区最大被动开口度的实测值,尤其是最小的种植术区最大被动开口度值与上述数值的大小对比,就能帮助我们判断患者是否有条件进行种植外科导板引导下种植,避免发生导板制作完成而手术中发现钻针无法进入的尴尬。

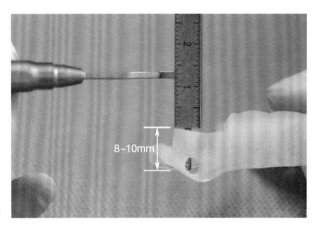

图 4-2-3　常用数字化树脂类导板高度为 8~10mm

当然,如果未来种植手机尺寸、导板材质变化导致其必需高度尺寸等发生变化时,这个判定区分值将发生相应改变。但用种植术区最大被动开口度数值判定种植位点的不同引导方式是精准种植修复的重要思路,也是值得采纳的且容易实施的真正依赖数字的临床决策方案。

值得注意的是:术区实测值刚刚达到术区最大被动开口度的"最小要求值"时,部分病例中术中钻孔制备动作还是会受到不同程度的空间条件限制。根据笔者团队的研究,超过最小值要求 2mm 时,植入操作基本不受影响。因此,当前植入手术操作的术区能够满足最大被动开口度的最小值 +2mm 左右时,可为术者提供更好的可及性和手术体验,这个开口度为适宜的术区被动开口度,简称术区适宜开口度(adequate surgical area mouth opening)。另外,术区舒适开口度(comfortably surgical area mouth opening),是指患者可维持稳定张口时,拟缺牙区牙龈平面上,拟植入位点中心点在垂直龈平面方向上或平行于邻牙长轴方向上,到对颌的牙尖或牙槽嵴等面面相对的最高点间无阻挡的间距。术区舒适开口度决定了患者术中的舒适度,而面对手术敏感焦虑的患者时,要注意手术时术区开口度值是否位于患者术区自然开口度(natural surgical area mouth opening)内,若肯定,则可以一定程度上减少这类患者的手术焦虑,提升种植治疗的临床体验效果。因此,从术者的手术可及性和便利性评估来看,术区适宜开口度大小十分重要。而从患者自感的手术舒适度评估来看,空间高度更大的术区舒适开口度也应纳入考虑范围。种植术区最大被动开口度直接关系缺牙患者能否进行种植治疗、选择哪种引导方式,是最重要的术区几何变量之一,术前必须实测明确。否则,患者开口度不足或者与所选引导方式所需的开口度不匹配时,后续内容准备得再好也会出现无法进行预设种植植入手术的尴尬。

因此我们可以根据种植术区最大被动开口度实测值来判断是否可以使用导板。

1. 种植术区最大被动开口度实测值 <33mm 时,手术操作空间不足,无法正常开展种植。

2. 种植术区最大被动开口度实测值≥33mm,但 <41mm 时,可徒手或使用开窗式导板。

3. 种植术区最大被动开口度 >41~43mm,可以使用导板。

（二）角化龈宽度的实测

角化龈宽度对牙种植体的长期成功有一定的影响,但学界对其重要性的正反看法不一。有研究认为,当角化龈宽度 <2mm 时,种植体周围菌斑堆积和牙龈炎症都会增加。但是也有研究认为,在口腔卫生良好的条件下,角化龈宽度对软组织炎症几乎没有影响,但存在牙龈指数、菌斑指数、探针出血指数增加的风险。

值得注意的是:牙周病是我国最常见的两大口腔感染性疾病之一,也是成人缺牙的首要原因。第四次全国口腔流行病学调查结果显示,35~44 岁年龄组牙龈出血检出率为 87.4%,牙石检出率为 96.7%;55~64 岁年龄组牙龈出血的检出率为 88.4%,牙石检出率为 96.4%;65~74 岁年龄组牙龈出血的检出率为 82.6%,牙石的检出率为 90.3%。调查显示我国中老年人群牙周健康和口腔卫生状况较差,情况不容乐观。所以,从我国缺牙患者的整体口腔卫生现状来看,若要维护我国患者口内种植体长期稳定有效,种植体周的角化龈相当重要。

因此,术前角化龈宽度的实测值可以帮助我们预测患者种植体周软组织炎的预后风险,以及提前判定角化龈移植等的必要性、指导手术软组织切口的设计等。总之,笔者认为种植体周 2mm 的角化龈宽度对国人种植位点的健康风险防控还是有必要的,值得大家重视,并合理选择控制好。

（三）缺牙区三向位置信息的实测

在"修复导向下的种植"理念指导下,通过虚拟种植规划出的关键位置参数信息（植入位点三向对照数据链）,通过各种引导方式,准确地传递映射或投影于口内的种植位点上,才能有效地避免种植术后难以进行上部修复的问题,最终获得预设的目标种植修复效果。

因此,在种植修复对照的三向数据链中,除了骨的数据外,种植前对缺牙间隙三向位置信息的实测值以及虚拟种植的间距测量值都是种植修复最重要的线性基础数据,术者再通过术中的"定距""定角"核查校验,查验其差值,纠正偏差。没有术中核查校验,术者无法保证每一次都能将三向位置信息正确映射或投影到术区,因此实测核查校验尤为重要。而缺牙间隙三向位置信息的实测主要包括近远中向、颊舌向间距以及种植深度（种植轴向/深度）等三向实测。

1. 近远中向间距　目前口腔医疗器械市场上常见的窄种植体直径约为 3mm。种植手术时,为了防止种植体边缘骨吸收,骨平面近远中方向上一般须各保留至少 1.5mm 安全间距。因此,我们可以推导出:当单颗牙缺失时,骨平面近远中向间距至少达到 6mm,使用最窄的 3mm 种植体时才有可能获得近远中向的安全间距,才能有助于患者收获可预期的种植修复疗效。

此外,当我们选择采用数字化引导方式进行种植时,近远中向间距的实测值还能帮助我们选择导板的材质。树脂导板的套环外需要至少 1.5mm 厚度（建议 2mm）的树脂,才能保证导板的强度。以士卓曼导板系统为例,全程引导的数字化导板的套环内径为 5mm,套环厚度为 0.5mm,所以单颗牙缺失近远中向间距最小为 9mm（包括套环内径 5mm、套环厚度 0.5mm×2 和树脂厚度 1.5mm×2）时,才能使用数字化树脂导板全程引导（图 4-2-4）。而金属导板套环外不需要树脂,金属导板厚度一般为 0.5mm,所以单颗牙缺失间隙的近远中向间距达到 6mm 时,即可使用金属导板进行全程引导（图 4-2-5）。

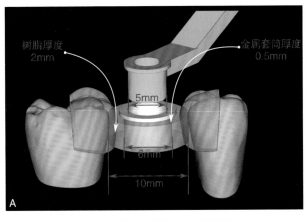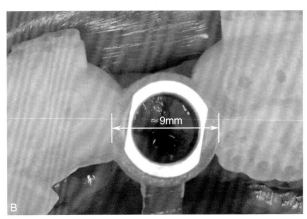

图 4-2-4　全程数字化树脂导板近远中向间距要求
A. 全程数字化树脂导板近远中向最小间距要求示意图（套环外树脂为 2mm 时）；B. 全程数字化树脂导板套环外树脂可设计为 1.5mm，此时近远中向最小间距要求为 9mm。

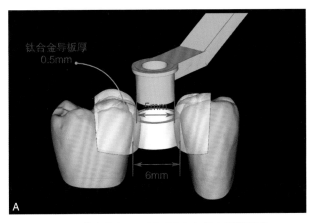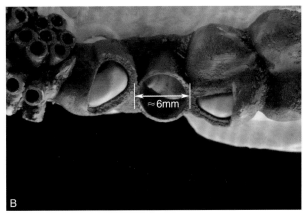

图 4-2-5　全程数字化金属导板近远中向最小间距要求
A. 全程数字化金属导板近远中向最小间距要求示意图；B. 全程数字化金属导板近远中向最小间距要求为 6mm。

2. 种植深度　种植修复在冠根向空间信息涉及种植体种植深度方向的种植轴向 / 深度的大小，以及上部目标修复体的骨平面或龈平面 TRS 空间高度，直接与上部修复密切相关。原来常用的术语，如 Misch 的冠空间高度，其实不如本书提到的术语"目标修复空间龈面高度"（G-VTRS，不含穿龈轮廓中牙龈厚度）准确及术前测量分析时易于使用。

（1）种植体的种植轴向 / 深度位置

1）种植体的种植轴向 / 深度位置：在美学区，软组织水平种植体上口平面应当位于修复体唇侧龈缘中点的根方 2~3mm 处，骨组织水平的种植体上口平面应当位于修复体唇侧龈缘中点的根方 3~4mm。在后牙区，种植体应植入至种植体上口平面与骨平面平齐或位于骨平面下 1mm 的深度位置。

还应注意，种植体的植入深度是有外科解剖风险的，一定要避让重要解剖结构，比如下牙槽神经管、上颌窦底、颏孔、鼻腔等。一般要求种植止点与重要解剖结构间预留至少 2mm 的安全间距。不要抱侥幸心理或者炫技心态勉强进行种植手术，冒险减小安全间距，不计后果在极限空间下行种植手术。

2）种植体长度与骨高度：与植入深度配对的概念就是种植体长度。种植体长度的选择又与余留骨高度直接相关。在种植术前，通过 CBCT 就可以准确地实测种植区骨高度，据此来确定种植体长度、比选合适的种植体以及决定骨增量的范围等。

（2）目标修复空间龈面高度：Misch 提出冠空间高度（crown height space，CHS）这一概念来描述单颌的空间，指的是从骨平面到咬合面的垂直间距。Misch 认为，对于种植固定修复，理想的 CHS 是 8~12mm，主要包括粘接固位或螺钉固位所需要的基台高度、种植体周生物学宽度、冠修复材料空间等。但在临床实操中，若以骨平面为测量起点，术前由于尚未翻瓣，我们很难获得 CHS；而虚拟种植分析 CBCT 数据，虽然骨的数据相对比较准确，但由于术前很难与𬌗平面、软组织等信息整合，导致实战中想要对 CHS 实测很难实施，进一步说明该概念的术前临床价值不大。因此，为了推动有用、可落地的术前分析，2019 年笔者首次提出"目标修复空间龈面高度（G-VTRS）"，即以牙龈为起点，测量目标修复空间高度，也就是常说的临床牙冠空间高度（图 4-2-6）。术前在𬌗架上评估复杂种植治疗方案，比较直观、便捷、准确。通常当 G-VTRS 少于 5mm 时，后期修复会十分困难甚至无法修复。有时即便是勉强戴牙，也会因为最终修复体部件厚度尺寸不足，长期服役后极易发生机械类并发症，如折裂、破损等，再次修复更正时也十分困难。

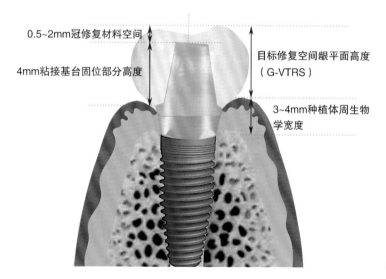

0.5~2mm冠修复材料空间

4mm粘接基台固位部分高度

目标修复空间龈平面高度（G-VTRS）

3~4mm种植体周生物学宽度

图 4-2-6　种植上部修复里与高度相关的术语及其具体空间位置示意图

3. 颊舌向间距　种植体植入后，其唇颊侧或舌腭侧骨壁的厚度必须至少为 1mm，才能在植入后骨调整时保证种植体周软硬组织的稳定。因此，种植区唇颊侧或舌腭侧牙槽嵴剩余可用宽度必须大于拟植入种植体颈部直径 2mm。在美学区域，为了降低美学失败的风险，种植体唇侧骨壁的厚度应该≥2mm。

一般来说，后牙区牙位选择的种植体直径为 4~5mm，美学区牙位选择的种植体直径为 3~4mm。因此，简单估算后就可得知：种植位点可用牙槽嵴宽度至少应为 6~7mm。而当牙槽嵴宽度不足时，应该考虑使用 GBR 等骨增量手术来增加牙槽嵴剩余可用宽度。

4. 术前实测小结　综上所述，种植术前像过去一样仅靠目测来获得毫米级的位点三向位置数值，再想获得毫米级的正确位点，全都仅凭裸眼观察来实现工作目标，应该说对绝大多数医生来说都是困难的。而且这种依据个人经验的粗略目测估算，在面对极限边界条件病例时，要想设计获得更精准的预设种植位点更是难上加难，甚至是不可能的。因此，为了实现更高精度的种植治疗，种植术前针对缺牙间隙精确实测信息和术中"定距""定角""定比"等实测核查校验十分必要。

而进一步结合常用的如 Bluesky、Simplant 等软件进行全面的虚拟种植方案比选，很方便地就有了前述的三向位置数据信息（正确位点的三向对照数据链），再结合术前缺牙间隙的三向信息，确认是否支持行种植修复或者能够包容哪种尺寸的种植体，避免了种植术中发现间隙过小无法种植或者种植后无法进行上部修复等问题的出现。而种植治疗规划开始时，结合术前术区最大被动开口度的实测，可以准确地帮助我们快速判断患者是否可行种植手术以及是否可以使用导板，避免术中无法植入、无法正常使用导板等情况。

因此，术前的实测及虚拟种植方案的比选十分重要，是实现高精度种植的基石，是术者必知必会的基本功。另外，采用导板的术者不能"等待天上掉馅饼"，更要主动直接参与导板的设计，参加虚拟种植设计方案的比选，不能盲目地依赖加工厂的设计。因为远离门诊的加工厂技师不是执业医生，也没有直接检查、了解患者的相关信息，更不会用导板去做手术，当然也无法替术者承担无法逃避的医疗责任，切记：好用的导板一定是医技用心专业合作的结晶！

二、术中实测的意义

正确的种植位点对于种植修复的长期稳定有效十分重要。长期以来，临床上种植手术以徒手种植为主，整体上看手术的精准度低，无法做到精准的定量控制，更多依靠医生的临床经验。这种"经验类比逻辑模型"的使用易受各种变量因素影响，虽简单易行，但肯定无法保证高精度种植手术的质量。

随着口腔数字化技术的发展，种植外科导板、实时导航技术越来越多地应用在口腔临床。但遗憾的是，截至目前大多数数字化技术获得的平均线性引导精度也只有 1mm 级的量级，即便忽略导板还有特定适用范围的要求，与经验丰富的徒手种植比，并无实质性数量级的进步。还有一个更尴尬的问题就是：不少使用导板的种植手术，因为没有术中实测核查校验位点的手段和方法，常常是拍摄术后 CBCT 后，才能发现种植位点不对、导板不准，不得不纠正误差的病例临床后续处理将十分被动尴尬。因此，长期以来，无论采用哪种种植引导方式，我们缺乏有效的术中核查校验方案的现状亟须改变。

从种植修复的全流程上看，常见影响种植体植入精度的因素包括 CBCT 精度、术者视野及术者经验等，种植外科导板引导下的植入精度还与种植外科导板精度有关，前面章节对于修复导向下的种植中已经做了许多梳理，主要的精度影响因素如下。

（一）颌骨 CBCT 精度

术前对于术区颌骨情况的把握十分重要。术者作为人，目力无法看透颌骨、牙槽骨及牙等硬组织。目前主要是对 CBCT 片层图片间接测量，使用其实测结果来代表患者缺牙拟种植区牙槽骨的三向位置信息，据此再进一步通过各种专业软件进行虚拟种植修复设计、不同方案的模拟手术推演等，意图有效地避免种植手术的风险，提高种植治疗的可预期性。

但是，由于其整体线性精度要求没有修复治疗中修复体的需求高，在颌面外科的临床应用中，CBCT 图像常常被认为能够实现高精度、可靠的线性测量。有研究报道 CBCT 成像采集和数据处理的平均误差 <0.5mm，但 CBCT 三维表面成像和体积重建的精度约 1~2mm，对正颌外

科尚可,但对于种植上部冠桥修复 10~20μm 的咬合精度需求来说差距太大。因此,整体上从硬组织的数据源看,日常能够获得的图像精度肯定是不够的。

同时,CBCT 图像的准确性还受到很多因素的影响,包括 CBCT 机器的性能(如分辨率、图像质量等)、辐射剂量、用于图像重建和尺寸测量的软件、患者的运动伪影、金属伪影等。金属伪影对图像质量有很大的影响,可能使牙槽骨轮廓和其他的解剖边界的识别出现问题(图 4-2-7),也被认为是数字化导板引导种植手术的误差来源之一。如一例下前牙种植病例中,术前 CBCT 测量的颊舌向骨宽度约为 3.5mm(图 4-2-8),术中翻瓣后实测结果为 4mm(图 4-2-9),误差为 0.5mm。因此,当术中判断邻近存在重要解剖结构或骨量不充分有穿孔等风险时,这种 CBCT 本身就带有的误差应该引起重视,不要过分依赖 CBCT 图像的结果,要以术中实测结果为准。

（二）术者视野及术者经验

自由手或徒手植入时,术者在肉眼直视下根据经验判断种植骨窝洞种植轴向时,由于术者视野常被术者与患者体位、开口度、邻牙的相对位置等因素所影响,据此判断常导致种植位点偏移等情况的出现。这种偏移情况常见于后牙种植术中。

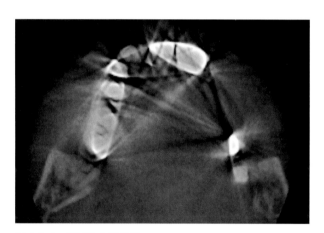

图 4-2-7   CBCT 金属伪影

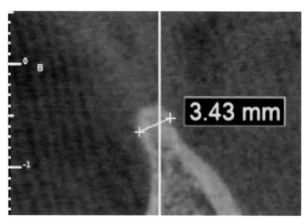

图 4-2-8   CBCT 测量颊舌向骨宽度约为 3.5mm

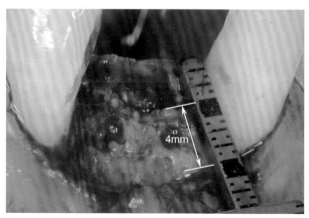

图 4-2-9   术中翻瓣后同一平面骨宽度的实测结果为 4mm

在后牙区,由于种植术区最大被动开口度有限,术者操作体位、口角阻挡等原因,术者无法从颊侧正面直视,而是从前向后斜向观察(图4-2-10),因此存在一定的角度偏移。例如,术者以从前向后的角度观察时,种植轴向良好,然而从颊侧正面观察时,可发现种植轴向偏远中(图4-2-11)。所以,在术者视野受限的区域,依据肉眼"眼见为实"进行种植位点核查校验并不可靠。

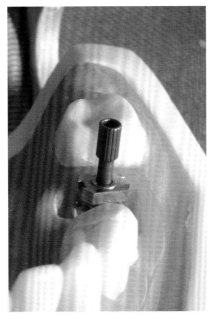 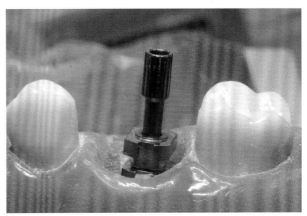

图 4-2-10　后牙区,术者以从前向后的视　图 4-2-11　从颊侧正面观察,发现种植位点偏远中
角观察时,种植体轴向良好

若术中进行准确的实测,则可以避免这类主观目测偏差,以实测值"定距""定角""定比"来检验判断目标种植体是否植入预设正确位点的三向位置,比较客观准确,同时核查校验三向位置数据链相关参数,发现有误差且不可接受时,可以即刻纠正。即通过实测引导和即刻核查校验获得正确种植位点,是我们推荐的引导方案中成本最低、效果较好的一种徒手引导方案,同时也可填补长期以来没有术中核查校验种植位点的空白。

（三）种植外科导板的精度

数字化导板的精度其实受很多因素影响,如颌骨CBCT图像精度、印模质量、软件拟合算法、导板就位方式(骨/软组织/牙支持式)及制作方式、导板部件间的容差值、剩余牙的数目、患者最大被动开口度及操作中配合度等,任何一个环节的误差,都会叠加累积成为最终导板的引导误差,直接影响导板的引导精度。因此,现有数字化导板很难全面消除种植位点精度不高的问题。从本质上看,数字化导板也只是辅助种植修复的技术手段,形成的刚性约束可以为种植手术提供便利,但其内在的数字逻辑关键基础仍然是种植临床端的正确位点的数值要求以及临床序列步骤中的数量关系的精准传递和过程误差的补偿等。

（四）术中实测小结

尽管我们现在已经可以方便地通过专业数字化软件进行种植术前设计及模拟种植手术,预告种植修复方案甚至最终疗效,但是我们实战中要想准确地将术前设计转移到患者口内依然是极具挑战的工作,目前主要是通过引导精度不一的各种引导方式映射投影于术区才能获得。不同的引导方式各有优缺点(表4-2-1),但术中使用的植入位点的核查校验方案长期缺乏,亟待解决。

表 4-2-1　不同植入方式的优缺点比较

优 / 缺点	植入术式			
	徒手植入术	实测引导植入术	数字化导板植入术	红外线手术导航植入术
优点	1. 适用最小的术区开口度。 2. 适合经验丰富的医生。	1. 适用最小的术区开口度。 2. 适合所有医生。 3. 与术前设计方案一致,可以实现术区设计的映射。 4. 术中可以实时修改。 5. 从设计到手术间隔短,经济成本低。 6. 学习周期较短。 7. 适用于各种种植系统。	1. 适合部分病例,受术区最大被动开口度影响。 2. 有套筒制约不易偏斜。 3. 全程导板可以提前做好暂冠。 4. 可以制作截骨导板。	1. 适合部分病例,适用最小的术区开口度。 2. 从设计到手术间隔短。 3. 适用于任何一种系统。 4. 术中可以实时修改。
缺点	1. 与术前设计方案存在偏差,无法实现术区的设计映射。 2. 复杂病例可预期性差。 3. 学习周期长。	全口无牙𬌗病例需要其他的导板辅助定位。	1. 手术周期长,导板制作需要额外的时间和费用。 2. 每种种植系统需要特定的工具盒。 3. 术中不能调改、不可视、不易冷却、受开口度影响较大。	1. 没有套筒制约不易稳定。 2. 导航标定和配准需要一定时间。 3. 较笨重的工具及仪器。

种植修复的转移涉及许多步骤,实战中步步都有误差,若不能转移过程中步步补偿,最终的误差将会累积,最终直接影响种植及上部冠桥修复 10~20μm 级的高精度需求的落实。目前 CBCT 已经普及于术前种植术区骨质骨量的评估,但还缺乏术中实时核查校验种植体位置的快捷方法。不少病例只有术后 CBCT 核查校验后才能发现位点不良,最后也只能通过再次手术重新植入、植骨重建位点等方式改正位点,而纠偏改错的代价很大。

导航可以实时核查校验种植位点,但存在配准时间长、图像延迟、实际精度没有实质性提升等难题还有待突破。同时,因没有了静态导板的刚性约束通道,还与徒手种植类似,要一定程度上依赖术者的手部技能,对经验不足、手部技能不优的术者的帮助可能不大。另外,从疾病负担上看,种植导板或导航也由于成本较高、周期较长,且须使用特殊导板种植工具盒、扫描板等额外投入,尚无法做到每个患者、每个位点都使用导板或导航,对于我国大量位于城乡的口腔门诊,徒手种植还是临床主要的植入术式。

不论是徒手种植、种植外科导板引导下种植还是导航,其背后的数字逻辑基础是一样的,其可依赖的基础内容都是种植临床端正确位点的数值要求及转移中依次传递的数量关系。

而如何在术前进行正确位点设计并能将术前设计的数量关系准确转移映射到口内术区，实现术中精准植入引导呢？最关键的空白点就是要尽快构建术中即刻实测的方法以及即刻纠偏应对的核查校验方案！

三、术后实测的意义

种植术后进行实测当然也是很重要的，尤其是骨质骨量比较差或者方案比较复杂的病例。种植术后实测按照时机可分为植入后即刻实测复查种植位点、二期修复时的修复空间实测决策上部修复方案。

（一）种植术后种植位点的核查校验

在种植术后，术者可即刻对种植位点进行实测，核查校验种植位点的三向位置信息是否与术前设计一致，判断误差是否在可接受范围。当即拔即种或术区骨质骨量不佳徒手植入时，即便是最后旋入种植体，也可能发生位点偏移，这类高风险的病例中采用优于传统目测的实测量具进行核查校验十分必要。若发现种植位点不正确、误差过大，可及时进行纠正，也可避免术后 CBCT 才发现种植位点不正确的尴尬。当然，当骨质骨量比较好时，术后实测核查校验位点正确后，常规的术后 CBCT 检查其实也就不是一定必要了。

（二）二期修复时实测修复空间来决策上部修复的适合方案

二期修复时目标种植位点区已经获得的修复空间是否符合 TRS 的需求，其判断的科学方法就是实测。根据 TRS 空间的实测值，对照各种上部修复方案的最小空间值，就可以判定方案的合理性，指导医生进行上部修复的最终方案设计，这种依赖数字的临床决策路径是今后获得种植修复成功的必由之路，更详细的论述见本套丛书第五册《数字引导式种植学——种植上部修复的统筹与个性化》。

1. 实测龈平面目标修复空间高度来决策上部修复固位方式　一方面，研究表明粘接基台固位高度达到 4mm，才能获得有利修复体固位的粘接强度；而基台一体冠对咬合空间的要求较低，但种植体上口平面冠方的修复空间最低也须有 4mm 来包容上部修复各部件。

另一方面，不同的上部修复材料强度不同，因此𬌗面修复材料厚度要求也不同。若为金属冠，则𬌗面材料厚度最低可达 0.5mm；若为烤瓷冠，则𬌗面材料厚度约为 1.5mm；若为全瓷冠，则𬌗面材料厚度约为 2mm；若为全锆冠，则𬌗面材料厚度最低可达 0.7mm（但目前暂时缺乏长期临床资料支持）。因此，我们结合前面讲到的龈平面目标修复空间高度 G-VTRS 概念，就可以推导出目标修复体不同修复材料的𬌗面厚度要求范围为 0.5~2mm。

当基台边缘平龈时，实测依据就可以小结为：①当龈面高度 G-VTRS 不小于 4.5mm 时，推荐使用粘接固位或粘接 - 螺钉复合固位，其中金属冠修复时 GVTRS 不小于 4.5mm，烤瓷冠修复时不小于 5.5mm，全瓷冠修复时不小于 6mm，全锆冠不小于 4.7mm。②当修复空间高度在 G-VTRS 极限值左右时，可选用烤瓷一体冠、氧化锆一体冠和基台冠等修复方式来通洽这个极限的修复空间高度值，否则就容易出现修复空间不足导致的崩瓷、裂瓷、中央螺钉松动甚至折断等由于修复空间不足而产生的机械并发症（更详细的内容请见本套丛书第五册《数字引导式种植学——种植上部修复的统筹与个性化》）。

2. 实测牙龈高度和厚度来决策基台材料和穿龈高度，也是个性化基台参数设计的比选依据　实测牙龈高度，可以指导我们选择基台的穿龈高度。当穿龈高度 <3mm 时，可选择预成基台；当穿龈过深（≥3mm），为了提高粘接线，减少粘接剂对牙周组织的影响，可选择个性化基

台。此外,实测牙龈厚度,能指导我们选择基台的材料。研究表明,当牙龈厚度 <2mm 时,前牙美学区建议使用氧化锆基台或金基台,因其不会引起牙龈颜色的明显变化,而钛基台却可以穿透 2mm 的牙龈厚度,显现出金属颜色;当牙龈厚度≥3mm 时,氧化锆基台、金基台、钛基台都不会透色。关于牙龈高度如何影响前牙、后牙基台的选择,笔者将在本套丛书第五册《数字引导式种植学——种植上部修复的统筹与个性化》中详细阐述。

第三节　小　　结

对种植位点的三向位置信息进行全程追踪实测核查校验,是确保种植位点正确的可靠思路和有效手段,也是口腔种植算术的具体运用。

种植位点的实测发生在术前空间分析与虚拟种植规划、术中精准植入及术后位点评价的全程,实测获得的数据也是数字化种植修复后续引导与核查校验的基础。术前在口内或模型上对修复空间 TRS 分析设计后,可以用软件完成修复导向下科学合理的虚拟种植方案比选;在术中可以据此采用导板或低成本甚至无成本的即时核查校验引导种植手术,同时通过即刻核查校验纠正偏差,提高植入精度,减少手术的盲目性和随意性,辅助医生进行精准植入;术后可即刻核查校验位点及确定最终的二期修复方案,最终引导整个方案的顺利实现。

针对开口度的几个新提法值得大家重视。术区最大被动开口度值决定了患者是否能够接受种植治疗以及满足何种引导方式;从术者的手术可及性和便利性上来看,术区适宜开口度这个新概念也十分重要;而从患者的手术舒适度评估来看,尤其面对那些对手术治疗敏感度高的患者时,术区舒适开口度也应纳入考虑范围。最后,几个开口度之间的数量关系梳理,恰恰是数字引导种植学的典型案例。

结合数值要求和实测技术,笔者提出了 TRS 引导的精准植入术的流程(图 4-3-1)。首先依据正确位点的三向位置、牙槽外科以及牙周、咬合等规范要求设计种植体在骨内的位置范围,再结合目标修复空间(TRS)进行最后的种植体位置设计,之后在种植设计软件内进行修复导向下的模拟种植,并根据术中需求进行测量,得到可测量核查校验的三向对照数据链。进入手术实施阶段,根据患者的术区最大被动开口度等条件决定是否使用导板或导航引导手术。

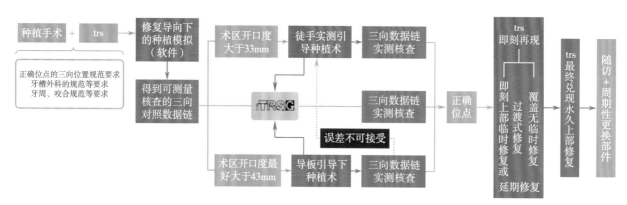

图 4-3-1　TRS 引导的精准种植修复技术流程图

如果仅采用自由手进行种植实施，那么就采用实测技术进行三向数据链的核查校验，从而获得正确的种植位点；如果采用导板或导航进行手术，那么需要在术中使用实测手段进行三向数据链的核查校验；如果之前的数字化手段累积的误差不可接受，那么就要及时更改手术引导方式，以获得正确位点；种植体植入后可以结合实测手段进行目标修复空间的即刻再现，从而选择合适的临时修复方式，3~6个月之后进行最终修复时，同样可以使用实测技术进行修复方式的选择，之后的随访结合实测技术可以及时发现问题并更换部件，从而保证种植修复全周期的"长期、稳定、有效"。

通过实测值引导和核查校验，易于获得符合修复导向的正确种植位点，有利于减少种植修复相关并发症的发生。而实测累积的数据库，也必将丰富我们对全程数字化种植修复技术数量及数量关系的认知。

（于海洋　张煜强）

参考文献

［1］DIMITRIS N T, CHIEN H H, PARASHIS A O, et al. Guided implant surgery risks and their prevention. Periodontology 2000, 2019, 81: 194-208.

［2］HOFFMANN J, WESTENDORFF C, GOMEZ-ROMAN G, et al. Accuracy of navigation-guided socket drilling before implant installation compared to the conventional free-hand method in a synthetic edentulous lower jaw model. Clin Oral Implants Res, 2005, 16(5): 609-614.

［3］MISCH K, WANG H L. Implant surgery complications: etiology and treatment. Implant Dent, 2008, 17(2): 159-168.

［4］LIAW K, DELFINI R H, ABRAHAMS J J. Dental implant complications. Seminars in Ultrasound, Semin Ultrasound CT MR, 2015, 36(5): 427-433.

［5］AZIZ S R. Hard and soft tissue surgical complications in dental implantology. Oral Maxillofac Surg Clin North Am, 2015, 27(2): 313-318.

［6］D'HAESE J, ACKHURST J, WISMEIJER D, et al. Current state of the art of computer-guided implant surgery. Periodontol 2000, 2017, 73(1): 121-133.

［7］D'SOUZA K M, ARAS M A. Types of implant surgical guides in dentistry: a review. J Oral Implantol, 2011, 38(5): 643-652.

［8］KOLA M Z, SHAH A H, KHALIL H S, et al. Surgical templates for dental implant positioning: current knowledge and clinical perspectives. Niger J Surg, 2015, 21(1): 1.

［9］WHITLEY D, EIDSON R S, RUDEK I, et al. In-office fabrication of dental implant surgical guides using desktop stereolithographic printing and implant treatment planning software: A clinical report. J Prosthet Dent, 2017, 118(3): 256-263.

［10］CHUNG D M, OH T J, SHOTWELL J L, et al. Significance of keratinized mucosa in maintenance of dental implants with different surfaces. J Periodontol, 2006, 77(8): 1410-1420.

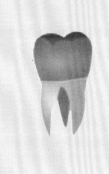

第五章 种植修复治疗中手用实测器械的用途与临床操作流程

为了口腔种植算术,实现准确可靠的术前修复种植的空间分析、术中精准植入及术后位点评价、二期上部修复设计等,不用裸眼目测估计而进一步进行准确的修复空间 TRS 实测时,我们必须借助于专业的量具,才能进行"定距""定角""定比"等快速比对,进而实现实测实量的工作目标。

本章将详细讲解华西 HX 实测引导植入尺的使用要点,"手把手"案析详解在不同类型种植位点下"三步三对照法"的临床实测操作流程及要点。

第一节 手用实测引导植入工具的由来

华西 HX 实测引导植入套装源于华西于海洋教授团队多年临床种植修复经验以及笔者对种植修复专科医生和临床研究生培养实践的总结提高。这套工具内化和预设了种植体植入时使用高频的数值,固化于便利口内操作的工具形状设计中,可简便快捷地在口内或模型上完成"定距""定角""定比"等实测比对评估,是辅助植入手术和种植修复空间分析设计的创新实测工具,可用于牙种植修复空间分析、手术引导、基台选择及上部修复方案设计等方面。当然,对照设计位置参数,通过对种植位点的实测,也将术前设计的数量关系精准转移映射至口内对标点上,有效地减少种植植入的盲目性和随意性。

实测引导植入套装从 2016 年至今已经进行了 4 次版本升级更新。第一版本的实测引导植入套装中,测量尺设计为折叠可自由旋转的双层结构,包括梯形尺(三阶梯长度分别为 4mm、8mm、12mm,三阶梯宽度依次是 5mm、7mm、10mm)及测量尺(总长 43mm,包括长 11mm、宽 1.5mm 的窄段,以及长 32mm、宽 7mm 的宽段)(图 5-1-1)。第二版本的实测引导植入套装在第一版的基础上,将测量尺改为带柄的双头形态,并于梯形尺及测量尺处增加刻度至 0.5mm,提高了口内实测操作的便利性以及实测读数的准确性(图 5-1-2)。以预设数值和手术便利形态为出发点,在经过反复的临床应用与检验后,推出了第三版本,也就是 HX 实测引导植入套装。在第二版本的基础上,保持测量尺总长为 43mm 不变的情况下,将测量尺的窄段改为 10mm,宽段则增至 33mm。窄段上 0.5mm 的最小刻度则以长短交错的方式呈现并增加至 2 个黑带,更利于医生的快速读取数值,测量理论精度为 0.5mm,实测线性精度为 0.5mm。第四版本增加了中英文标志以及消毒盒(图 5-1-3)。而第五版本分辨率提高至 0.25mm,以进一步提高实测准确性(图 5-1-4)。

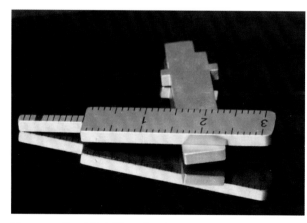

图 5-1-1 第一版实测植入引导套装

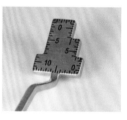
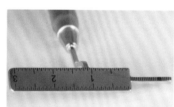
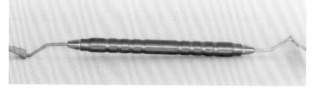

图 5-1-2 第二版实测植入引导套装

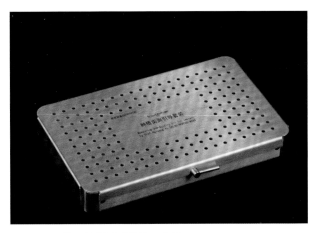

图 5-1-3　第四版实测引导植入套装

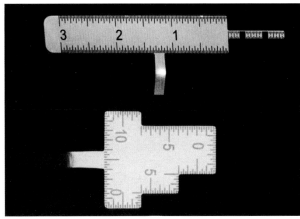

图 5-1-4　第五版实测引导植入套装

　　HX 实测引导植入套装以适宜临床实战为本,预设值科学合理,设计方便操作,简单实用,既适合临床实战,也适合临床教学。适用于各种牙种植系统种植位点的定位核查校验,也适合数字化导板的术中导板精度的评估。从种植修复的临床路径看,本套装可全程使用:术前可用于分析缺牙区三向位置信息,合理选择植入和修复方案,避免种植后因空间不足而无法修复;术中可辅助种植位点的定点,实时核查校验植入的位置及轴向;术后既可核查校验位点,也可测量穿龈深度和目标修复空间龈面高度 G-VTRS 等,辅助基台选择及上部修复设计等。

第二节　华西 HX 实测引导套装的用途及临床操作流程

　　第三代华西 HX 实测引导植入套装包括测量尺 1 把(图 5-2-1)、种植定位尺 3 把,具体使用要点如下。

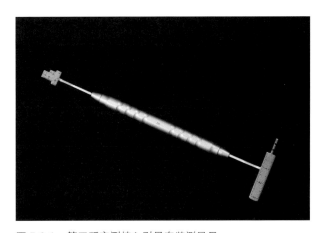

图 5-2-1　第三版实测植入引导套装测量尺

一、测量尺的用途及临床操作流程

器械的两端分别为不同形状的测量尺,其一端是测量尺 01(梯尺端)(图 5-2-2),另一端是测量尺 02 号端(直尺端)(图 5-2-3),具体特点、用途及临床操作流程如下。

(一)测量尺 01

1. 预设值和形态特征　该尺总长 12mm,宽 10mm(图 5-2-4);三阶梯长度依次分别为 4mm、8mm、12mm(图 5-2-5);三阶梯宽度依次是 5mm、7mm、10mm(图 5-2-6);测量尺厚度为 1.5mm(图 5-2-7)。

2. 测量尺 01 号端(梯尺端)的主要用途

(1)快速地判断缺牙间隙是否适合种植:由于测量尺 01 号端(梯尺端)由三个梯度宽度组成,依次是 5mm、7mm、10mm 三个梯度,分别对应缺牙间隙是否能够种植的临界数值,其数值的临床意义参见前一章的内容。因此,依据缺牙区是否能顺利放入测量尺 01 号端(梯尺端)的某一宽度梯阶档位,可帮助医生快速判断缺牙间隙在测量方向上是否足够容纳相应的

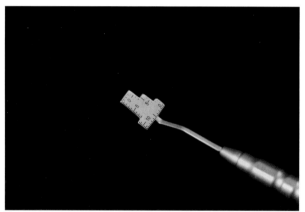

图 5-2-2　HX 实测引导植入套装测量尺 01(梯尺端)

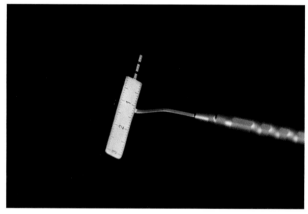

图 5-2-3　HX 实测引导植入套装测量尺 02 号端(直尺端)

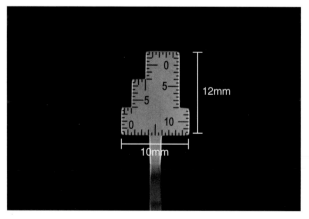

图 5-2-4　HX 实测引导植入套装测量尺 01 号端(梯尺端)

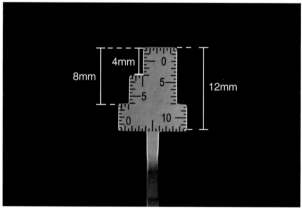

图 5-2-5　测量尺 01 号端(梯尺端)三阶梯长度分别为 4mm、8mm、12mm

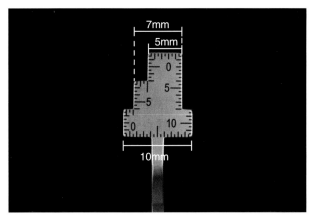

图 5-2-6 测量尺 01 号端（梯尺端）三阶梯宽度依次是 5mm、
7mm、10mm

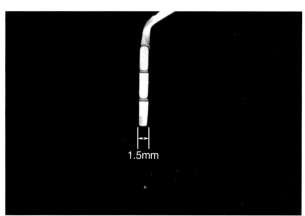

图 5-2-7 测量尺厚度为 1.5mm

目标种植体。虽然是可以实测具体数值的，但临床实战操作时其实不需要再去目测准确的读数，直接根据预设值梯度放入的档位即可快速判断其种植设计意义（图 5-2-8），具有很好的便利性。例如测量尺的第一阶梯宽度 5mm 可放入缺牙间隙，而第二阶梯无法完全放入缺牙间隙中，则表示此缺牙间隙为 5~7mm；若第二阶梯 7mm 可放入缺牙间隙而第三阶梯无法完全放入缺牙间隙中，则表示此缺牙间隙为 7~10mm；若测量尺三个阶梯均可完全放入缺牙间隙内，则表示此缺牙间隙 >10mm；若测量尺的第一阶梯宽度 5mm 都无法放入缺牙间隙内，则表示此缺牙间隙 <5mm，种植修复的难度较高。临床工作中，通过测量尺实测缺牙间隙宽度数值，即可据此协助医生对种植初诊患者的缺牙区情况进行快速而准确的几何量把握。

（2）用于术前缺牙间隙的近远中向间距、颊舌向间距、G-VTRS 的测量：在确定要进行种植手术后，可以在术前对患者缺失间隙的近远中向、颊舌向间距以及 G-VTRS 进行"定距"测量，以指导术前种植设计及评估术后上部修复类型（图 5-2-9）。

（3）用于术中种植位点颊舌距、近远中距以及轴向的实测和检查：术中可以使用测量尺01 号端（梯尺端）预设三个梯度值档位快速比选测量种植体上口平面外缘与邻牙、种植体边缘与邻牙的颊舌或近远中向间距（图 5-2-10）。

图 5-2-8 使用测量尺 01 段预设三个梯度值档位
（5mm、7mm、10mm）可快速比选判断龈平面近远
中向的缺牙间隙宽度为 7.0mm

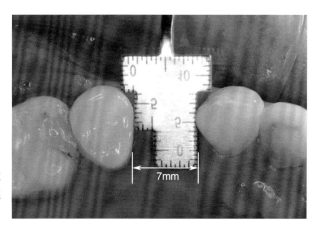

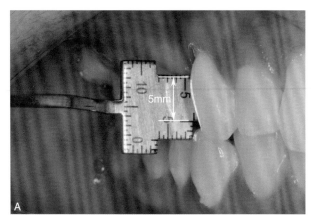
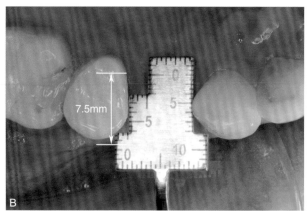
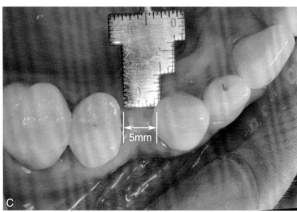

图 5-2-9 使用测量尺 01 号端（梯尺端）利用测量尺的预设值快速比选测量缺牙间隙的三向位置大小

A. 使用测量尺 01 号端（梯尺端）测量缺牙间隙的 G-VTRS 为大于 5mm；B. 使用测量尺 01 号端（梯尺端）测量缺牙间隙龈平面颊舌宽度 7.5mm；C. 使用测量尺 01 号端（梯尺端）测量缺牙间隙龈平面近远中间距 5mm。

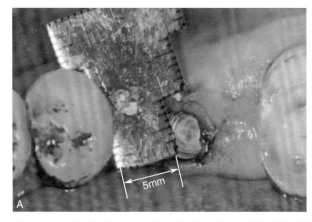
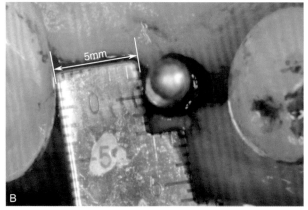

图 5-2-10 使用测量尺 01 号端（梯尺端）可在术中快速进行间距大小的判断

A. 使用测量尺 01 号端（梯尺端）进行近中间距的判断（龈平面种植体上口外缘距邻牙约 5mm）；B. 使用测量尺 01 号端（梯尺端）进行远中间距的判断（龈平面测量杆边缘距邻牙约 5mm）。

在术中预备种植窝洞时,从术者视角在口唇前面观察认为种植轴向正确,然而侧面直视观察,却常常发现钻针有明显的轴向偏斜。这是种植手术经常出现的问题,但术者在手术位却常常难以发现。如何及时发现并纠正这种错误? 我们在先锋钻钻入预设深度的 1/2 时使用测量尺 01 号端(梯尺端)进行实测,在骨平面和触点平面分别测量定位杆或钻针与邻牙的间距,若两个测量平面的实测值分别和术前设计一致,则可认为轴向无明显偏差;若发现两个测量平面的数值中,存在其中 2 个或 4 个与术前设计不一,则说明种植骨窝洞种植轴向有偏差,即可根据偏差方向及时纠正钻针轴向,钻至预设深度后再次进行实测,检验轴向是否已纠正(图 5-2-11,图 5-2-12)。应注意轴向核查时,只测量一个平面的实测值是不足以说明是否发生偏差以及偏差的方向与量的。

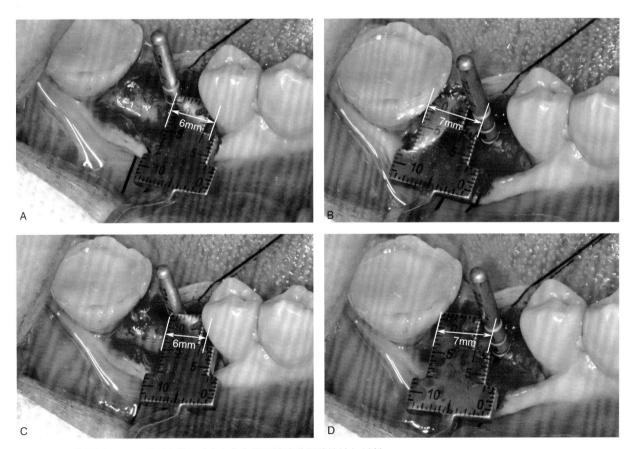

图 5-2-11　使用测量尺 01 号端(梯尺端)在术中颊面辅助进行种植轴向判断
A. 骨平面测量杆中心距近中邻牙间距为 6mm;B. 骨平面测量杆中心距远中邻牙间距为 7mm;C. 触点平面测量杆中心距近中邻牙外形高点间距为 6mm;D. 触点平面测量杆中心距远中邻牙外形高点间距为 7mm。

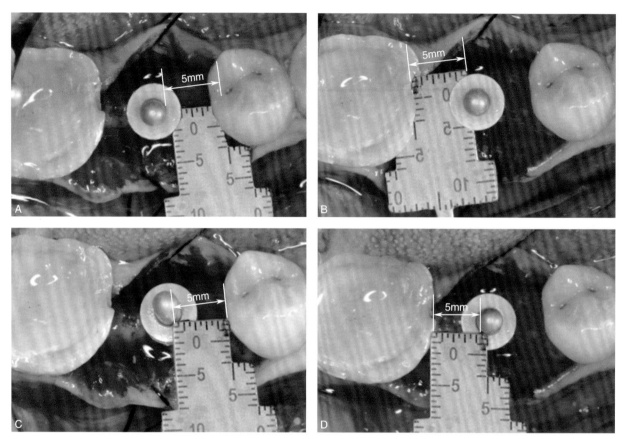

图 5-2-12 使用测量尺 01 号端（梯尺端）在术中咬合面辅助进行种植轴向判断
A. 骨平面测量杆边缘距近中邻牙间距为 5mm；B. 骨平面测量杆边缘距远中邻牙间距为 5mm；C. 触点平面测量杆边缘距近中邻牙外形高点间距为 5mm；D. 触点平面测量杆边缘距离远中邻牙外形高点间距为 5mm。

（二）测量尺 02 号端（直尺端）

1. 预设值和形态特征　该尺总长 43mm，包括长 10mm、宽 1.5mm 的窄段，以及长 33mm、宽 7mm 的宽段（图 5-2-13）。窄段部分有两条黑带：第一条黑带对应刻度为 3mm 和 4mm（图 5-2-14）；第二条黑带对应刻度为 7mm 和 8mm（图 5-2-15）；测量尺厚度为 1.5mm（图 5-2-16）；测量尺的分辨率为 0.5mm，相邻的长刻度线间距为 1mm，相邻的长刻度线和短刻度线间距为 0.5mm（图 5-2-17）。

2. 测量尺 02 号端（直尺端）的主要用途

（1）用于术前患者最大被动开口度和种植术区最大被动开口度的测量：一般情况下，种植机头加上较短种植体钻针的总长度约为 33mm。若患者缺牙区的最大自然开口度 >33mm（图 5-2-18），徒手或自由手植入时，机头和钻针就可以比较轻松地放入；若患者缺牙种植区的最大被动开口度 <33mm（图 5-2-19），机头和钻针只能倾斜放入，就会给我们的种植操作带来困难。如果要使用导板，此时所需要的空间除了上述的机头和钻针的长度，还应该包括导板的高度，而导板高度一般为 8~10mm，因此，若使用导板进行种植手术，则患者种植位点区自然开口度需要 >43mm，机头和钻针才能自由地通过导板套环进入种植位点（图 5-2-20）。

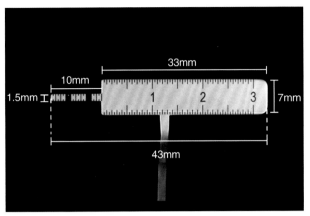

图 5-2-13 总长 43mm,包括长 10mm、宽 1.5mm 的窄段,和长 33mm、宽 7mm 的宽段

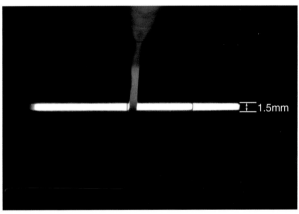

图 5-2-14 第一条黑带对应刻度 3mm 和 4mm

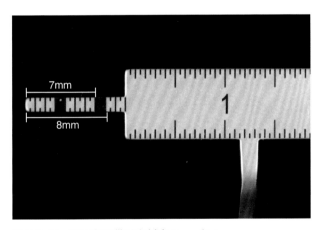

图 5-2-15 第二条黑带对应刻度 3mm 和 4mm

图 5-2-16 测量尺厚度为 1.5mm

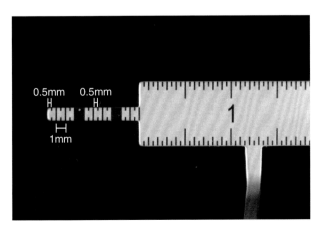

图 5-2-17 第三代测量尺分辨率为 0.5mm

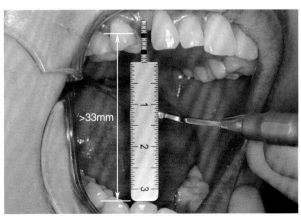

图 5-2-18 种植术区最大被动开口度 >33mm 的情况

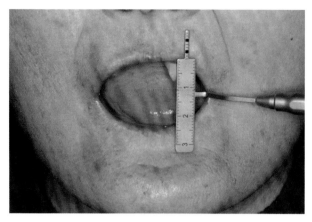

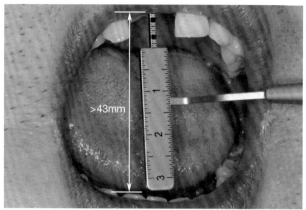

图 5-2-19　种植术区最大被动开口度 <33mm 的情况　　　图 5-2-20　种植术区最大被动开口度 >43mm 的情况

　　术前对患者最大被动开口度和种植位点术区被动开口度进行评估，测量尺的两段式宽窄设计让结果一目了然，医生不必仔细地去辨认患者的开口度的具体数值，只要确定它卡在哪一个档位区间，就可便捷地指导我们对于种植方式的选择，也避免了数字化导板制作完成而手术中钻针无法进入。

　　（2）用于术前角化龈宽度的测量：精确地测量角化龈的宽度，判断种植体周围角化龈是否 >2mm。若发现角化龈宽度不足、后期种植体周软组织风险较高时，可使用测量尺指导种植手术或二期手术切口设计，通过改变颊舌侧角化龈分配以获取足够的种植体周围角化黏膜（图 5-2-21）。

　　（3）用于即刻种植术中拔牙窝深度和牙龈厚度的测量：在即刻种植术中，它可以用来测量拔牙窝深度（图 5-2-22）和软组织垂直厚度值。医生在 CBCT 数据上设计好种植体的种植位点时，选取的参考平面一般都是骨平面，但是在即刻种植时，不翻瓣的病例比较常见，也就是说术者难以看到骨平面，可见的只有牙龈。比如此位点需要植入 14mm 长种植体，此时把测量尺的窄段放入拔牙窝，抵止于骨平面，可测出牙龈软组织垂直厚度值（图 5-2-23），若为 4mm，则可因此得知，以牙龈边缘为参考，备孔 14mm+4mm，也就是 18mm 深比较准确。

　　（4）用于术中实测：确认截骨、植骨范围，软组织移植区、移植瓣大小，以及可吸收膜大小等的精确测量和控制（图 5-2-24）。通过实测判断，比目测判断要客观准确得多，有效地避免了过多的损伤和风险。

　　（5）模型分析时的实测和正确位点的设计选择：见图 5-2-25。

　　（6）用于二期穿龈深度的测量：二期修复时需要面临选择基台的问题，选择合适穿龈高度的基台至关重要。在穿龈较深或者是牙位不利于观察时，比如 17、27 牙，往往很难判断出具体的深度数值。这时，旋出愈合基台，把测量尺置于种植体的顶端，就能准确地知道穿龈的深度（图 5-2-26），也就能准确地选择合适的基台。原来常用的牙周探针，因要适用于天然牙牙周检查，其刻度针细小尖锐，既不适合也不容易在穿龈轮廓中探到很窄的种植体平面的止点，而导致测量不准，也极易产生种植体周软组织的损伤。02 测量尺的宽度为 1.5mm，完全没有这个风险。

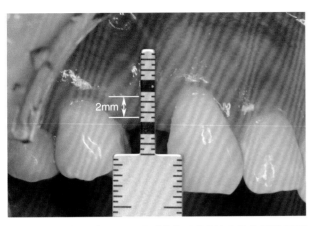

图 5-2-21 使用测量尺 02 号端（直尺端）的窄段实测缺牙区颊侧角化龈宽度为 2mm

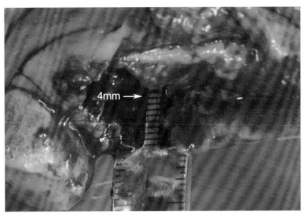

图 5-2-22 使用测量尺 02 号端（直尺端）的窄段实测拔牙窝深度为 4mm

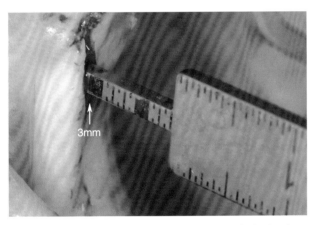

图 5-2-23 使用测量尺 02 号端（直尺端）的窄段实测牙龈厚度为 3mm

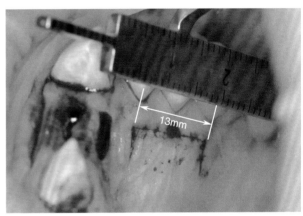

图 5-2-24 使用测量尺 02 号端（直尺端）在术中确认移植瓣长度为 13mm

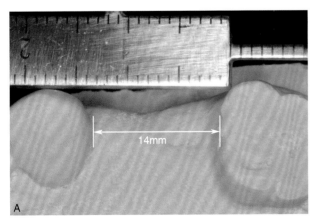

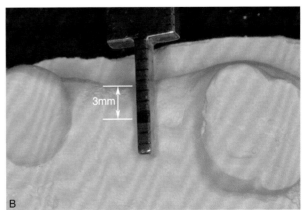

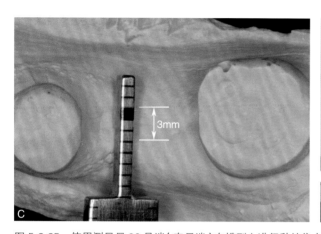

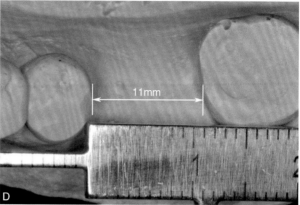

图 5-2-25　使用测量尺 02 号端（直尺端）在模型上进行种植位点的三向分析

A. 龈平面测量位点近远中间距为 14mm；B. 龈平面测量位点颊舌间距为 3mm；C. 龈平面测量位点颊舌间距为 3mm；D. 龈平面测量位点近远中间距为 11mm。

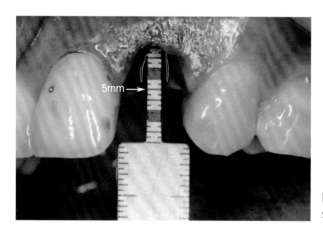

图 5-2-26　在种植二期手术时使用测量尺 02 号端（直尺端）窄段实测腭侧穿龈深度为 5mm

　　3. 手把手进行"三步三对照法"临床操作流程介绍　实测引导的精准徒手牙种植术的核心操作流程也叫"三步三对照法"，是指在种植手术中，依据"三对照"的数据［来源于患者的口内测量数据、模型测量数据以及 CBCT 测量数据。由于口内、模型及 CBCT 上同向数据彼此相互关联、互为表里，也叫"种植位点的三向数据链"（详见本书的第四章）］，在"三步"中核查校验数值匹配情况：即术中定点实测，"定距"核查校验种植入口的二维位置；术中半钻实测，"定角"核查校验种植窝洞的种植骨窝洞种植轴向；术中全钻实测，核查校验种植骨窝洞种植轴向及深度，即时纠偏，在术区依次循序构建正确种植位点。其具体步骤如下。

　　（1）"三对照"的具体操作步骤：术前根据患者主诉、各种条件等，确定种植修复方式，根据设计原则设计选择"三对照"的数值范围，并对照三向数据链对患者的缺牙区情况做一个综合评估。推荐操作如下。

　　1）在患者口内我们可以使用测量尺 02 号端（直尺端）测量缺牙区目标种植位点区的开口度；将测量尺 01 号端（梯尺端）放入缺牙间隙，评估患者缺牙区的近远中向间距，将测量尺 02 号端（直尺端）窄段放入缺牙间隙，评估患者缺牙区的颊舌向间距，判断在这两个方向上缺牙间隙是否符合种植体植入的空间最低要求;将测量尺 01 号端(梯尺端)垂直放入缺牙间隙,评估 G-VTRS,判断是否满足种植上部修复的空间最低要求。达标后才能进行下一步操作。

2)制取了患者的口内印模后,我们同样可以使用测量尺,在模型上进行实测,并与患者口内的测量结果进行对照。排除患者口内干扰误差后,核定缺牙间隙的三向位置数据,便于下一步有更准确的测量与分析。

3)结合患者的术前 CBCT 数据的测量分析,我们可将患者的口内测量数据、模型测量数据与 CBCT 测量数据三者相对照,使术者对患者种植位点有一个较为完整、全面的数据对照链,特别复杂的种植手术也可通过体外术前模拟种植及修复手术进行验证。

在应用"三对照"的方式确认患者缺牙位点的三向数据链后,我们便可以开始进行术前设计。在术前设计时,我们应记录种植入口在骨平面与邻牙的二维位置关系,指导术中定点位置;先锋钻预备后,记录种植窝洞在骨平面和触点平面与近远中邻牙的三维位置关系,指导控制术中种植骨窝洞种植轴向。

(2)"三步法"的具体操作步骤:在术中植入时,医生依据"三步法"进行种植手术。

1)定点:根据术前设计选取合适的定位尺,使用球钻或先锋钻定点,定点确定种植入口后使用测量尺进行实测,对种植入口的近远中、颊舌方向的二维位置进行"定距"核查校验,判断是否与术前设计一致。

2)半钻测量:确认定点正确后,使用先锋钻钻入预设深度的 1/2,半钻后使用测量尺 01 号端(梯尺端)进行实测,在骨平面和触点平面测量定位杆或钻针与近远中邻牙的间距,"定角"核查校验种植位点预备窝洞的种植骨窝洞种植轴向,判断是否与术前设计一致。

3)全钻测量:实测核对无误后,继续使用先锋钻钻至预设深度,全钻后再次使用测量尺 01 号端(梯尺端)进行实测,在骨平面和触点平面测量定位杆或钻针与近远中邻牙的间距,再次确认种植位点预备窝洞的种植骨窝洞种植轴向与深度,判断是否与术前设计一致。

核查校验新获种植位点三向实测数据无误后方可继续逐级备孔。若患者骨质骨量较差时,建议每钻后都要进行实测验证,尤其是确定轴向与深度,判断是否与术前设计一致。

更详细"三步三对照法"的种植植入临床实操步骤与操作要点将在下面每一把种植定位尺中介绍。

视频 1 测量尺的实操示范与讲解
①扫描二维码
②用户登录
③激活增值服务
④观看视频

二、种植定位尺的用途及临床操作流程

(一)单颗前磨牙植入定位尺

1. 预设值和形态特征 该尺主要用于前牙区以及前磨牙区单牙缺失时的种植定位。总长 7mm、宽 4mm,前端为一浅凹圆弧形状,用于抵靠近中邻牙的邻面(图 5-2-27)。体部有两个套叠的圆,圆孔直径 2.4mm,即为两个预设的种植位点,根据缺牙间隙具体情况选择(图 5-2-28)。第一个圆的圆心到圆弧边缘的间距为 4mm(图 5-2-29),第二个圆的圆心到圆弧边缘的间距为 5mm(图 5-2-30)。定位尺的厚度为 1.5mm(图 5-2-31),可用于快速判断种植体与邻牙及相邻种植体之间的间距,用于"定距"测量。定位尺表面还标有刻度及重要参数的数值,免去了额外记忆的烦恼(图 5-2-32)。

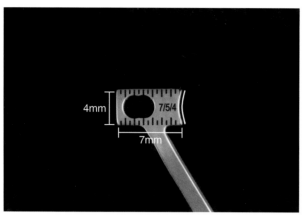

图 5-2-27 单颗前磨牙植入定位尺总长 7mm、宽 4mm,前端为一浅凹圆弧形状

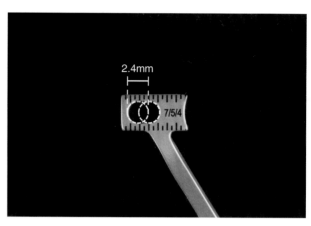

图 5-2-28 单颗前磨牙植入定位尺圆孔直径 2.4mm

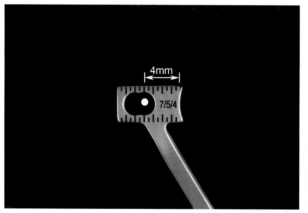

图 5-2-29 单颗前磨牙植入定位尺第一个圆的圆心到圆弧边缘的间距为 4mm

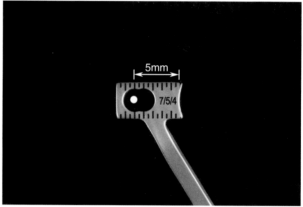

图 5-2-30 单颗前磨牙植入定位尺第二个圆的圆心到圆弧边缘的间距为 5mm

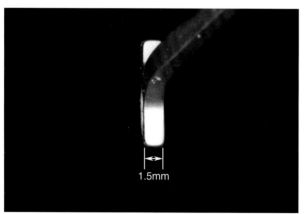

图 5-2-31 单颗前磨牙植入定位尺的厚度为 1.5mm

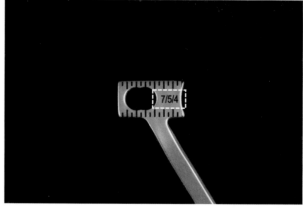

图 5-2-32 单颗前磨牙植入定位尺表面标有刻度及重要参数的数值

7mm 为其总长度,4mm 为最近孔中心到弧形边缘的间距,5mm 为最远孔到弧形边缘的间距。

2. 临床使用方法　病例1：头模患者35牙缺失，用测量尺测量缺牙间隙的龈平面近远中向间距为10mm，颊舌向间距为9mm，选择单颗前磨牙植入定位尺进行手术（图5-2-33）。

在35牙牙槽嵴顶切开，翻开黏骨膜瓣，翻瓣后测量牙槽嵴的近远中向间距约为10mm，颊舌向间距约为8mm，选择定位尺的远中位点（图5-2-34）。

（1）接下来我们首先将进行"三步"法中的第一步——定点：将定位尺抵靠于34牙牙颈部，使用球钻或先锋钻定点，定点后进行实测（图5-2-35）。

（2）之后我们将进行"三步"法中的第二步——半钻实测，"定角"核查校验种植窝洞的种植骨窝洞种植轴向：确认定点正确后，使用先锋钻钻入预设深度的1/2，半钻测量种植轴向与术前设计一致。从术者视角观察可见种植轴向正确，然而颊侧直视观察，却可明显发现钻针上部偏向远中（图5-2-35），这也是前磨牙种植时经常出现的问题，而术者在手术位时常常难以发现。如何及时发现并纠正这种错误呢？我们在半钻后使用测量尺01号端（梯尺端）进行实测，在骨平面和触点平面测量定位杆或钻针与近远中邻牙的间距，发现钻针中心在骨平面距近远中邻牙均为5mm，而在触点平面距近中邻牙5mm，但距远中邻牙仅3mm，钻针上部向远中倾斜（图5-2-36）。

（3）最后我们将进行"三步"法中的第三步——全钻实测：在观察到轴向偏远中后，纠正钻针轴向，钻至预设深度，核查校验骨平面和触点平面测量定位杆或钻针与近远中邻牙的间距，再次确认种植位点预备窝洞的种植骨窝洞种植轴向与深度，判断其数值信息是否与术前设计一致。

确认一致后，便可逐级备洞。若患者骨密度较低或即拔即种骨量接近最小容纳极限，可以每钻后都进行实测，确定轴向和深度与术前设计一致（图5-2-37）。

最后进行种植体植入，实测可见种植体植入位置与术前设计一致，与邻牙间距>1.5mm（图5-2-38）。旋入愈合基台，缝合牙龈关闭切口。

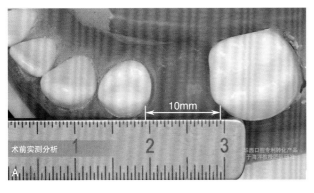

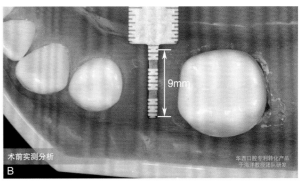

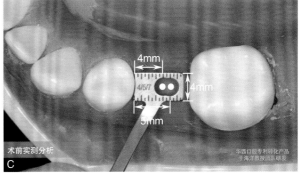

图5-2-33　使用测量尺进行缺牙间隙的实测核查校验并同期选择对应的定位尺

A. 测量尺02号端（直尺端）实测龈平面近远中间距为10mm；

B. 测量尺02号端（直尺端）实测龈平面颊舌间距为9mm；

C. 选择单颗前磨牙植入定位尺。

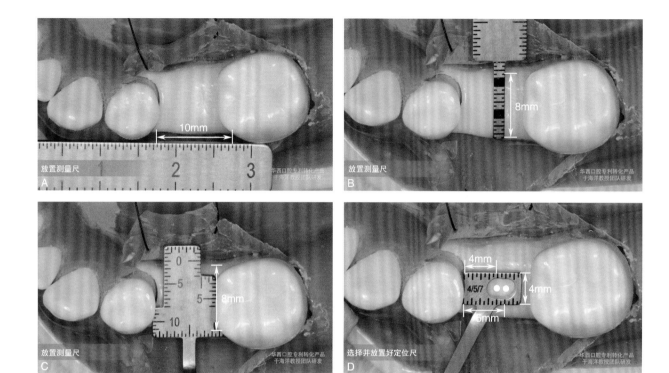

图 5-2-34 翻瓣后使用测量尺进行实测核查校验并选择合适的种植位点

A. 测量尺 02 号端（直尺端）实测骨平面近远中间距为 10mm；B. 测量尺 02 号端（直尺端）实测骨平面颊舌间距为 8mm；

C. 测量尺 01 号端（梯尺端）实测骨平面颊舌间距为 8mm；D. 放置单颗前磨牙植入定位尺。

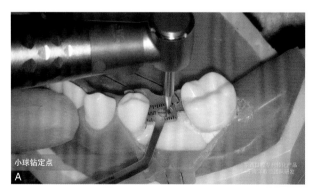

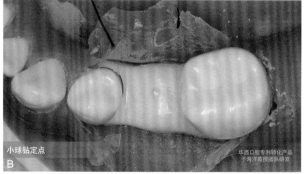

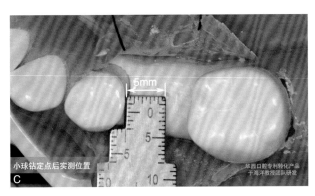
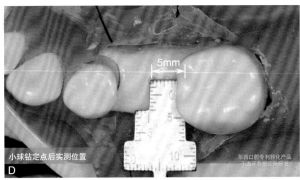

图 5-2-35　使用单颗前磨牙植入定位尺配合小球钻定点并实测核查校验

A. 利用单颗前磨牙植入定位尺远中位点进行小球钻定点；B. 定点完成（骨面观）；C. 使用测量尺 01 号端（梯尺端）实测骨平面定点距近中邻牙间距为 5mm；D. 使用测量尺 01 号端（梯尺端）实测骨平面定点距远中邻牙间距为 5mm。

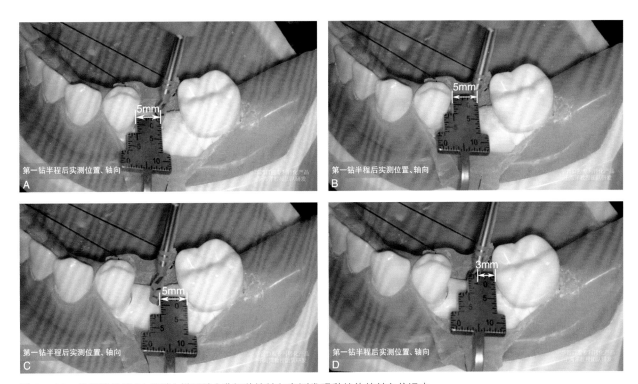

图 5-2-36　使用测量尺 01 号端（梯尺端）进行种植轴向实测发现种植体的轴向偏远中

A. 使用测量尺 01 号端（梯尺端）实测骨平面钻针中心距近中邻牙间距为 5mm（骨平面近中间距）；B. 使用测量尺 01 号端（梯尺端）实测钻针中心距近中邻牙外形高点间距为 5mm（触点平面近中间距）；C. 使用测量尺 01 号端（梯尺端）实测骨平面钻针中心距远中邻牙间距为 5mm（骨平面远中间距）；D. 使用测量尺 01 号端（梯尺端）实测钻针中心距远中邻牙外形高点间距为 3mm（触点平面远中间距）。

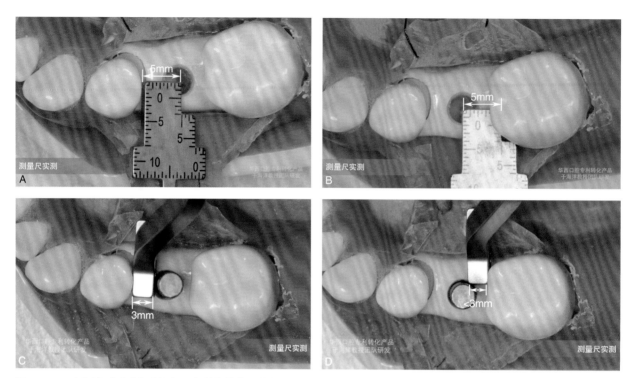

图 5-2-37　备洞完成后进行窝洞间距与轴向的实测核查校验

A. 使用测量尺 01 号端（梯尺端）实测骨平面预备窝洞中心距近中邻牙间距为 5mm；B. 使用测量尺 01 号端（梯尺端）实测骨平面预备窝洞中心距远中邻牙间距为 5mm；C. 利用单颗磨牙定位尺预设厚度值快速比选实测近中间距为 3mm；D. 利用单颗磨牙定位尺预设厚度值快速比选实测远中间距不足 3mm。

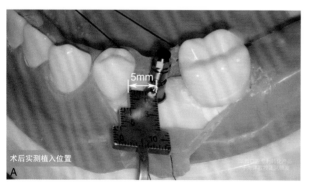
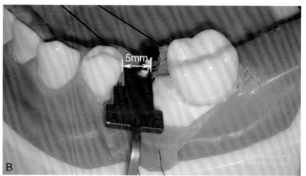

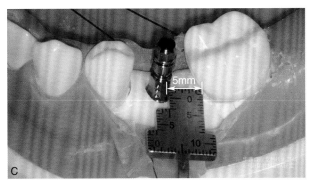

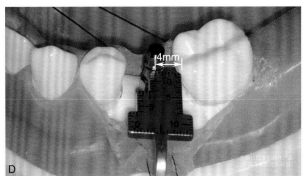

图 5-2-38　植入完成后使用测量尺再次进行种植轴向的核查校验

A. 使用测量尺 01 号端（梯尺端）实测骨平面携带体中心距近中邻牙间距为 5mm（骨平面近中间距）；B. 使用测量尺 01 号端（梯尺端）实测携带体中心距近中邻牙外形高点间距为 5mm（触点平面近中间距）；C. 使用测量尺 01 号端（梯尺端）实测骨平面携带体中心距远中邻牙间距为 5mm（骨平面远中间距）；D. 使用测量尺 01 号端（梯尺端）实测携带体中心距远中邻牙外形高点间距为 4mm（触点平面远中间距）。

（二）单颗磨牙植入定位尺

1. 预设值和形态特征　该尺主要用于磨牙区单牙缺失的定位。总长 10mm、宽 5mm，前端为一浅凹圆弧形状，用于抵靠近中邻牙的颈部（图 5-2-39），体部有两个套叠的圆，圆孔直径 2.4mm，即为两个预设的种植位点，根据缺牙间隙具体情况选择（图 5-2-40）。第一个圆的圆心到圆弧边缘的间距为 6mm（图 5-2-41），第二个圆的圆心到圆弧边缘的间距为 7mm（图 5-2-42）。定位尺的厚度为 3mm，术中可将测量尺竖放在邻牙与钻针或测量尺之间，用于快速判断种植体与邻牙及相邻种植体之间的间距关系（图 5-2-43）。定位尺表面标有刻度及重要参数的数值（图 5-2-44）。

视频 2　单颗前磨牙植入，定位尺的实操示范与讲解
①扫描二维码
②用户登录
③激活增值服务
④观看视频

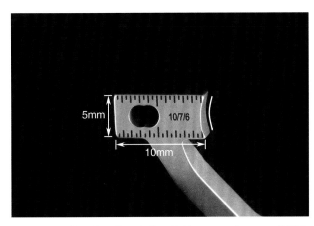

图 5-2-39　单颗磨牙植入定位尺总长 10mm、宽 5mm，前端为一浅凹圆弧形状

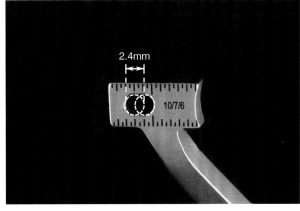

图 5-2-40　单颗磨牙植入定位尺圆孔直径 2.4mm

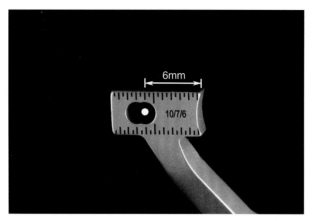

图 5-2-41　单颗磨牙植入定位尺第一个圆的圆心到圆弧边缘的间距为 6mm

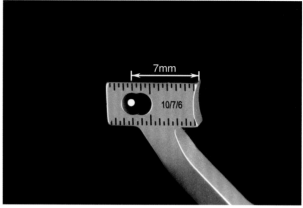

图 5-2-42　单颗磨牙植入定位尺第二个圆的圆心到圆弧边缘的间距为 7mm

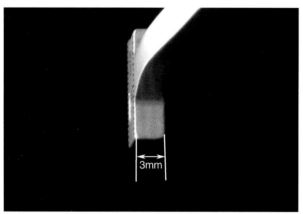

图 5-2-43　单颗磨牙植入定位尺的厚度为 3mm

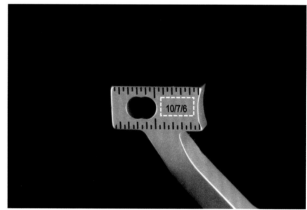

图 5-2-44　单颗磨牙植入定位尺表面标有刻度及重要参数的数值

　　2. 使用方法　病例 2：头模患者 46 牙缺失，用测量尺测量缺牙间隙的龈平面近远中向间距为 13mm，颊舌向间距为 10mm，选择单颗磨牙植入定位尺进行手术（图 5-2-45）。

　　于 46 牙牙槽嵴顶切开，翻开黏骨膜瓣，翻瓣后测量牙槽嵴的近远中向间距为 9mm，颊舌向间距为 8.5mm，选择定位尺的远中位点（图 5-2-46）。

　　（1）定点：将定位尺抵靠于 45 牙牙颈部，使用球钻或先锋钻定点，定点后进行"定距"实测（图 5-2-47）。

　　（2）半钻实测：确认定点正确后，使用先锋钻钻入预设深度的 1/2，半钻后使用测量尺 01 号端（梯尺端）进行实测，在骨平面和触点平面测量定位杆或钻针与近远中邻牙的间距，"定角"核查校验种植位点的种植骨窝洞种植轴向，这时发现轴向偏向近中（图 5-2-48）。

　　（3）全钻实测：在钻入预设深度的同时纠正种植轴向（图 5-2-49）。

　　继续逐级备孔，若患者骨质骨量较差时，可以每钻后都进行实测，确定种植窝洞种植轴向和深度与术前设计一致（图 5-2-50）。

　　进行种植体植入，实测可见种植体植入位置与术前设计一致，与邻牙在骨平面与触点平面的间距正确（图 5-2-51）。旋入愈合基台，缝合牙龈关闭切口。

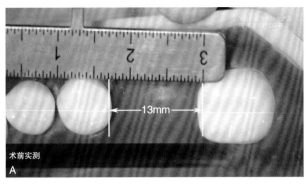

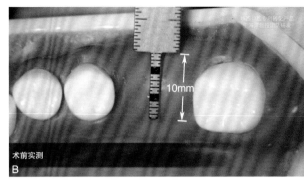

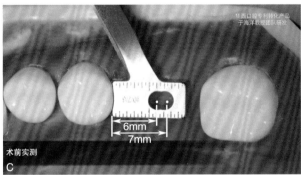

图 5-2-45 使用测量尺进行缺牙间隙的实测并同期快速选择合适的定位尺

A. 测量尺 02 号端（直尺端）实测龈平面近远中间距为 13mm；

B. 测量尺 02 号端（直尺端）实测龈平面颊舌间距为 10mm；

C. 选择单颗磨牙植入定位尺快速确定种植位点。

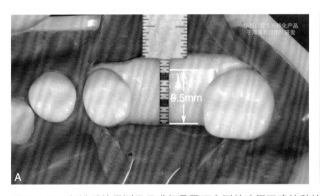

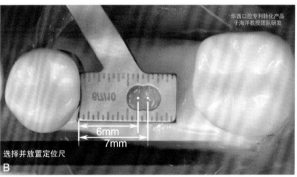

图 5-2-46 翻瓣后使用测量尺进行骨平面实测并选择正确的种植位点

A. 测量尺 02 号端（直尺端）实测骨平面颊舌间距为 8.5mm；B. 选择单颗磨牙植入定位尺。

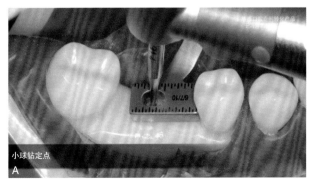

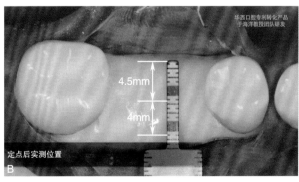

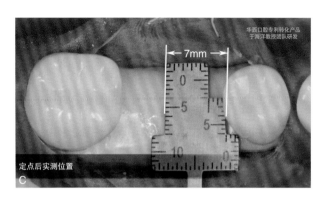

图 5-2-47　使用单颗磨牙植入定位尺配合小球钻定点并实测
A. 利用单颗磨牙植入定位尺远中位点进行小球钻定点；B. 测量尺 02 号端（直尺端）实测骨平面颊舌间距为 8.5mm；C. 测量尺 01 号端（梯尺端）实测骨平面近中间距为 7mm。

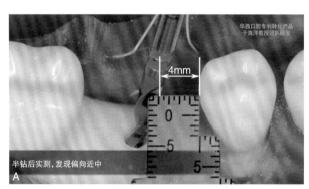

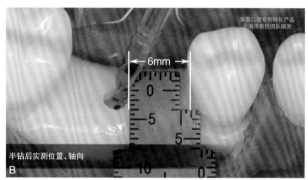

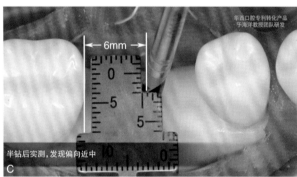

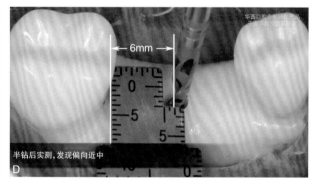

图 5-2-48　使用测量尺进行种植轴向实测发现种植体轴向偏近中
A. 测量尺 01 号端（梯尺端）实测钻针中心距近中邻牙外形高点间距为 4mm（触点平面近中间距）；B. 测量尺 01 号端（梯尺端）实测骨平面钻针中心距近中邻牙间距为 6mm（骨平面近中间距）；C. 测量尺 01 号端（梯尺端）实测钻针中心距远中邻牙外形高点间距为 6mm（触点平面远中间距）；D. 测量尺 01 号端（梯尺端）实测骨平面钻针中心距远中邻牙间距为 6mm（骨平面远中间距）。

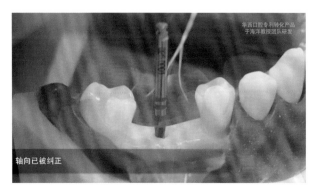

图 5-2-49　根据实测结果纠正种植轴向

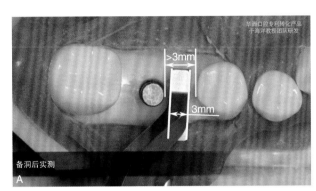

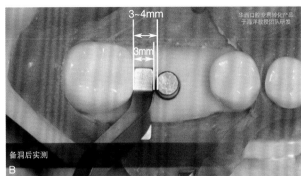

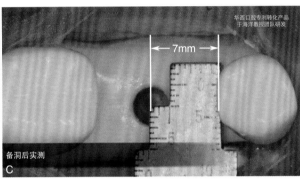

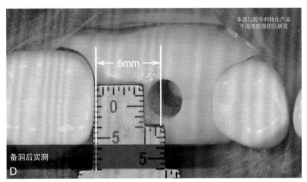

图 5-2-50　备洞完成后进行窝洞间距与轴向的实测

A. 利用单颗磨牙定位尺预设厚度（3mm）快速实测触点平面近中间距略 >3mm；B. 利用单颗磨牙定位尺预设厚度（3mm）快速实测触点平面远中间距 >3mm；C. 测量尺 01 号端（梯尺端）实测骨平面近中间距为 7mm；D. 测量尺 01 号端（梯尺端）实测骨平面远中间距为 6mm。

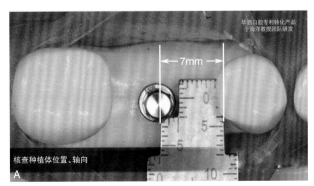

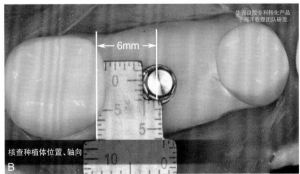

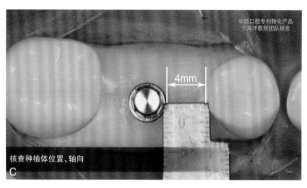
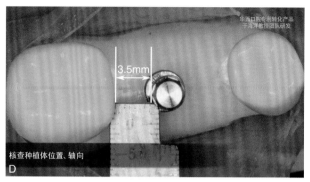

图 5-2-51   植入完成后使用测量尺再次进行种植窝洞种植轴向的核查校验

A. 测量尺 01 号端（梯尺端）实测骨平面携带体中心距近中邻牙间距为 7mm；B. 测量尺 01 号端（梯尺端）实测骨平面携带体中心距远中邻牙间距为 6mm；C. 测量尺 01 号端（梯尺端）实测触点平面携带体外缘距近中邻牙间距为 4mm；D. 测量尺 01 号端（梯尺端）实测触点平面携带体外缘距远中邻牙间距为 3.5mm。

视频 3   单颗磨牙植入，定位尺的实操示范与讲解

①扫描二维码

②用户登录

③激活增值服务

④观看视频

（三）连续前磨牙植入定位尺

1. 预设值和形态特征   该尺主要用于前磨牙区连续缺失的定位。总长 14mm、宽 4mm，前端为一浅凹圆弧形状，用于抵靠近中邻牙的颈部（图 5-2-52），体部有两个分开的圆，圆孔直径 2.4mm，即为两个预设的种植位点（图 5-2-53）。第一个圆的圆心到圆弧边缘的间距为 4.5mm，即第一颗种植体中心到邻牙颈部间距为 4.5mm（图 5-2-54）；两个圆的圆心之间距为 7mm，即两颗种植体中心的间距为 7mm（图 5-2-55）。定位尺的厚度为 3.0mm，可用于快速判断种植体与邻牙及相邻种植体之间的间距关系（图 5-2-56），定位尺表面标有刻度及重要参数的数值（图 5-2-57）。

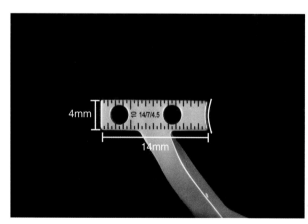

图 5-2-52   连续前磨牙植入定位尺总长 14mm、宽 4mm，前端为一浅凹圆弧形状

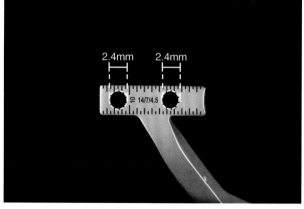

图 5-2-53   连续前磨牙植入定位尺圆孔直径 2.4mm

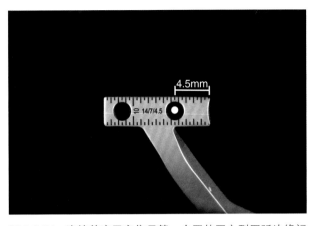

图 5-2-54　连续前磨牙定位尺第一个圆的圆心到圆弧边缘间距为 4.5mm

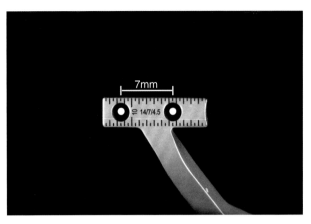

图 5-2-55　连续前磨牙植入定位尺两个圆的圆心之间距为 7mm

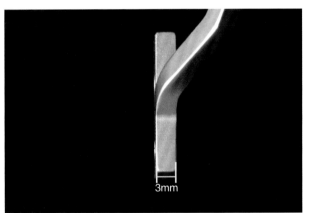

图 5-2-56　连续前磨牙植入定位尺的厚度为 3mm

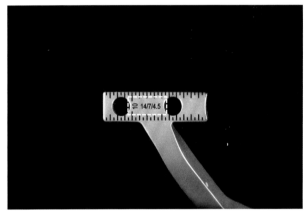

图 5-2-57　连续前磨牙植入定位尺表面标有刻度及重要参数的数值

2. 使用方法　病例3：头模患者34、35牙缺失，用测量尺测量缺牙间隙的近远中向间距约为18mm，颊舌向间距约为8~9mm；于34、35牙牙槽嵴顶切开，翻开黏骨膜瓣，翻瓣后测量牙槽嵴的近远中向间距约为17mm，颊舌向间距约为7.5~8mm，选择连续前磨牙缺失定位尺进行手术（图5-2-58）。

（1）定点：将定位尺抵靠于33牙牙颈部，使用球钻或先锋钻定点，定点后进行"定距"实测核查校验（图5-2-59）。

（2）半钻实测：确认定点正确后，使用先锋钻钻入预设深度的1/2，半钻后使用测量尺01进行实测，在骨平面和触点平面测量定位杆或钻针与近远中邻牙的间距，"定角"核查校验种植骨窝洞种植轴向（图5-2-60）。

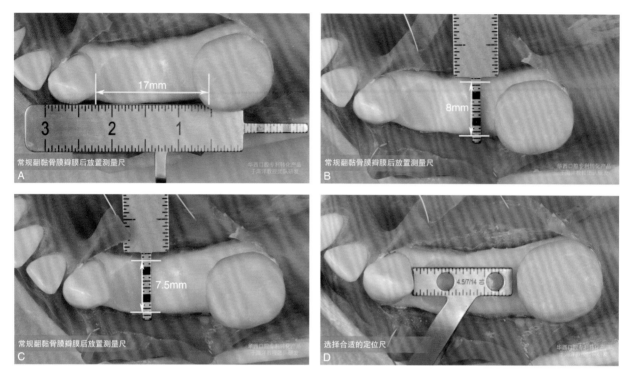

图 5-2-58　使用测量尺进行缺牙间隙的实测核查校验并同期选择合适的定位尺
A. 测量尺 02 号端（直尺端）测量骨平面缺牙区近远中间距；B. 测量尺 02 号端（直尺端）测量骨平面颊舌间距；C. 测量尺 02 号端（直尺端）测量骨平面颊舌间距；D. 选择连续前磨牙植入定位尺。

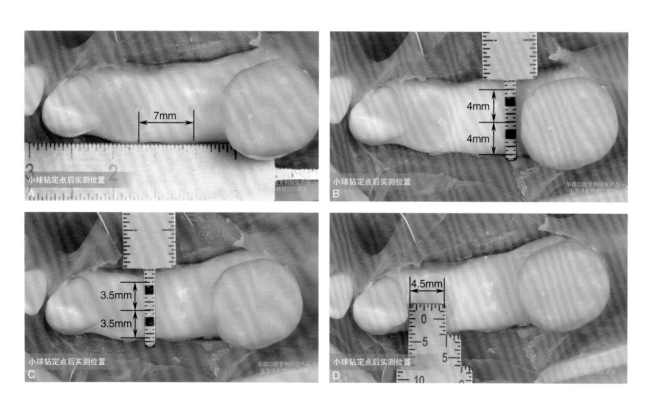

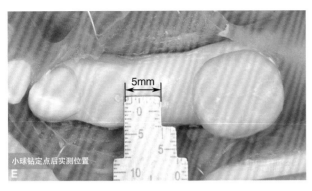

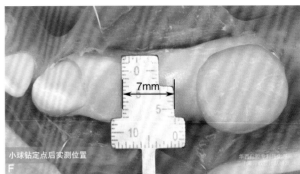

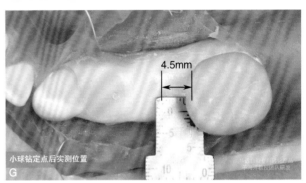

图 5-2-59　定点后使用测量尺实测核查校验

A. 测量尺 02 号端（直尺端）实测定点中心间距为 7mm；

B. 测量尺 02 号端（直尺端）实测远中定点距颊舌边缘均为 4mm；

C. 测量尺 02 号端（直尺端）实测近中定点边缘距颊舌边缘均为 3.5mm；D. 测量尺 01 号端（梯尺端）实测定点边缘距近中邻牙间距为 4.5mm；E. 测量尺 01 号端（梯尺端）实测定点边缘间距为 5mm；F. 测量尺 01 号端（梯尺端）实测定点中心间距 7mm；G. 测量尺 01 号端（梯尺端）实测定点边缘距远中邻牙间距为 4.5mm。

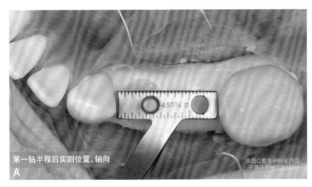

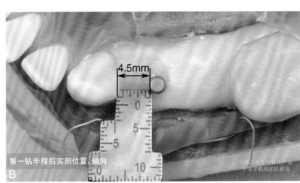

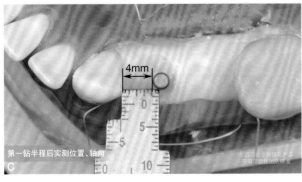

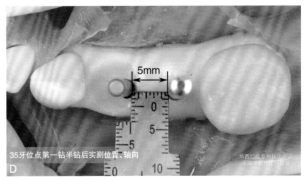

图 5-2-60　使用测量尺 01 进行半钻实测核查校验

A. 使用连续前磨牙定位尺实测；B. 测量尺 01 号端（梯尺端）实测骨平面近中间距为 4.5mm；C. 测量尺 01 号端（梯尺端）实测触点平面近中间距为 4mm；D. 测量尺 01 号端（梯尺端）实测位点间距为 5mm。

（3）全钻实测：钻至预设深度，核查校验骨平面和触点平面测量定位杆或钻针与近远中邻牙的间距，再次确认种植位点种植骨窝洞种植轴向与深度，判断是否与术前设计一致（图5-2-61）。

继续逐级备孔，若患者骨密度较低或即拔即种骨量接近最小容纳极限时，可以每钻后都进行实测，在备洞完成后进行最终实测（图5-2-62）。

确定种植制备窝洞的种植轴向与深度正确后，进行种植体植入，实测可见种植体植入位置与术前设计一致，定位尺的厚度设计可以方便地利用测量尺厚度预设值对间距进行快速比选测量，测得种植体与邻牙间距约3mm，种植体之间距3mm（图5-2-63）。旋入愈合基台，缝合牙龈关闭切口。

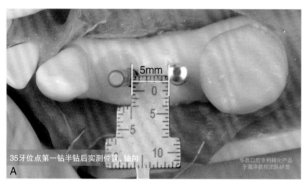
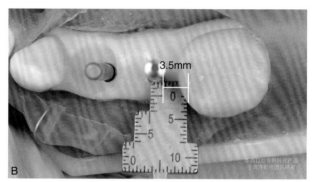
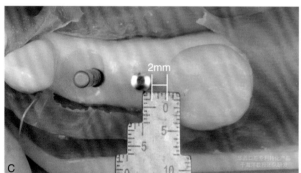
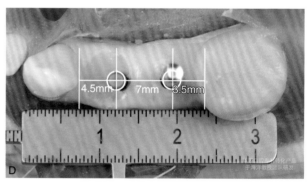
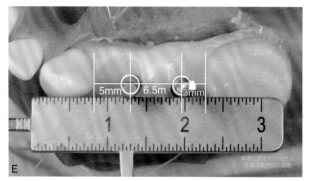

图 5-2-61　使用测量尺进行种植轴向实测核查校验

A. 测量尺 01 号端（梯尺端）实测钻针边缘间距为 5mm；

B. 测量尺 01 号端（梯尺端）实测骨平面远中间距为 3.5mm；

C. 测量尺 01 号端（梯尺端）实测触点平面远中间距为 2mm；

D. 测量尺 02 号端（直尺端）实测骨平面位点间距为 4.5mm、7mm、3.5mm；E. 测量尺 02 号端（直尺端）实测触点平面位点间距为 5mm、6.5mm、3mm。

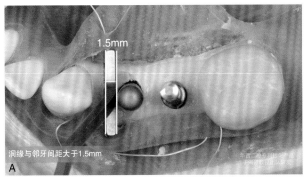

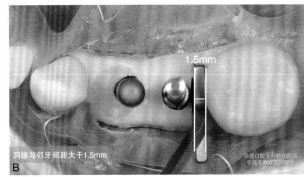

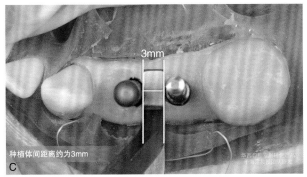

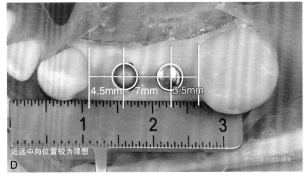

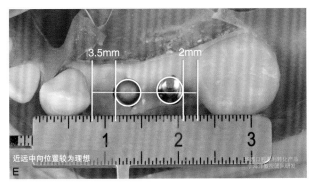

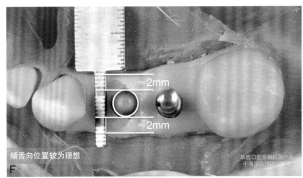

图 5-2-62 备洞完成后进行窝洞间距与轴向的实测核查校验

A. 测量尺 01 号端（梯尺端）预设厚度（1.5mm）快速实测近中洞缘与近中邻牙间距略 >1.5mm；B. 测量尺 01 号端（梯尺端）预设厚度（1.5mm）快速实测远中洞缘与远中邻牙间距略 >1.5mm；C. 单颗磨牙植入定位尺预设厚度（3mm）快速实测洞缘边缘间距约 3mm；D. 近远中向 2 个种植位点正确；E. 近远中向位置正确；F. 近中种植体颊舌向位置正确；G. 远中种植体颊舌向位置正确。

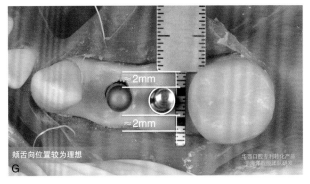

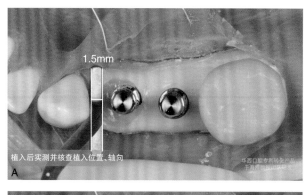

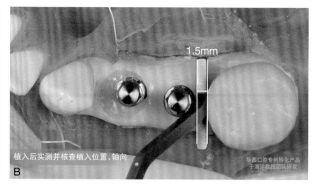

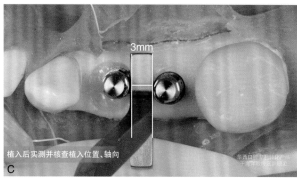

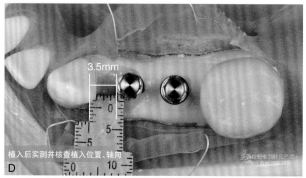

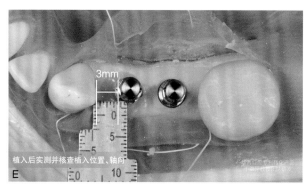

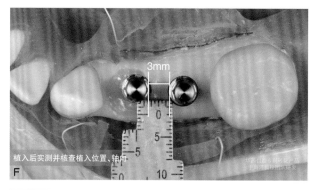

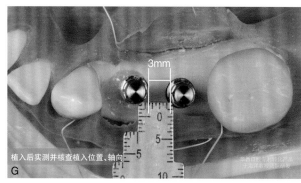

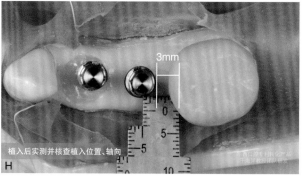

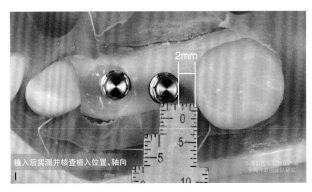

图 5-2-63　植入完成后使用测量尺再次进行种植体轴向和间距的核查校验

A. 测量尺 01 号端（梯尺端）预设厚度（1.5mm）快速实测近中携带体与近中邻牙间距略 >1.5mm；B. 测量尺 01 号端（梯尺端）预设厚度（1.5mm）快速实测远中携带体与远中邻牙间距略 >1.5mm；C. 单颗磨牙植入定位尺预设厚度（3mm）快速实测携带体外缘间距约 3mm；D. 测量尺 01 号端（梯尺端）实测骨平面携带体外缘距近中邻牙间距为 3.5mm；E. 测量尺 01 号端（梯尺端）实测触点平面携带体外缘距近中邻牙间距为 3mm；F. 测量尺 01 号端（梯尺端）实测骨平面携带体外缘间距为 3mm；G. 测量尺 01 号端（梯尺端）实测触点平面携带体外缘间距为 3mm；H. 测量尺 01 号端（梯尺端）实测骨平面携带体外缘距远中邻牙间距为 3mm；I. 测量尺 01 号端（梯尺端）实测触点平面携带体外缘距远中邻牙间距为 2mm。

（四）连续磨牙植入定位尺

1. 预设值和形态特征　该尺用于磨牙区连续缺失种植时的定位。总长 19mm、宽 5mm，前端为一浅凹圆弧形状，用于抵靠近中邻牙的颈部（图 5-2-64），体部有两个分开的圆，圆孔直径 2.4mm，即为两个预设的种植位点（图 5-2-65）。第一个圆的圆心到圆弧边缘的间距为 6.5mm，即第一颗种植体中心到邻牙颈部间距 6.5mm（图 5-2-66），两个圆的圆心之间距为 9mm，即两颗种植体中心之间的间距为 9mm（图 5-2-67）。定位尺的厚度为 3.0mm，也可用于快速判断种植体与邻牙及相邻种植体之间的间距关系（图 5-2-68）。定位尺表面标有刻度及重要参数的数值（图 5-2-69）。

视频 4　连续前磨牙植入，定位尺的实操示范与讲解
①扫描二维码
②用户登录
③激活增值服务
④观看视频

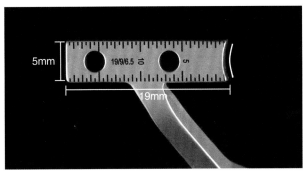

图 5-2-64　连续磨牙植入定位尺总长 19mm、宽 5mm，前端为一浅凹圆弧形状

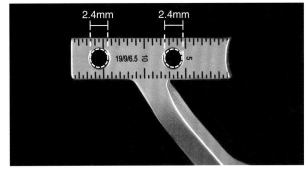

图 5-2-65　连续磨牙植入定位尺圆孔直径 2.4mm

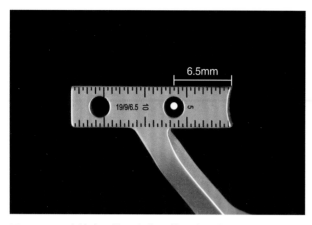

图 5-2-66　连续磨牙植入定位尺第一个圆的圆心到圆弧边缘的间距为 6.5mm

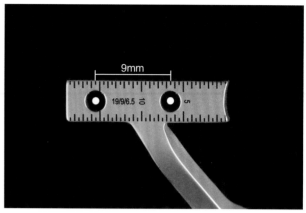

图 5-2-67　连续磨牙植入定位尺两个圆的圆心之间距为 9mm

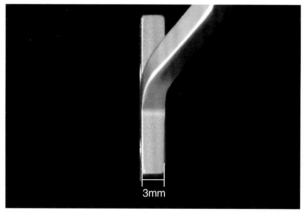

图 5-2-68　连续磨牙植入定位尺的厚度为 3.0mm

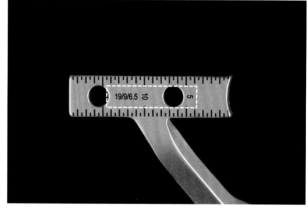

图 5-2-69　连续磨牙植入定位尺表面标有刻度及重要参数的数值

　　2. 使用方法　病例 4：头模患者 36、37 牙缺失，用测量尺测量缺牙间隙的龈平面近远中向间距为 22mm，颊舌向间距为 9~9.5mm，选择连续磨牙缺失定位尺进行手术（图 5-2-70）。

　　在 36、37 牙牙槽嵴顶切开，翻开黏骨膜瓣，翻瓣后测量牙槽嵴的骨平面近远中向间距为 22mm，颊舌向间距为 8~8.5mm（图 5-2-71）。

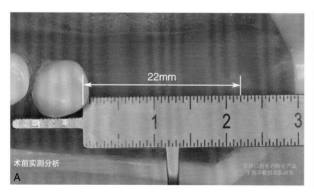

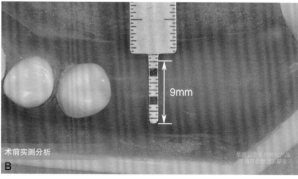

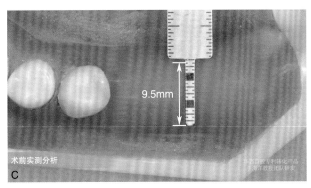

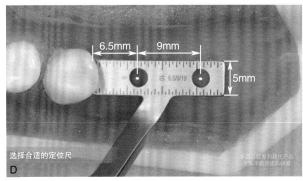

图 5-2-70　使用测量尺进行缺牙间隙的实测核查校验并同期选择合适的定位尺

A. 测量尺 02 号端（直尺端）测量龈平面近远中间距为 22mm；B. 测量尺 02 号端（直尺端）测量龈平面第一磨牙位点颊舌间距为 9mm；C. 测量尺 02 号端（直尺端）测量龈平面第二磨牙位点颊舌间距为 9.5mm；D. 选择连续磨牙植入定位尺。

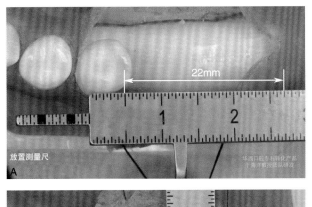

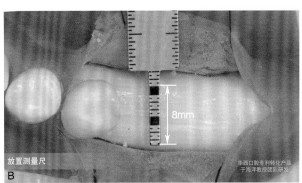

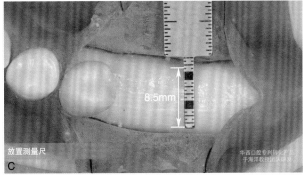

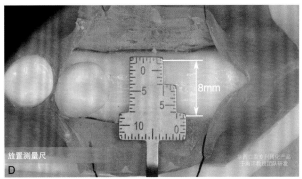

图 5-2-71　翻瓣后使用测量尺进行实测核查校验

A. 测量尺 02 号端（直尺端）测量骨平面近远中间距为 22mm；B. 测量尺 02 号端（直尺端）测量骨平面第一磨牙位点颊舌间距为 8mm；C. 测量尺 02 号端（直尺端）测量龈平面第二磨牙位点颊舌间距为 8.5mm；D. 测量尺 01 测量骨平面第一磨牙位点颊舌间距为 8mm。

（1）定点：将定位尺抵靠于 35 牙牙颈部，使用球钻或先锋钻定点，定点后进行"定距"实测（图 5-2-72）。

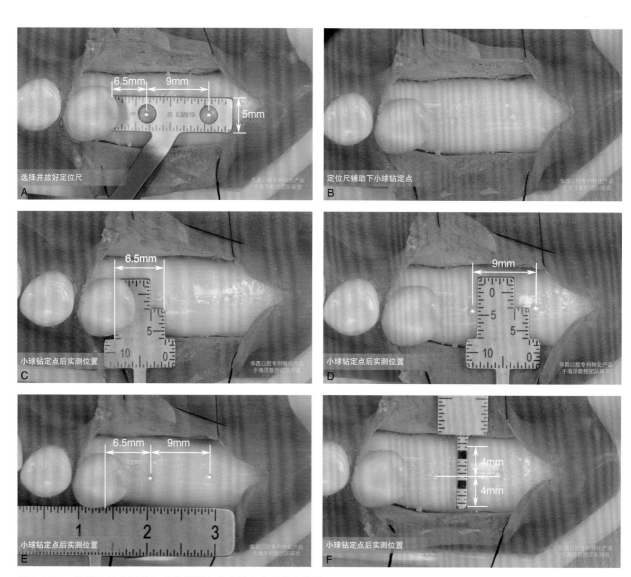

图 5-2-72　使用连续磨牙植入定位尺配合小球钻定点并核查校验

A. 连续磨牙植入定位尺辅助定点；B. 使用连续磨牙植入定位尺辅助定点完成𬌗面观；C. 测量尺 01 号端（梯尺端）实测骨平面近中定点中心距近中邻牙间距为 6.5mm；D. 测量尺 01 号端（梯尺端）实测骨平面两定点中心间距为 9mm；E. 测量尺 02 号端（直尺端）实测骨平面定点间距为 6.5mm、9mm；F. 测量尺 02 号端（直尺端）实测骨平面定点距颊舌边缘均为 4mm。

（2）半钻实测：确认定点正确后，使用先锋钻钻入预设深度的1/2，半钻后使用测量尺01进行实测，在骨平面和触点平面测量定位杆或钻针与邻牙的间距，"定角"核查校验种植制备骨窝洞的种植轴向，这时发现36位点在触点平面上间距35牙仅3mm，36、37两位点的触点平面间距大于骨平面间距，36位点种植轴向偏近中（图5-2-73）。

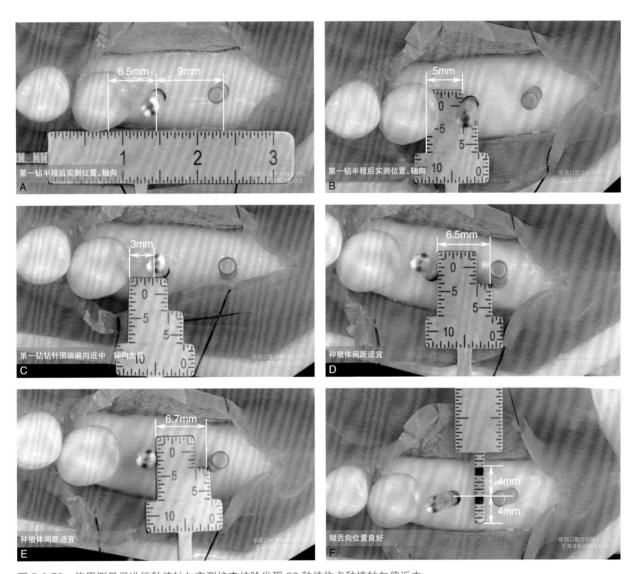

图5-2-73　使用测量尺进行种植轴向实测核查校验发现36种植位点种植轴向偏近中

A. 测量尺02号端（直尺端）实测骨平面36位点中心与近中邻牙的间距为6.5mm，36、37两位点中心的间距为9mm；B. 测量尺01号端（梯尺端）实测骨平面36位点先锋钻近中边缘与近中邻牙间距为5mm；C. 测量尺01号端（梯尺端）实测触点平面36位点种植钻近中边缘与近中邻牙间距为3mm；D. 测量尺01号端（梯尺端）实测骨平面两钻针边缘间距为6.5mm；E. 测量尺01号端（梯尺端）实测触点平面两钻针边缘间距为6.7mm；F. 测量尺02号端（直尺端）实测骨平面钻针中心距颊舌边缘均为4mm。

（3）全钻实测：纠正钻针轴向后，再钻至预设深度，最后进行实测核查校验，发现 36 位点触点平面钻针边缘与 35 牙间距 5mm，36、37 两位点钻针间的触点平面间距与骨平面间距基本相同，证明种植轴向已纠正（图 5-2-74）。

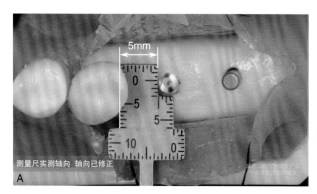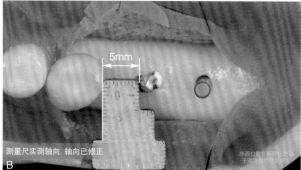
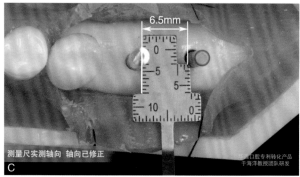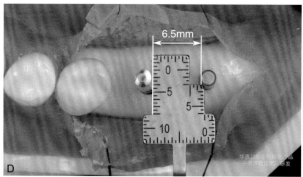

图 5-2-74　更改轴向后实测核查校验，轴向偏差已被纠正且两种植位点种植轴向平行
A. 测量尺 01 号端（梯尺端）实测骨平面 36 种植钻近中边缘与 35 牙根的间距为 5mm；B. 测量尺 01 号端（梯尺端）实测触点平面 36 种植钻近中边缘与 35 牙冠的间距为 5mm；C. 测量尺 01 号端（梯尺端）实测骨平面两钻针边缘间距为 6.5mm；D. 测量尺 01 号端（梯尺端）实测触点平面两钻针边缘间距为 6.5mm。

继续逐级备孔，若患者骨质骨量较差时，应该在每钻后都进行实测核查校验，以防种植位点偏移。在种植窝洞预备完成后借助定位尺的厚度进行间距的快速核查校验（图 5-2-75）。

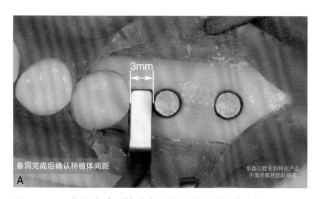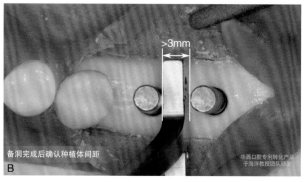

图 5-2-75　备洞完成后快速实测核查校验种植位点间距
A. 定位尺预设厚度（3mm）快速实测种植体边缘距近中邻牙外形高点间距约 3mm；B. 单颗磨牙植入定位尺预设厚度（3mm）快速实测种植体边缘间距 >3mm。

确定种植轴向、深度参数值与术前设计一致后,进行种植体的最终植入,实测核查校验后发现种植体植入位置与术前设计一致,携带体外缘与邻牙间距为 5mm,种植体携带体外缘之间距 4.5mm,两种植体轴向基本平行(图 5-2-76)。旋入愈合基台,缝合牙龈,关闭切口。

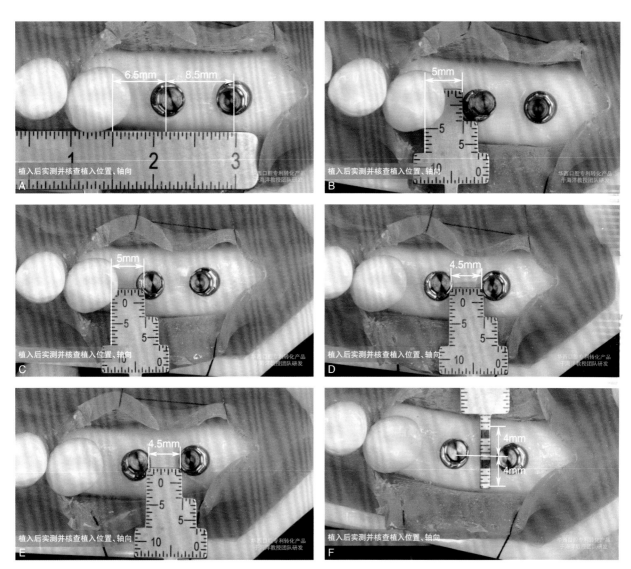

图 5-2-76　植入完成后使用测量尺再次进行种植轴向和间距的核查校验

A. 测量尺 02 号端(直尺端)实测骨平面近中邻牙 - 携带体中心 - 携带体中心间距为 6.5mm、8.5mm;B. 测量尺 01 号端(梯尺端)实测骨平面携带体外缘至近中邻牙间距为 5mm;C. 测量尺 01 号端(梯尺端)实测触点平面携带体外缘至近中邻牙间距为 5mm;D. 测量尺 01 号端(梯尺端)实测骨平面携带体外缘间距为 4.5mm;E. 测量尺 01 号端(梯尺端)实测触点平面携带体外缘间距为 4.5mm;F. 测量尺 02 号端(直尺端)实测骨平面种植体中心距颊舌边缘均为 4mm。

视频5　连续磨牙植入,定位尺的实操示范与讲解
①扫描二维码
②用户登录
③激活增值服务
④观看视频

（五）连续三颗后牙植入定位尺

1. 预设值和形态特征　该尺整体为长弧形,总长25mm、宽度4~5mm,与后牙牙槽嵴走行一致,用于三颗后牙连续缺失的定位;前端为一浅凹圆弧形状,用于抵靠近中邻牙的邻面（图5-2-77）,体部有三个分开的圆,圆孔直径2.4mm,即为三个预设的种植位点（图5-2-78）。第一个圆的圆心到圆弧边缘的间距为5.5mm,即第一颗种植体中心到邻牙颈部间距5.5mm（骨平面测量）（图5-2-79）;第一和第二个圆的圆心之间距为8mm,即前两颗种植体之间的间距为8mm（骨平面测量）（图5-2-80）;第二和第三个圆的圆心之间距为

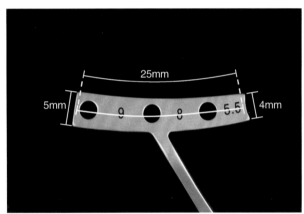

图5-2-77　连续三颗后牙植入定位尺为弧形,总长25mm、宽度4~5mm

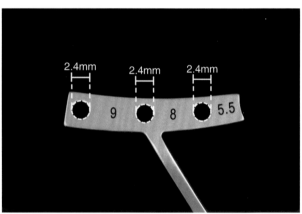

图5-2-78　连续三颗后牙植入定位尺圆孔直径2.4mm

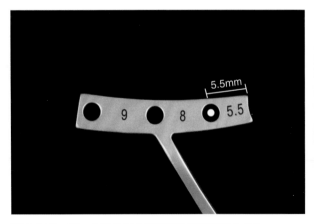

图5-2-79　第一个圆的圆心到圆弧边缘的间距为5.5mm

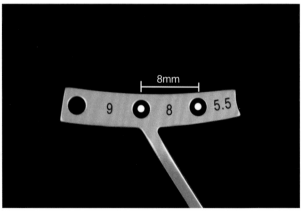

图5-2-80　第一和第二个圆的圆心之间距为8mm

9mm，即后两颗种植体之间的间距为9mm（骨平面测量）（图5-2-81）。因为定位尺的预设厚度为1.5mm，可用于快速判断种植体与邻牙以及相邻种植体之间的间距关系（图5-2-82）。定位尺表面标有刻度及重要参数的数值。弧形端边缘到第一圆孔（近）圆心的间距为5.5mm（图5-2-83）。

2. 使用方法　病例5：头模患者35、36、37牙缺失，拟进行三颗后牙植入方案，用测量尺测量缺牙间隙的近远中向间距 >29mm，颊舌向间距约为8mm，选择连续三颗后牙植入定位尺进行手术（图5-2-84）。

在35—37牙牙槽嵴顶切开，翻开黏骨膜瓣，翻瓣后测量牙槽嵴的近远中向间距 >29mm，颊舌向间距为7~8mm（图5-2-85）。

（1）定点：将定位尺抵靠于34牙牙颈部，使用球钻或先锋钻定点，定点后进行"定距"实测核查校验（图5-2-86）。

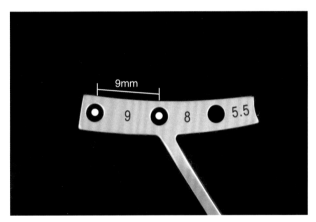

图 5-2-81　第二和第三个圆的圆心之间距为 9mm

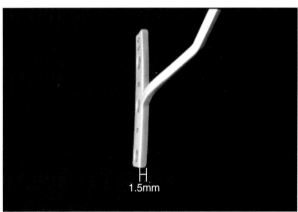

图 5-2-82　连续三颗后牙植入定位尺厚度为 1.5mm

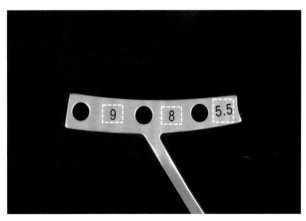

图 5-2-83　连续三颗后牙植入定位尺表面标有刻度及重要参数的数值

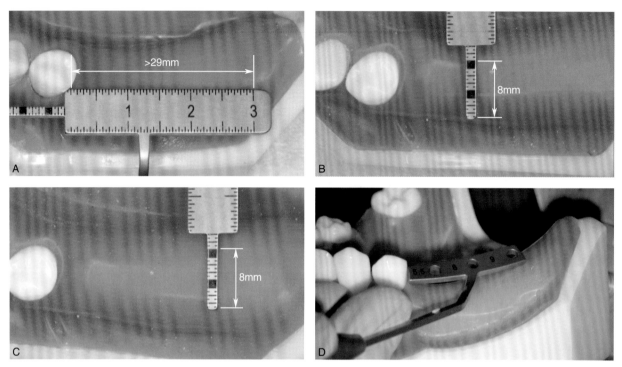

图 5-2-84　使用测量尺进行缺牙间隙的实测核查校验并同期选择合适的定位尺

A. 测量尺 02 号端（直尺端）实测龈平面近远中间距 >29mm；B. 测量尺 02 号端（直尺端）实测偏近中处龈平面颊舌间距为 8mm；C. 测量尺 02 号端（直尺端）实测偏远中处龈平面颊舌间距为 8mm；D. 选择比试定位尺。

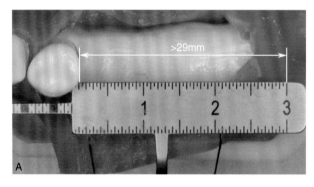

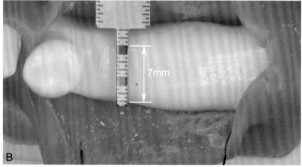

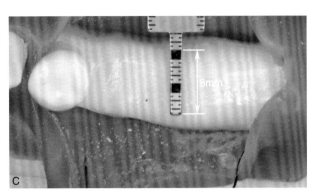 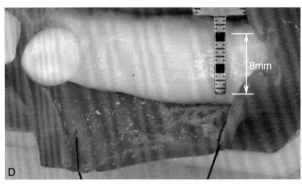

图 5-2-85　翻瓣后使用测量尺进行实测核查校验

A. 测量尺 02 号端（直尺端）实测骨平面近远中间距 >29mm；B. 测量尺 02 号端（直尺端）实测近中种植位点骨平面颊舌间距为 7mm；C. 测量尺 02 号端（直尺端）实测第二个种植位点骨平面颊舌间距为 8mm；D. 测量尺 02 号端（直尺端）实测远中种植位点骨平面颊舌间距为 8mm。

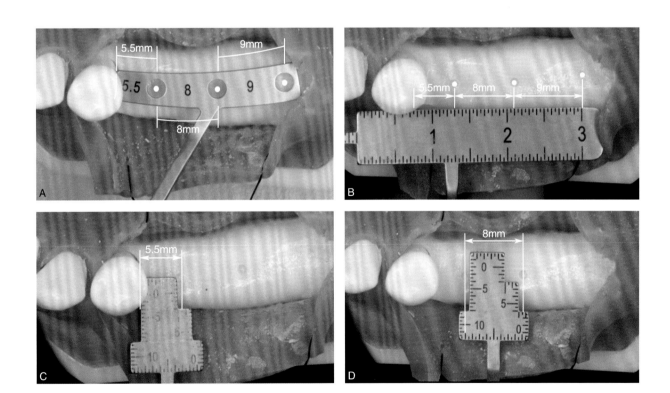

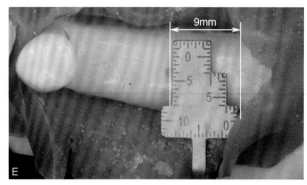

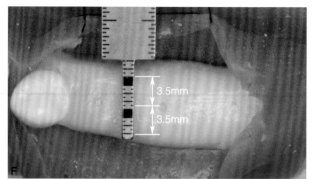

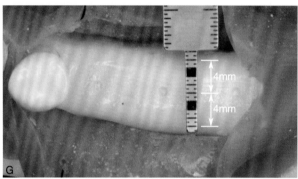

图 5-2-86　使用连续磨牙植入定位尺配合小球钻定点并使用测量尺实测核查校验
A. 连续三颗后牙植入定位尺辅助定点；B. 测量尺 02 号端（直尺端）实测骨平面定点间距为 5.5mm、8mm、9mm；C. 测量尺 01 号端（梯尺端）实测骨平面 35 位点定点近中间距为 5.5mm；D. 测量尺 01 号端（梯尺端）实测骨平面 35 位点与 36 位点定点间距为 8mm；E. 测量尺 01 号端（梯尺端）实测骨平面 36 位点与 37 位点定点间距为 9mm；F. 测量尺 01 号端（梯尺端）实测骨平面 36 位点定点距颊舌边缘均为 3.5mm；G. 测量尺 01 号端（梯尺端）实测骨平面 37 牙位点定点距颊舌边缘均为 4mm。

（2）半钻实测：确认定点正确后，使用先锋钻钻入预设深度的 1/2，半钻后使用测量尺 01 号端（梯尺端）进行实测，在骨平面和触点平面测量定位杆或钻针与邻牙的间距，"定角"核查校验种植位点的种植骨窝洞种植轴向（图 5-2-87），确定种植窝洞轴向和深度与术前设计一致。

（3）全钻实测：继续逐级备孔，直至备洞完成。若患者骨密度较低或即拔即种骨量接近最小容纳极限时，可以在每钻后都进行实测核查校验，控制每一步的偏差，确保获得正确种植位点（图 5-2-88）。

确定轴向与深度正确后，进行种植体植入，实测可见种植体植入位置与术前设计一致，与邻牙间距约 5mm，种植体之间距 >5mm（图 5-2-89）。旋入愈合基台，缝合牙龈关闭切口。

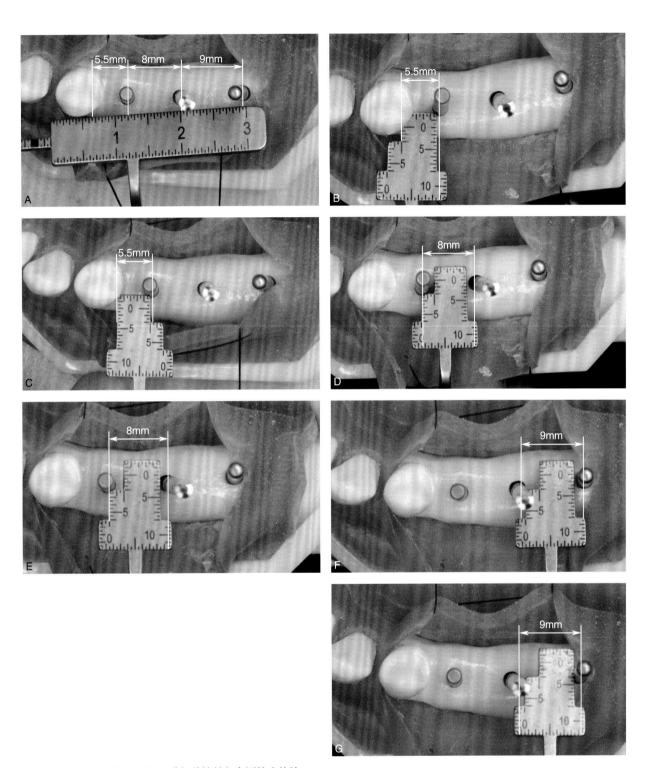

图 5-2-87 半钻后使用测量尺进行种植轴向实测核查校验

A. 测量尺 02 号端（直尺端）实测测量杆中心间距为 5.5mm、8mm、9mm；B. 测量尺 01 号端（梯尺端）实测骨平面 35 位点测量杆中心至近中邻牙间距为 5.5mm；C. 测量尺 01 号端（梯尺端）实测触点平面 35 位点测量杆中心距近中邻牙外形高点间距为 5.5mm；D. 测量尺 01 号端（梯尺端）实测骨平面 35 位点与 36 位点测量杆中心间距为 8mm；E. 测量尺 01 号端（梯尺端）实测触点平面 35 位点与 36 位点测量杆中心间距为 8mm；F. 测量尺 01 号端（梯尺端）实测骨平面 36 位点与 37 位点测量杆中心间距为 9mm；G. 测量尺 01 号端（梯尺端）实测触点平面 36 位点与 37 位点测量杆中心间距为 9mm。

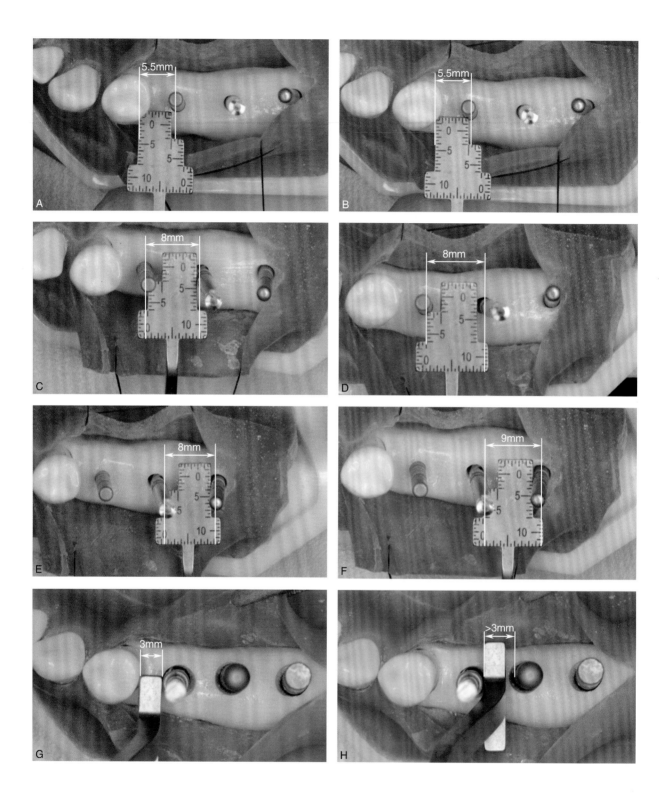

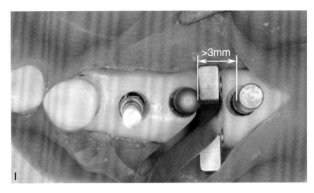

图 5-2-88　患者骨密度较差时使用测量尺在每钻后都进行实测核查校验

A. 测量尺实测骨平面 35 位点测量杆中心至近中邻牙间距为 5.5mm；B. 测量尺 01 号端（梯尺端）实测触点平面 35 位点测量杆中心距近中邻牙外形高点间距为 5.5mm；C. 测量尺 01 号端（梯尺端）实测骨平面 35 位点与 36 位点钻针边缘间距为 8mm；D. 测量尺 01 号端（梯尺端）实测触点平面 35 位点与 36 位点钻针边缘间距为 8mm；E. 测量尺 01 号端（梯尺端）实测触点平面 36 位点与 37 位点钻针边缘间距为 8mm；F. 测量尺 01 号端（梯尺端）实测骨平面 36 位点与 37 位点钻针边缘间距为 9mm；G. 利用单颗磨牙植入定位尺预设厚度（3mm）快速比选实测 35 位点种植体近中间距约 3mm；H. 利用单颗磨牙植入定位尺预设厚度快速比选实测 35 位点与 36 位点种植体间距 >3mm；I. 利用单颗磨牙植入定位尺预设厚度快速比选实测 36 位点与 37 位点种植体间距 >3mm。

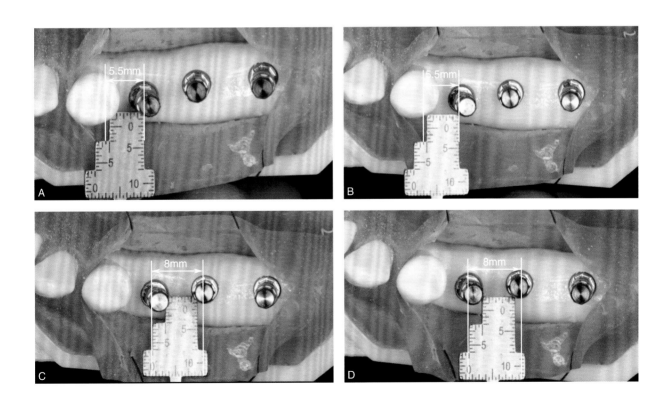

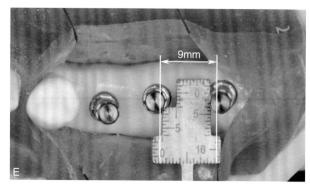
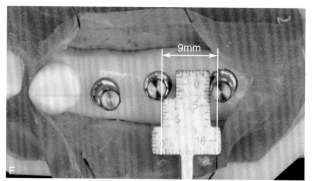

图 5-2-89　植入完成后使用测量尺再次进行种植轴向和间距的核查校验

A. 测量尺 01 号端（梯尺端）实测骨平面 35 位点携带体中心至近中邻牙间距为 5.5mm；B. 测量尺 01 号端（梯尺端）实测触点平面 35 位点携带体中心至近中邻牙外形高点间距为 5.5mm；C. 测量尺 01 号端（梯尺端）实测骨平面 35 位点与 36 位点携带体中心间距为 8mm；D. 测量尺 01 号端（梯尺端）实测触点平面 35 位点与 36 位点携带体中心间距为 8mm；E. 测量尺 01 号端（梯尺端）实测骨平面 36 位点与 37 位点携带体中心间距为 9mm；F. 测量尺 01 号端（梯尺端）实测触点平面 36 位点与 37 位点携带体中心间距为 9mm。

（六）连续种植体植入定位尺

1. 预设值和形态特征　该尺作为前 5 种定位尺的补充，可灵活运用于多种情况下的多颗牙缺失种植、连续种植体之间的定位。定位尺总长 12mm、宽 4mm，前端为一半圆弧，用于抵靠上一颗种植体位点的测量杆或钻针（图 5-2-90），定位尺体部有三个套叠的圆，圆孔直径 2.4mm，即为三个预设的种植位点（图 5-2-91）。第一个圆的圆心到圆弧中心的间距为 7mm（图 5-2-92），第二个圆的圆心到圆弧中心的间距为 8mm（图 5-2-93），第三个圆的圆心到圆弧中心的间距为 9mm（图 5-2-94），定位尺的厚度为 1.5mm（图 5-2-95），根据缺牙间隙具体情况选择。定位尺表面标有刻度及重要参数的数值（图 5-2-96）。

视频 6　连续三颗后牙植入，定位尺操作
①扫描二维码
②用户登录
③激活增值服务
④观看视频

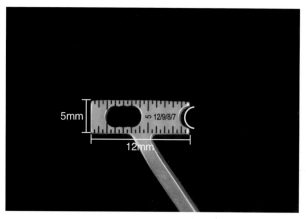
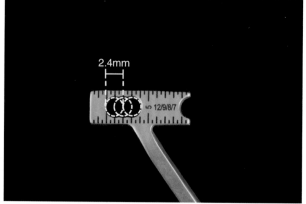

图 5-2-90　连续种植体植入定位尺总长 12mm、宽 5mm，前端为一半圆弧

图 5-2-91　连续种植体植入定位尺圆孔直径 2.4mm

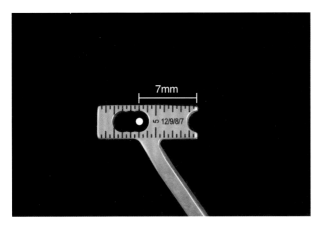

图 5-2-92　第一个圆的圆心到圆弧中心的间距为 7mm

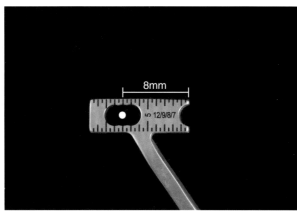

图 5-2-93　第二个圆的圆心到圆弧中心的间距为 8mm

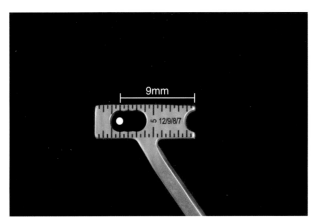

图 5-2-94　第三个圆的圆心到圆弧中心的间距为 9mm

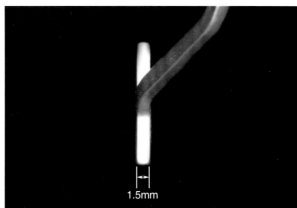

图 5-2-95　连续种植体植入定位尺厚度为 1.5mm

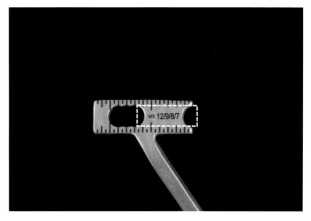

图 5-2-96　连续种植体植入定位尺表面标有刻度及重要参数的数值

2. 使用方法　病例6：头模患者35—37牙缺失，用测量尺测量缺牙间隙的近远中向间距>29mm，颊舌向间距为8~9mm，选择单颗前磨牙缺失定位尺和连续种植体定位尺进行手术（图5-2-97）。

在35—37牙牙槽嵴顶切开，翻开黏骨膜瓣，翻瓣后测量牙槽嵴的近远中向间距>29mm，颊舌向间距为7~8mm（图5-2-98）。

（1）35、36位点的定点及半钻实测

1）35位点定点：将单颗前磨牙植入定位尺抵靠于34牙牙颈部，先确定35位点的位置，使用球钻或先锋钻定点，定点后进行"定距"实测核查校验（图5-2-99）。

2）35位点半钻实测：确认定点正确后，使用先锋钻钻入预设深度的1/2，半钻后使用测量尺02号端（直尺端）进行"定角"实测，确认种植轴向与术前设计一致（图5-2-100）。

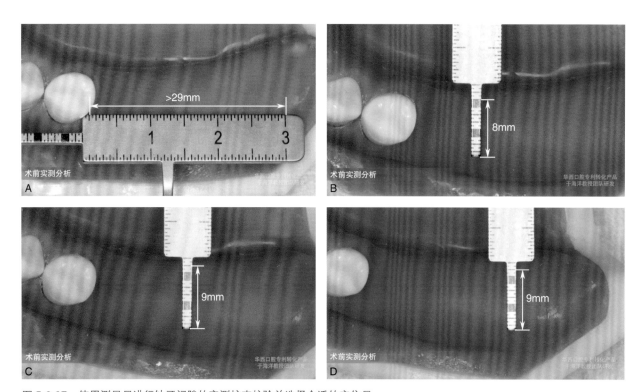

图5-2-97　使用测量尺进行缺牙间隙的实测核查校验并选择合适的定位尺

A. 测量尺02号端（直尺端）实测龈平面近远中间距>29mm；B. 测量尺02号端（直尺端）实测偏近中处龈平面颊舌间距为8mm；C. 测量尺02号端（直尺端）实测约36位点处龈平面颊舌间距为9mm；D. 测量尺02号端（直尺端）实测约37为点处龈平面颊舌间距为9mm。

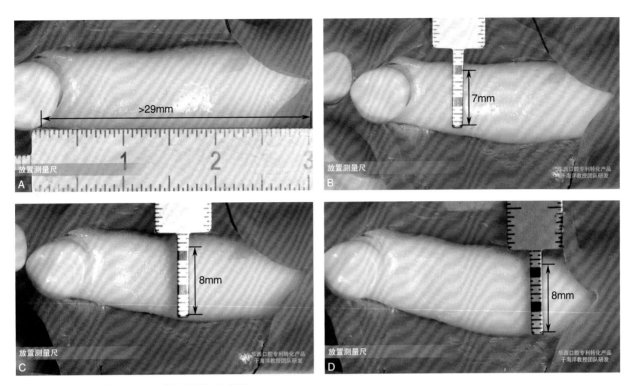

图 5-2-98 翻瓣后使用测量尺进行实测核查校验

A. 测量尺 02 号端（直尺端）实测骨平面近远中间距 >29mm；B. 测量尺 02 号端（直尺端）实测约 35 位点处骨平面颊舌间距为 7mm；C. 测量尺 02 号端（直尺端）实测约 36 位点处骨平面颊舌间距为 8mm；D. 测量尺 02 号端（直尺端）实测约 37 位点处骨平面颊舌间距为 8mm。

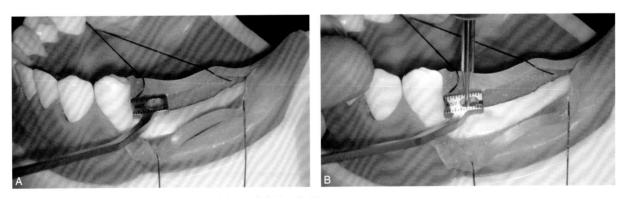

图 5-2-99 使用单颗前磨牙植入定位尺先确定 35 位点植入位置

A. 单颗前磨牙植入定位尺辅助定位；B. 单颗前磨牙植入定位尺近中位点辅助小球钻定点。

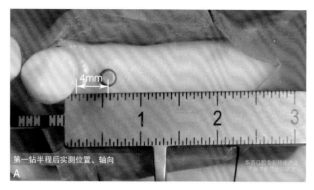
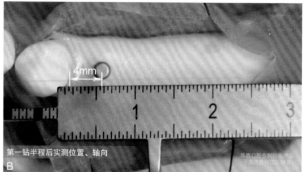

图 5-2-100 35 位点半钻后使用测量尺 02 号端（直尺端）进行种植轴向实测核查校验

A. 半钻后使用测量尺 02 号端（直尺端）实测骨平面 35 位点测量杆中心距离 34 牙远中邻面间距 4mm；B. 半钻后使用测量尺 02 号端（直尺端）实测触点平面 35 位点测量杆中心距离 34 牙远中邻面外形高点间距 4mm。

  3）36 位点定点：插入测量杆，将连续种植体定位尺抵靠于 35 位点测量杆，根据术前设计，用球钻在定位尺中间孔定点，进行第二颗种植体定点，定点后进行"定距"实测（图 5-2-101）。

  4）36 位点半钻实测：确认定点正确后，使用先锋钻钻入预设深度的 1/2，半钻后使用测量尺 01 号端（梯尺端）进行"定角"实测核查校验，确认种植轴向与术前设计一致（图 5-2-102）。

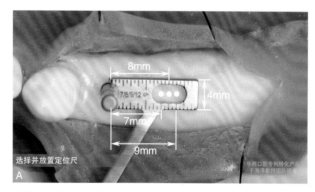
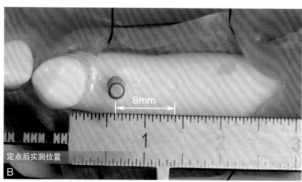
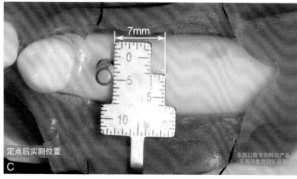
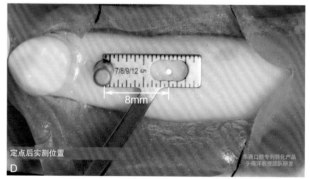

图 5-2-101 使用连续种植体植入定位尺参考 35 位点确定 36 位点

A. 连续种植体植入定位尺辅助中间孔定点；B. 测量尺 02 号端（直尺端）实测 35 位点测量杆中心距远中 36 位点定点中心的近远中间距为 8mm（中心至中心）；C. 测量尺 01 号端（梯尺端）实测 35 位点测量杆边缘距远中 36 位点定点中心的近远中间距为 7mm（边缘至中心）；D. 确定定点。

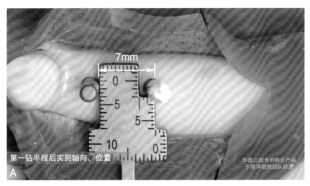 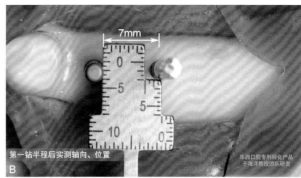

图 5-2-102　36 位点的半钻实测核查校验种植轴向

A. 测量尺 01 号端（梯尺端）实测骨平面 35 位点测量杆边缘距 36 位点钻针中心间距为 7mm（边缘至中心）；B. 测量尺 01 号端（梯尺端）实测触点平面 35 位点测量杆边缘距 36 位点钻针中心间距为 7mm（边缘至中心）。

　　（2）35、36 位点的全钻实测：轴向正确后，35 位点及 36 位点均钻至预设深度，再次进行实测，确认预备窝洞的种植骨窝洞种植轴向与深度，判断是否与术前设计一致（图 5-2-103）。

　　（3）37 位点的植入：

　　1）定点：插入测量杆，将连续种植体定位尺抵靠于 36 位点测量杆，用球钻在定位尺中间孔定点，进行第三颗种植体定点，定点后进行"定距"实测（图 5-2-104）。

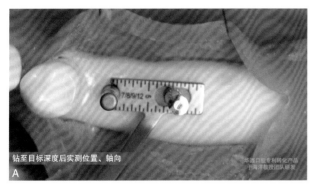 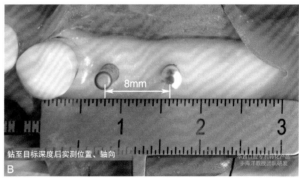

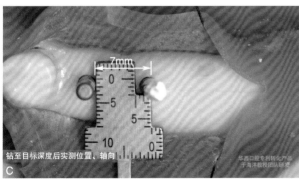 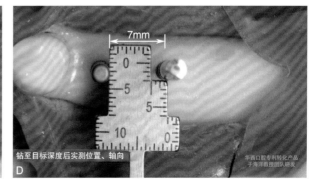

图 5-2-103　35 及 36 位点钻至预设深度后的实测核查校验

A. 连续种植体植入定位尺实测；B. 测量尺 02 号端（直尺端）实测骨平面 35 位点测量杆距 36 位点测量杆中心间距为 8mm（中心至中心）；C. 测量尺 01 号端（梯尺端）实测骨平面 35 位点测量杆边缘距 36 位点测量杆中心间距为 7mm（边缘至中心）；D. 测量尺 01 号端（梯尺端）实测触点平面 35 位点测量杆边缘距 36 位点测量杆中心间距为 7mm（边缘至中心）。

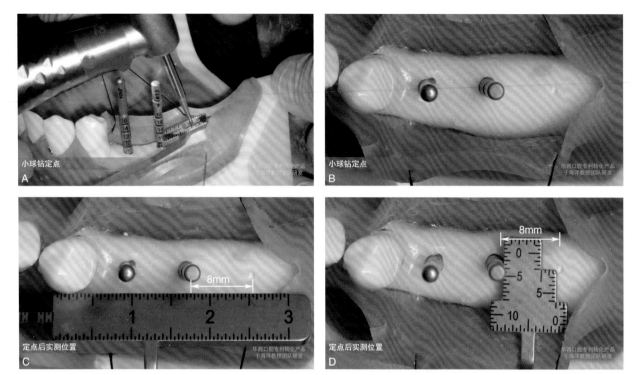

图 5-2-104　37 位点定点后实测核查校验

A. 定位尺辅助定点；B. 定点完成；C. 测量尺 02 号端（直尺端）实测 36 测量杆中心距离 37 定点中心间距为 8mm（中心至中心）；D. 测量尺 01 号端（梯尺端）实测 36 测量杆中心距离 37 定点中心间距为 8mm（中心至中心）；E. 连续种植体植入定位尺再次核对。

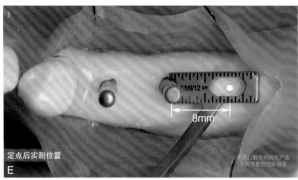

　　2）半钻实测：确认定点正确后，使用先锋钻钻入预设深度的 1/2，半钻后使用测量尺 01 号端（梯尺端）进行"定角"实测核查校验，核查校验种植窝洞的种植骨窝洞种植轴向（图 5-2-105）。

　　3）全钻实测：确定种植窝洞种植轴向正确后，继续钻至预设深度（图 5-2-106），再次核查校验骨平面和触点平面测量杆或钻针与近远中邻牙的间距，再次确认种植位点预备窝洞的种植骨窝洞种植轴向与深度，实测信息是否与术前设计一致。

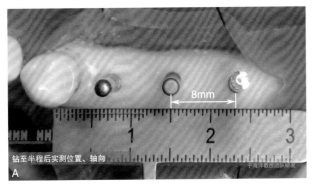

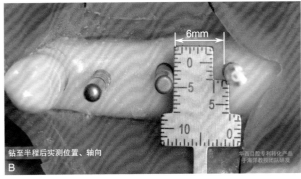

图 5-2-105 37 位点的半钻实测核查校验种植轴向

A. 测量尺 02 号端（直尺端）实测骨平面 36 位点与 37 位点测量杆中心间距为 8mm（中心至中心）；B. 测量尺 01 号端（梯尺端）实测骨平面 36 位点与 37 位点测量杆边缘间距为 6mm（边缘至边缘）；C. 测量尺 01 号端（梯尺端）实测触点平面 36 位点与 37 位点测量杆边缘间距为 6mm（边缘至边缘）。

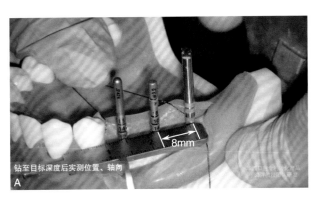

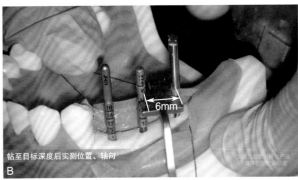

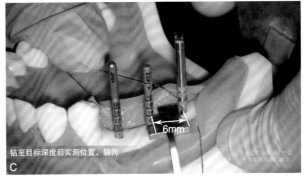

图 5-2-106 37 位点钻至预设深度后的实测核查校验

A. 测量尺 02 号端（直尺端）实测 36 位点与 37 位点中心至中心近远中间距为 8mm；B. 测量尺 01 号端（梯尺端）实测触点平面 36 位点与 37 位点边缘间距为 6mm；C. 测量尺 01 号端（梯尺端）实测骨平面 36 位点与 37 位点边缘间距为 6mm。

　　继续逐级备孔,若患者骨密度较低或即拔即种骨量接近最小容纳极限时,可以每钻后都进行实测,直至备洞完成(图 5-2-107)。确定轴向与深度正确后,进行种植体植入,实测可见种植体植入位置正确,与邻牙间距 3mm,种植体之间距约为 4mm(图 5-2-108)。旋入愈合基台,缝合牙龈关闭切口。

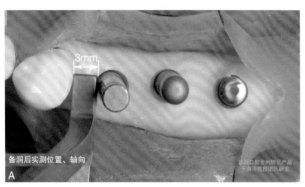

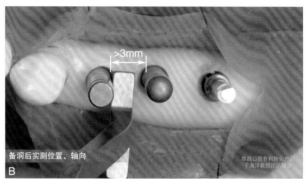

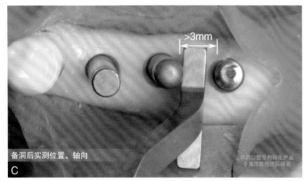

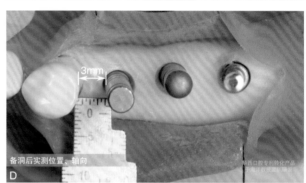

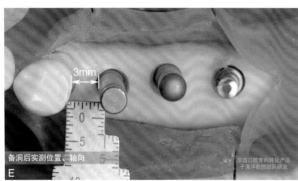

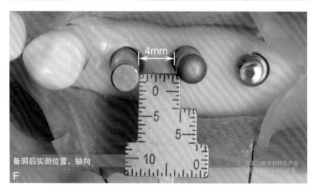

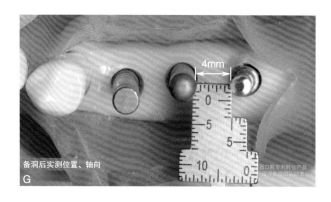

图 5-2-107　备洞完成后进行间距与轴向的实测核查校验

A. 利用单颗磨牙植入定位尺预设厚度（3mm）快速比选实测 35 位点种植体近中间距约 3mm；B. 利用单颗磨牙植入定位尺预设厚度快速比选实测 35 位点与 36 位点种植体间距 >3mm；C. 利用单颗磨牙植入定位尺预设厚度快速比选实测 36 位点与 37 位点测量杆边缘间距 >3mm；D. 测量尺 01 号端（梯尺端）实测骨平面 35 位点测量杆边缘至邻牙近中间距为 3mm；E. 测量尺 01 号端（梯尺端）实测触点平面 35 位点测量杆边缘至邻牙外形高点间距为 3mm；F. 测量尺 01 号端（梯尺端）实测触点平面 35 位点与 36 位点两测量杆边缘间距为 4mm；G. 测量尺 01 号端（梯尺端）实测触点平面 36 位点与 37 位点两测量杆边缘间距为 4mm。

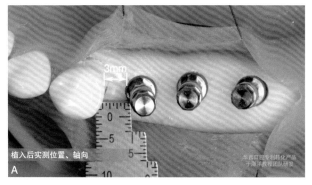

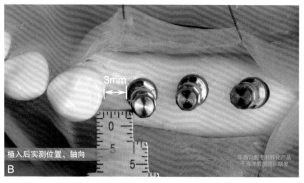

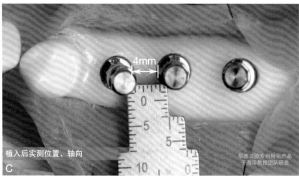

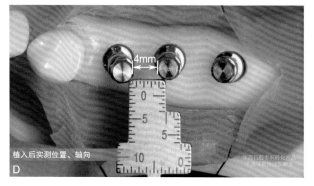

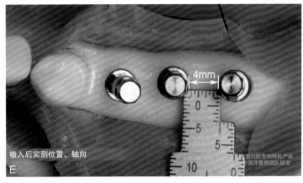

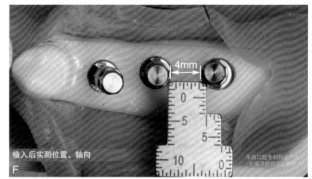

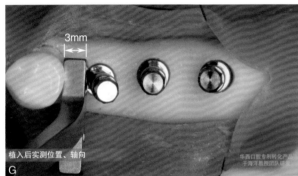

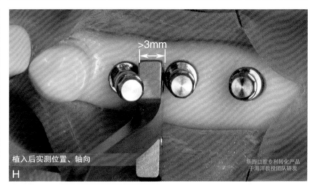

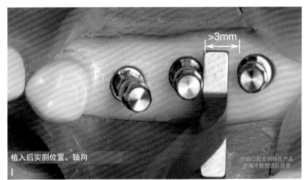

图 5-2-108　植入完成后使用测量尺再次进行种植轴向和间距的核查校验

A. 测量尺 01 号端（梯尺端）实测骨平面 35 位点携带体外缘至近中邻牙间距为 3mm；B. 测量尺 01 号端（梯尺端）实测触点平面 35 位点携带体外缘至近中邻牙边缘间距为 3mm；C. 测量尺 01 号端（梯尺端）实测骨平面 35 位点与 36 位点携带体外缘间距为 4mm；D. 测量尺 01 号端（梯尺端）实测触点平面 35 位点与 36 位点携带体外缘间距为 4mm；E. 测量尺 01 号端（梯尺端）实测骨平面 36 位点与 37 位点携带体外缘间距 4mm；F. 测量尺 01 号端（梯尺端）实测触点平面 36 位点与 37 位点携带体间距为 4mm；G. 利用单颗磨牙植入定位尺预设厚度快速比选实测 35 位点携带体距离近中邻牙间距约 3mm；H. 利用单颗磨牙植入定位尺预设厚度快速比选实测 35 位点与 36 位点携带体间距 >3mm；I. 利用单颗磨牙植入定位尺预设厚度快速比选实测 36 位点与 37 位点携带体间距 >3mm。

（于海洋　张雅萌　范　琳）

参考文献

[1] 贾璐铭, 贺锦秀, 卢嘉仪, 等. 一种实测实量引导植入位点的精准牙种植技术. 华西口腔医学杂志, 2020, 38(1): 108-113.

[2] 于海洋. 种植修复里的数字追问——从经验类比到数字引导. 华西口腔医学杂志, 2021, 39(04): 386-397.

[3] 于海洋. 关于牙体预备里的数字追问——从目测经验类比到数字引导. 华西口腔医学杂志, 2021, 39(1): 9-19.

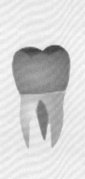

第六章 运用实测引导精准种植术的典型病例详解——案析三步三对照法种植术

本书的前五章已经详细讨论了口腔种植算术中实测引导种植与修复治疗的实用价值以及相关临床路径、方案等。为了学好做好种植修复,我们要将实测引导贯穿于术前虚拟种植修复设计、术中种植手术、术后检查评估,以及二期修复(见本套丛书第五册《数字引导式种植学——种植上部修复的统筹与个性化》)等全过程,通过直接的实测数据来支撑高效的、正确的临床设计,进一步通过对贯穿几何量进行"定距""定角""定比"等实测核查校验种植位点,实现精准种植,支撑种植治疗获得可预期的长期稳定疗效。

从贯穿主控几何量的选择和过程质量控制来讲,面对多步骤的种植修复治疗,采用实测校验来消减各步误差进而实现精度更高的植入定位是实测引导方案的核心思路。通过贯穿几何量的核查校验,我们就能控制某一几何量及其对应的临床及生理价值,实现精准的种植治疗。

为了便于大家学习把握及灵活运用,实测引导精准种植术的临床路径可概括为"三步三对照法"(图6-0-1)。

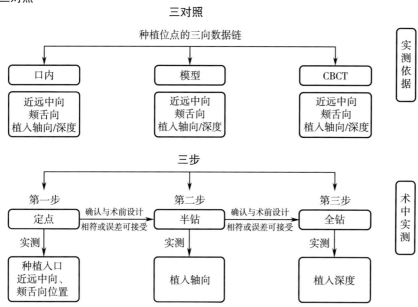

图6-0-1　"三步三对照法"的实测引导精准种植术的临床路径

"三步"是在进行种植手术时术者序列进行的三个主要临床流程步骤:①首先定点后,"定距"实测核查校验种植入口点的近远中、颊舌向位置是否正确,并及时纠正偏差;②定点正确后再钻入半钻停止,"定角"实测种植制备骨窝洞的种植轴向是否正确,并及时纠正偏差;③种植轴向正确后,全钻到预设深度,再实测深度是否正确,深度正确后再次核查校验种植制备完成的骨窝洞最终的三向位置信息是否正确,并及时纠正偏差。

"三对照"是判断前述三步骤种植制备得到的骨窝洞位置是否正确的依据。它本质上是种植位点的三向位置数据集合,由于口内、模型及CBCT上同向数据彼此相互关联、互为表里,所以更贴切的名称叫"种植位点的三向数据链"(其概念内涵前面第二章虚拟种植中已有讨论)。常用的对照数据来源就包括:口内缺牙间隙的三向数据信息、模型上缺牙间隙的三向数据信息,以及拟种植位点区骨的CBCT三向数据信息。具体核查校验时,将按位置方向逐一对照三向数据链进行某一位置方向的位置实测值来进行核查校验,在可接受的误差范围内,来判定虚拟或实体种植位点或种植制备的窝洞位置或轴向是否正确;并根据发现的偏差,及时纠正并再次核查校验是否正确,确保种植位点正确。

综上所述,实测是可以用于种植治疗的各个阶段,也适合几乎所有的病例。接下来,我们将通过下列几个典型病例,"手把手"案析三步三对照法精准种植术的临床流程和关键临床技巧。

第一节　实测引导下的单颗下颌前磨牙不翻瓣即刻种植病例的"手把手"详解

一、病例基础信息

患者,男,53 岁。

主诉:右下后牙旧修复体折断 1 年。

现病史:患者 1 年前发现右下后牙修复体断裂脱落,剩余修复体松动。现希望进行重新修复。

既往史:患者自述无高血压、心脏病、糖尿病等系统性疾病;5 年前曾行右下后牙种植手术,无牙体、正畸等其他口腔治疗史;无药物过敏史。

家族史:无特殊。

口内检查:可见 45 牙残根,断面位于龈下 2mm,46 牙为种植修复体,47 牙缺失,原有旧修复体为 45—47 牙的单端固定桥。全口卫生一般,牙石(++),色素(+++),探诊出血(–)(图 6-1-1)。

影像学检查:CBCT 示 45 牙牙根长度不足,抗力型差,断面平齐牙龈,再行桩核冠预后不良,拟行 45 牙即刻种植修复;46、47 牙位点可见冠修复,46 牙位点可见种植体影像,47 牙位点无种植体影像。

诊断:牙列缺损(47 缺失),牙体缺损(45 冠折);菌斑性牙龈炎。

修复方案:拆除 46、47 旧修复体,46 种植牙位点更换愈合基台。患者口腔卫生保健意识差,故进行口腔卫生宣教,先行牙周基础治疗,牙周状况改善 4 周后再行 45 牙即刻种植手术,最终行 45、46 牙种植修复,47 牙不予修复。

考虑后牙种植时开口度影响种植轴向,故先进行种植术区最大被动开口度的测量(图 6-1-2)。

二、三向位置数值的实测及数据链的获得

首先开展患者口内、模型和 CBCT 的实测,即建立拟种植的缺牙区三向位置信息的数据链用于虚拟设计及种植植入时的"三对照"(图 6-1-3,表 6-1-1)。此患者为即刻种植,故须将拔牙窝与种植窝洞的位置关系分析清楚,种植体根方要有一定的天然骨支撑包绕,以避免种植体初期稳定性不佳,影响二期修复。同时,此患者的临床牙冠高度不足 5mm,计划采取调磨对𬌗牙的方案,来保证种植上部修复临床牙冠高度至少为 5mm,与患者沟通交流后选择经济性好的普通烤瓷修复。

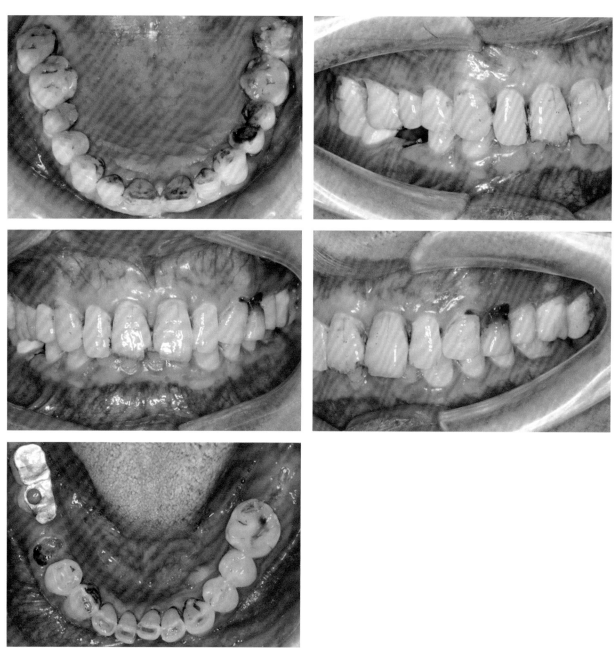

A

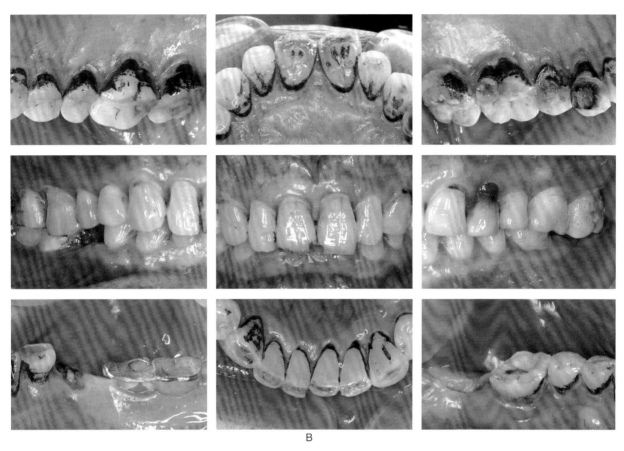

B

图 6-1-1　患者初诊时口内照片

A. 初诊时全牙列口内照；B. 初诊时局部口内照。

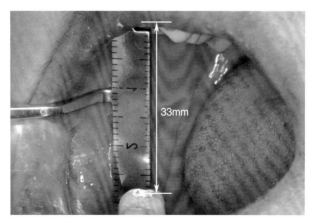

图 6-1-2　测量尺 02 号端（直尺端）实测种植术区最大被动开口度小于 33mm，提示只能选择徒手种植方式

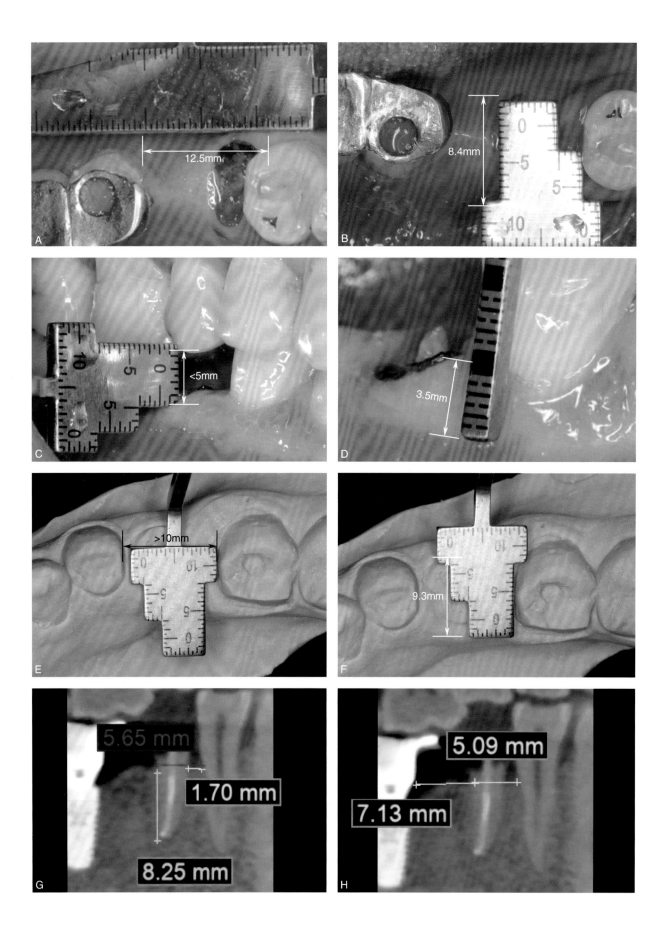

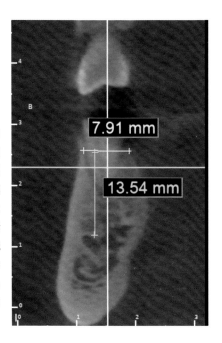

图 6-1-3　种植位点 45 的口内 - 模型 -CBCT 上三向数据链的实测

A. 测量尺 02 号端（直尺端）实测龈平面近远中向间距为 12.5mm；B. 测量尺 01 号端（梯尺端）实测龈平面颊舌向间距为 8.4mm；C. 测量尺 01 号端（梯尺端）实测 45 牙目标修复空间龈面高度（临床牙冠高度）<5mm；D. 测量尺 02 号端（直尺端）窄段实测 45 牙颊侧角化龈宽度为 3.5mm；E. 测量尺 01 号端（梯尺端）实测模型上缺牙区龈平面近远中向间距 >10mm；F. 测量尺 01 号端（梯尺端）实测模型上缺牙区龈平面颊舌向间距为 9.3mm；G. CBCT 实测 45 牙残根的长度及位置信息情况，残根骨内段长 8.3mm，骨平面 45 牙残根近中至近中邻牙间距 1.7mm，45 牙残根远中至近中邻牙间距为 5.7mm；H. CBCT 实测 45 牙种植位点至近中邻牙间距为 5.1mm，至远中邻牙间距为 7.1mm；故骨平面近远中向间距为 5.1+7.1=12.2mm；I. CBCT 实测骨平面颊舌向间距为 7.9mm；骨平面距下颌神经管种植深度为 13.5mm。

表 6-1-1　种植位点 45 缺牙区口内 - 模型 -CBCT 三向数据链的实测值汇总表　　　单位：mm

	近远中向	颊舌向	种植深度
口内	12.5	8.4	—
模型	>10	9.3	—
CBCT	12.2	7.9	13.5

三、术前虚拟种植修复设计

45 种植位点三向位置信息，进行术前虚拟种植修复设计，实测并记录好种植位点的三向位置信息，以便术中或二期修复时核查校验（图 6-1-4，表 6-1-2）。

四、45 位点精准植入术

临床实施时首先要拔除残根，测量并记录穿龈高度值。由实测可知，45 牙穿龈 2.5mm，平齐骨面种植且术中不翻瓣，故以牙龈平面为种植起始点计算植入深度更为便捷，即预备深度为种植体长度 + 牙龈厚度，即 10mm+2.5mm，为 12.5mm（图 6-1-5）。

根据术前虚拟设计方案及三向对照数据链，选择合适的术中定位尺，利用单颗前磨牙植入定位尺 5mm 位点进行定点（图 6-1-6）。

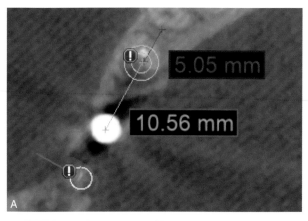

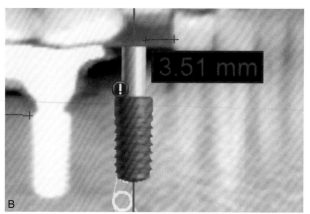

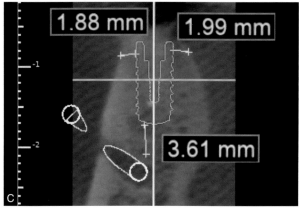

图 6-1-4 术前 45 CBCT 上虚拟种植修复设计

A. 术前 45 虚拟种植修复设计（近远中向骨平面）：骨平面 45 位点种植体中心距近中邻牙间距 5.05mm，距原 46 位点种植体中心间距 10.56mm；B. 术前 45 虚拟种植修复设计（近远中向触点平面）：根据选择的种植系统在虚拟设计时预设钻针直径，测量钻针边缘距离近中邻牙外形高点 3.51mm；C. 术前 45 虚拟种植修复设计（颊舌向与垂直向）：种植体上口外缘距颊侧骨壁 1.88mm，距舌侧骨壁 1.99mm，安全距离 3.61mm。

表 6-1-2 术前虚拟种植修复设计数据汇总　　　　　　　　　单位：mm

牙位	近远中向		颊舌向		种植深度		计划种植体型号
	种植体中心距近中邻牙参考点的距离（骨面/触点平面）	种植体中心距远中邻牙参考点的距离（骨面/触点平面）	种植体中心距颊侧骨壁的距离	种植体中心距舌侧骨壁的距离	种植体颈部距骨平面的距离	种植体尖端距解剖结构的安全距离	
45	5.1/3.5	10.6	3.9	4.0	1.0	3.6	直径：4.1；长度：10.0

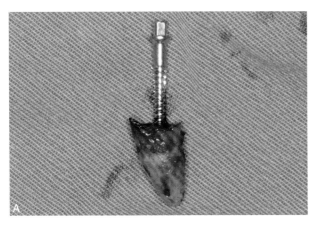
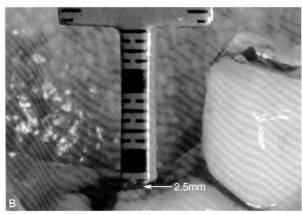

图 6-1-5　穿龈高度的实测

A. 用起重机微创拔除 45 牙残根；B. 测量尺 02 号端（直尺端）窄段实测 45 牙龈厚度为 2.5mm。

图 6-1-6　选择单颗前磨牙植入定位尺 5mm 位点进行种植入口点定位

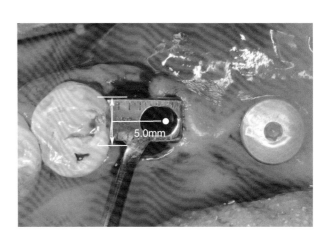

　　在延期种植的病例中，实测引导种植术中的"三步"中，第一步为定点；而在即刻种植的病例中，由于拔牙窝尚未愈合，故无法直视辨识窝内的定位点，因此可直接进行种植窝洞的预备，即直接从第二步先锋钻开始，先钻至目标深度的 1/2 时停止，"定距"实测植入窝洞的近远中向、颊舌向、种植骨窝洞种植轴向是否与虚拟种植修复设计一致（图 6-1-7）。

　　第三步：将先锋钻继续预备窝洞深度至目标深度，放置测量杆，分别实测触点平面及龈平面的近远中间距、颊舌向间距，"定角"核查校验种植位点的种植骨窝洞种植轴向是否与术前设计一致（图 6-1-8）。

　　植入种植体后进行最后实测复查，核查校验 45 最终三向位置信息是否与术前设计一致（图 6-1-9）。

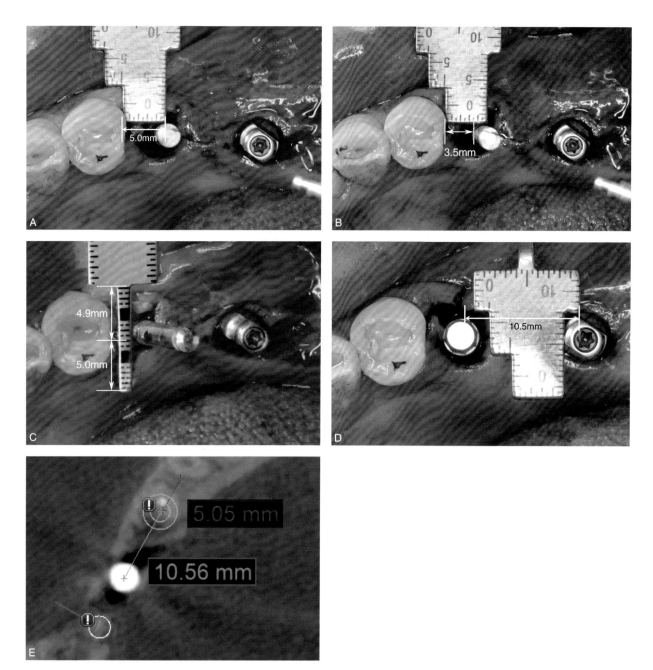

图 6-1-7 第二步实测对照核查校验 45 种植位点近远中、颊舌向、种植轴向等位置信息

A. 半钻后测量尺 01 号端（梯尺端）实测 45 位点测量杆中线至 44 牙远中邻面为 5mm（龈平面近中间距）；B. 半钻后测量尺 01 号端（梯尺端）实测 45 位点测量杆中线至 44 牙远中邻面外形高点为 3.5mm（触点平面近中间距）；C. 半钻后测量尺 02 号端（直尺端）窄段实测核查校验 45 种植位点龈平面钻针中心至颊侧间距为 4.9mm，至舌侧间距为 5.0mm；D. 半钻后测量尺 01 号端（梯尺端）实测核查校验龈平面两种植体中心近远中向间距为 10.5mm；E. 术前 CBCT 虚拟种植设计信息。

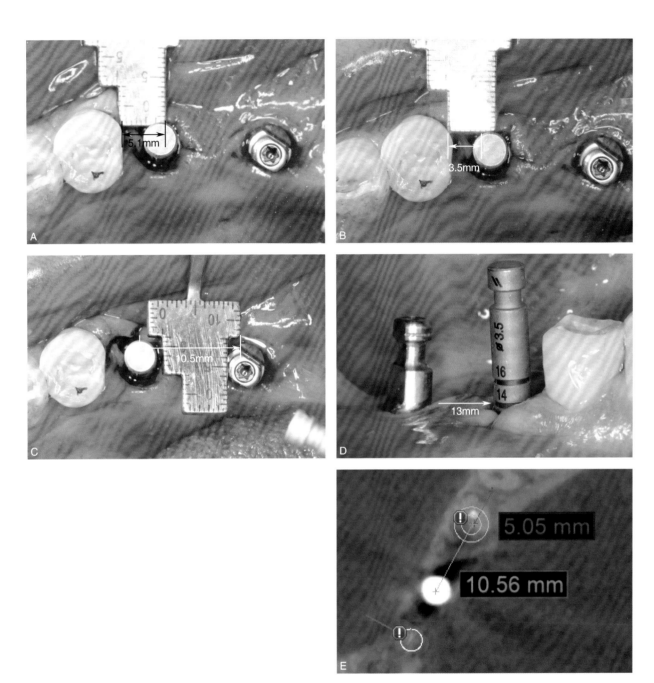

图 6-1-8　第三步实测及对照核查校验

A. 全钻后测量尺 01 号端（梯尺端）实测 45 位点测量杆中线至 44 牙远中邻面间距为 5.1mm（龈平面近中间距）；B. 全钻后测量尺 01 号端（梯尺端）实测核查校验 45 位点测量杆中线至 44 牙远中邻面外形高点为 3.5mm（触点平面近中间距）；C. 全钻后实测核查校验龈平面两种植体中心近远中向间距为 10.5mm（龈平面）；D. 全钻后测量杆实测核查校验 45 位点在龈平面的植入深度约为 13mm；E. 与术前 CBCT 虚拟设计信息相符：断根平面即龈平面 45 位点种植体中心距近中邻牙 5.1mm，种植体中心间距 10.6mm。

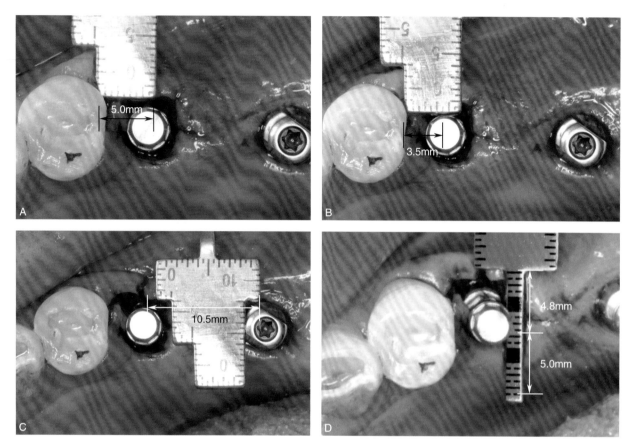

图 6-1-9　右下颌第二前磨牙种植位点植入后的实测

A. 植入后测量尺 01 号端（梯尺端）实测核查校验 45 位点种植体中心至 44 牙远中邻面为 5.0mm（龈平面近中间距）；B. 植入后测量尺 01 号端（梯尺端）实测 45 位点种植体中心距 44 牙远中邻面外形高点为 3.5mm（触点平面近中间距）；C. 植入后测量尺 01 号端（梯尺端）实测核查校验两种植体中心近远中向间距为 10.5mm（龈平面）；D. 测量尺 02 号端（直尺端）窄段实测右下颌第二前磨牙种植位点中心至颊侧间距为 4.8mm，至舌侧间距为 5.0mm（龈平面）。

五、术后修复

　　术后 6 个月，再次复查临床牙冠高度及穿龈高度，用此数据辅助基台及上部设计的选择。由实测可知，45 位点的临床牙冠高度为 5mm，穿龈高度为 4mm；46 位点的临床牙冠高度为 4.5mm，穿龈高度为 4mm。由此可知，原先种植好的 46 位点的临床牙冠高度不足 5mm，故再次修复时为了避免破裂等并发症发生，与患者商量后将上部修复更改为金属咬合面的烤瓷全冠修复方式（图 6-1-10）。

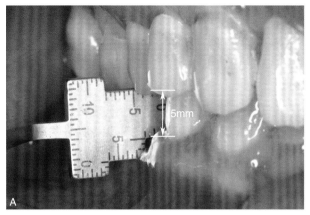

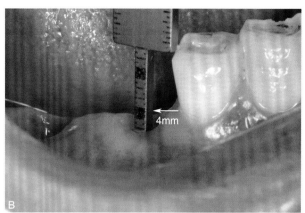

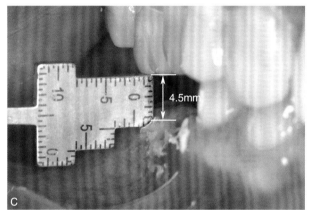

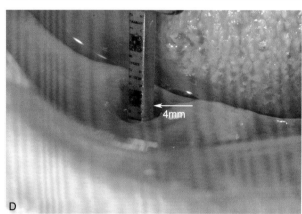

图 6-1-10　45 位点、46 位点二期修复效果图

A. 测量尺 01 号端（梯尺端）实测 45 位点目标修复空间龈面
高度（临床牙冠高度）为 5.0mm；B. 测量尺 02 号端（直尺端）
窄段实测 45 位点穿龈高度为 4.0mm；C. 测量尺 01 号端（梯
尺端）实测 46 位点目标修复空间龈面高度（临床牙冠高度）为
4.5mm，目标修复空间龈面高度不足，46 位点的上部修复体𬌗
面只能选金属𬌗面；D. 测量尺 02 号端（直尺端）窄段实测 46
位点穿龈高度为 4mm；E. 种植最终修复𬌗面观。

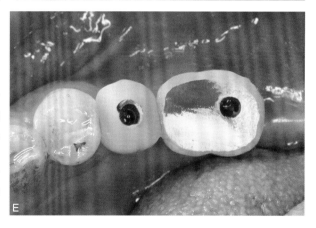

（于海洋　贾璐铭）

第二节　实测引导下的单颗上颌前牙缺失伴颊舌向骨量不足延期种植病例的"手把手"详解

一、病例基础信息

患者,男,21 岁。

主诉:右上前牙外伤脱落 4 年。

现病史:4 年前由于外伤导致 11 牙脱落,期间使用隐形义齿修复,现希望进行种植固定修复 11 牙。

既往史:患者自述无高血压、心脏病、糖尿病等系统性疾病;无牙体、牙周治疗史等口腔治疗史;无药物过敏史。

家族史:无特殊。

口内检查:口腔卫生差,牙石(+),12 牙 BOP(+)。11 牙缺失,缺牙区牙槽骨水平吸收,对𬌗牙无伸长,深覆𬌗 I 度;12 牙牙龈退缩至釉牙骨质界下,无松动。

影像学检查:CBCT 示 11 牙缺失,12 牙远中牙槽骨吸收至根中 1/2。

诊断:上颌牙列缺损(11 牙缺失);菌斑性牙龈炎。

修复方案:患者口腔卫生保健意识差,故进行口腔卫生宣教,先行牙周基础治疗,待牙周改善 4 周后再行 11 牙种植修复(图 6-2-1)。

二、三向位置数值的实测与三向数据链的获得

此患者骨宽度不足,是否需要进行骨增量手术,再进行二期植入? 或是同期植骨即可? 要确定上述方案细节,首先要在术前实测缺牙区的三向位置信息,获得口内 - 模型 -CBCT 的"三对照"三向数据链(图 6-2-2,图 6-2-3);进行汇总(表 6-2-1)。再结合虚拟上部修复设计等数据,"修复导向下"决策最终种植修复实施方案。

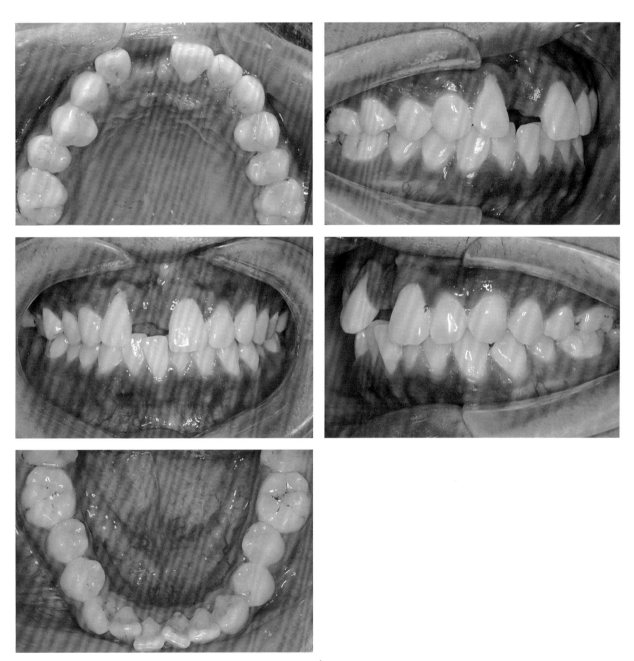

A

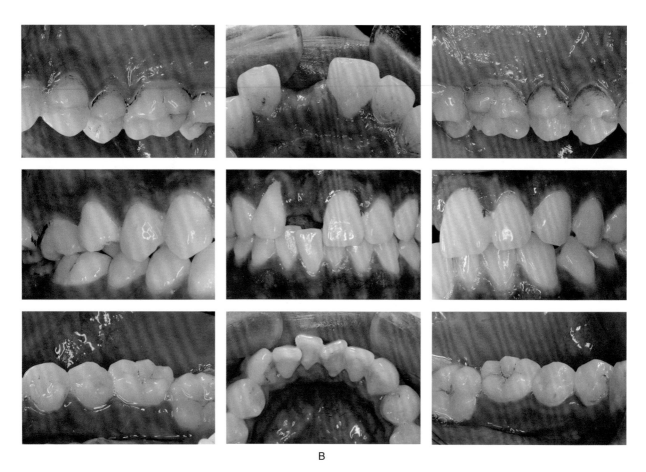

B

图 6-2-1　患者初诊时口内照片

A. 初诊全牙列口内照；B. 初诊局部口内照。

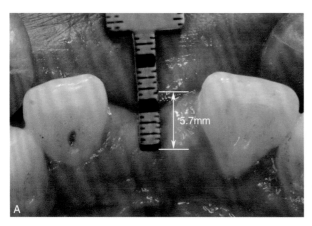

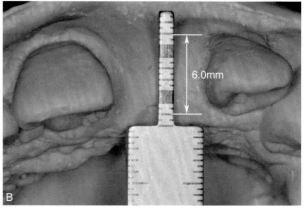

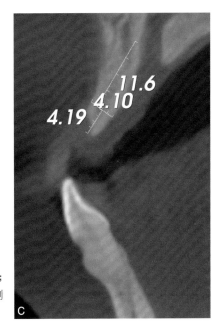

图 6-2-2　11 缺牙区种植位点口内 - 模型 -CBCT 唇腭向及种植深度的数据链

A. 测量尺 02 号端（直尺端）口内实测 11 缺牙区龈平面唇腭向间距为 5.7mm；
B. 测量尺 02 号端（直尺端）模型实测龈平面唇腭向间距为 6.0mm；C. CBCT 实测骨下 4mm 的牙槽骨唇腭向间距为 4.1mm，种植区骨高度为 11.6mm。

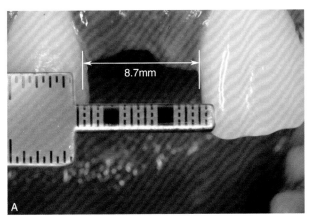

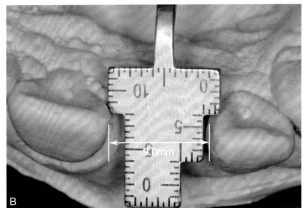

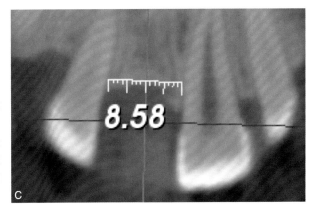

图 6-2-3　种植位点 11 缺牙区口内 - 模型 -CBCT 近远中的数据链

A. 测量尺 02 号端（直尺端）实测口内 11 缺牙区触点平面近远中向间距为 8.7mm；B. 测量尺 01 号端（梯尺端）实测模型上 11 缺牙区触点平面近远中向间距为 9.0mm；C. CBCT 实测 11 缺牙区骨平面近远中向间距为 8.6mm。

表 6-2-1 种植位点 11 缺牙区口内 - 模型 -CBCT 三向数据链的实测值汇总表　　　单位：mm

数据来源	不同方向实测值		
	近远中向	颊舌向	种植深度
口内	8.7	5.7	—
模型	9.0	6.0	—
CBCT	8.6	4.1	11.6

同时记录角化龈宽度和临床牙冠高度的实测值，用于二期上部修复设计及预后效果预估（图 6-2-4 ）。

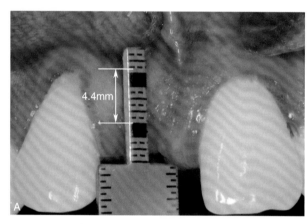 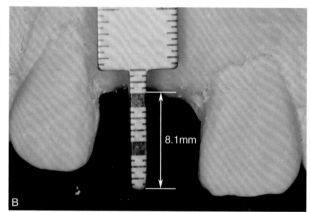

图 6-2-4　11 缺牙区角化龈和目标修复空间龈面高度的实测
A. 测量尺 02 号端（直尺端）实测 11 缺牙区唇侧角化龈宽度为 4.4mm；B. 测量尺 02 号端（直尺端）实测 11 缺牙区目标修复空间龈面高度（临床牙冠高度）为 8.1mm。

三、术前虚拟种植修复设计

由实测可知，缺牙间隙的近远中间距为 9mm，骨颊舌径为 4mm，且牙槽嵴顶部为斜坡形。若一期手术植入直径为 3mm 的种植体，对种植植入精度要求高，并可进行骨挤压并在种植体颈部暴露处行同期 GBR。依据实测获得的 11 缺牙区三向位置数据链，进行术前虚拟种植修复设计。为了保证种植位置的正确，术前设计须分别测量骨平面和触点平面与邻牙的间距值，以便术中核查校验种植制备骨窝洞的种植轴向（图 6-2-5，表 6-2-2 ）。

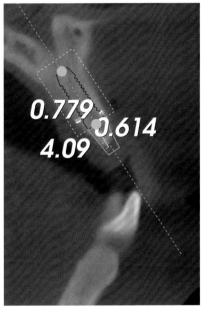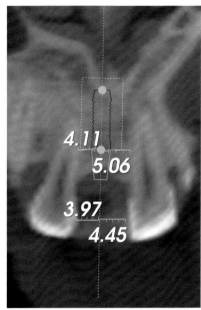

图 6-2-5　11 位点术前种植修复虚拟设计

表 6-2-2　术前虚拟种植修复设计数据汇总　　　　　　　　　　　　　　单位：mm

牙位	近远中向		颊舌向		种植深度		计划种植体型号
	种植体中心距近中邻牙参考点的距离（骨面／触点平面）	种植体中心距远中邻牙参考点的距离（骨面／触点平面）	种植体中心距颊侧骨壁的距离	种植体中心距舌侧骨壁的距离	种植体颈部距骨平面的距离	种植体尖端距解剖结构的安全距离	
11	5.1/4.5	4.1/4.0	2.3	2.4	4.1	2.0	直径：3.3；长度：10.0

四、11 位点徒手精准植入术

其他内容参见第一册《口腔美学修复通论——从分析设计到临床实施》等，现在我们重点探讨本书主题：徒手精准植入术。根据术前设计选择单颗前磨牙植入定位尺，然后进行"三步"中的第一步：球钻定点后，再"定距"实测核查校验近远中、唇腭向 2 个方向上种植位点是否与术前设计一致（图 6-2-6）。

第二步：先锋钻至目标深度的 1/2 时，重点"定角"实测 11 种植骨窝洞种植轴向是否与设计一致，若不一致应及时纠正（图 6-2-7）。

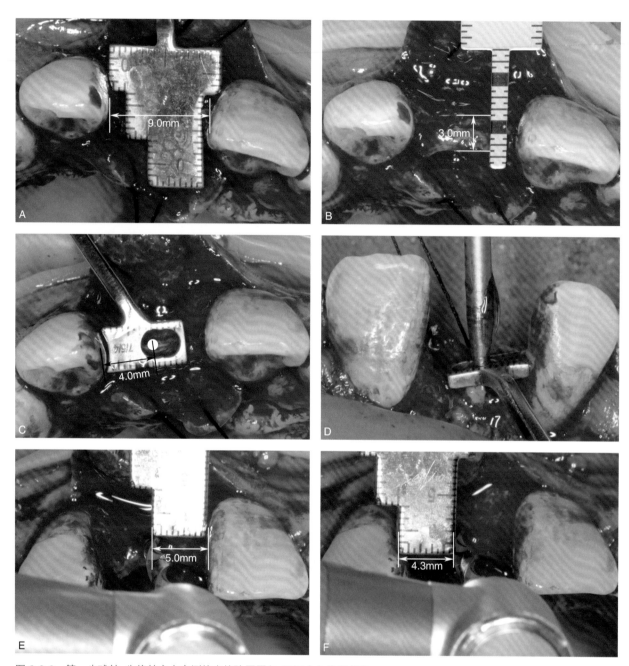

图 6-2-6　第一步球钻、先锋钻定点实测核查校验唇腭向、近远中向位置信息

A. 翻瓣后使用测量尺 01 号端（梯尺端）实测骨平面近远中向间距约为 9.0mm；B. 翻瓣后使用测量尺 02 号端（直尺端）实测骨平面唇腭向间距仅为 3.0mm；C. 就位单颗前磨牙植入定位尺；D. 利用单颗前磨牙植入定位尺 4mm 位点辅助球钻定点；E. 定点后即刻实测骨平面先锋钻中心至 21 牙邻面间距为 5.0mm；F. 定点后即刻实测骨平面先锋钻中心至 12 牙邻面间距为 4.3mm。

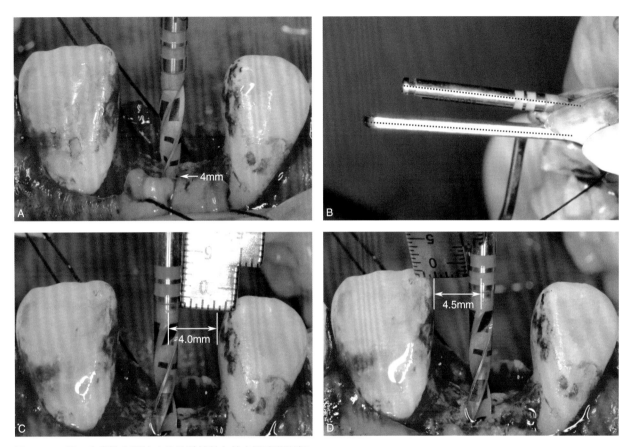

图 6-2-7　第二步半钻实测核查校验种植轴向的主要流程图解

A. 钻至目标深度的一半停止，即钻至 4mm 时，即刻实测核查校验种植轴向信息；B. 核查校验钻针颊舌向轴向，术前虚拟设计中种植体轴向与腭侧骨壁平行，测量尺 02 号端（直尺端）窄段紧贴腭侧骨壁，发现窝洞轴向与腭侧骨壁基本平行；C. 半钻后测量尺 01 即刻实测核查校验触点平面车针中心至 12 牙近中邻面的间距为 4.0mm；D. 半钻后测量尺 01 即刻实测核查校验触点平面车针中心至 21 牙近中邻面的间距为 4.5mm。

第三步：将先锋钻继续预备窝洞深度至目标深度，放置测量杆，分别实测触点平面及骨平面的近远中间距，核查校验种植位点的近远中向、唇腭向、种植骨窝洞种植轴向是否与术前虚拟种植修复设计一致，偏差是否可以接受（图 6-2-8）。

　　植入种植体后进行最后实测复查，核查校验三向位置信息是否与术前虚拟种植修复设计一致（图 6-2-9）。若有不可接受的偏差，应及时纠正。

　　种植位点确认无误后，旋入愈合帽，同期进行 GBR 程序。填入骨移植材料（Bio-Oss，Geistlich），利用测量尺实测植骨受区大小尺寸，记录后利用测量尺来对应裁剪可吸收生物膜（Bio-Gide，Geistlich），放置可吸收膜、浓缩生长因子（concentrate growth factors，CGF）膜（图 6-2-10）。无张力关闭创口。

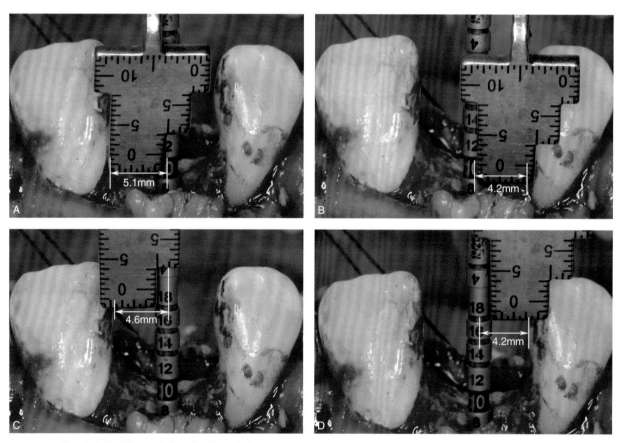

图 6-2-8　第三步全钻到位后三向位置实测核查校验的主要流程图解
A. 全钻后测量尺 01 号端（梯尺端）实测核查校验骨平面测量杆中心至 21 牙近中邻面的间距为 5.1mm；B. 全钻后测量尺 01 号端（梯尺端）实测核查校验骨平面测量杆中心至 12 牙近中邻面的间距为 4.2mm；C. 全钻后测量尺 01 号端（梯尺端）实测核查校验触点平面测量杆中心至 21 牙近中邻面的间距为 4.6mm；D. 全钻后测量尺 01 号端（梯尺端）实测核查校验触点平面测量杆中心至 12 牙近中邻面的间距为 4.2mm。

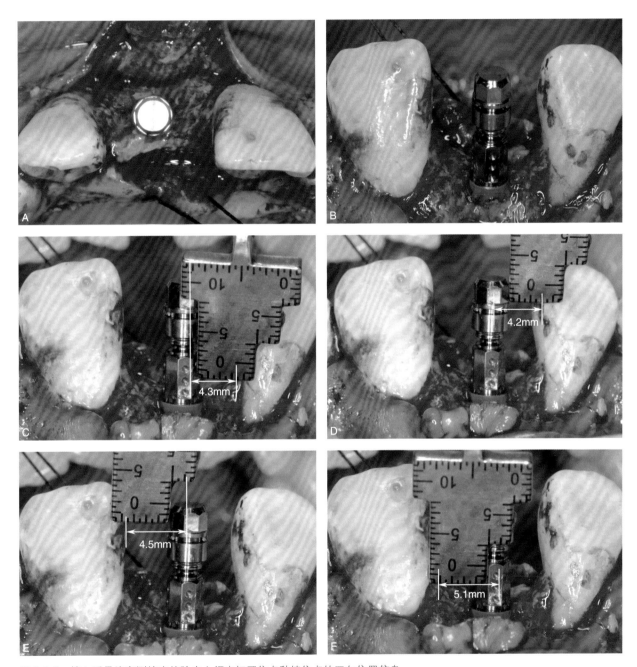

图 6-2-9 植入后最终实测核查校验右上颌中切牙位点种植位点的三向位置信息

A. 右上颌中切牙位点植入后（殆面观）；B. 右上颌中切牙位点植入后（唇面观）；C. 植入后实测核查校验骨平面种植体中心至 12 近中邻面的间距为 4.3mm；D. 植入后实测核查校验触点平面种植体中心至 12 近中邻面的间距为 4.2mm；E. 植入后实测核查校验触点平面种植体中心至 21 近中邻面的间距为 4.5mm；F. 植入后实测核查校验骨平面种植体中心至 12 近中邻面的间距为 5.1mm。

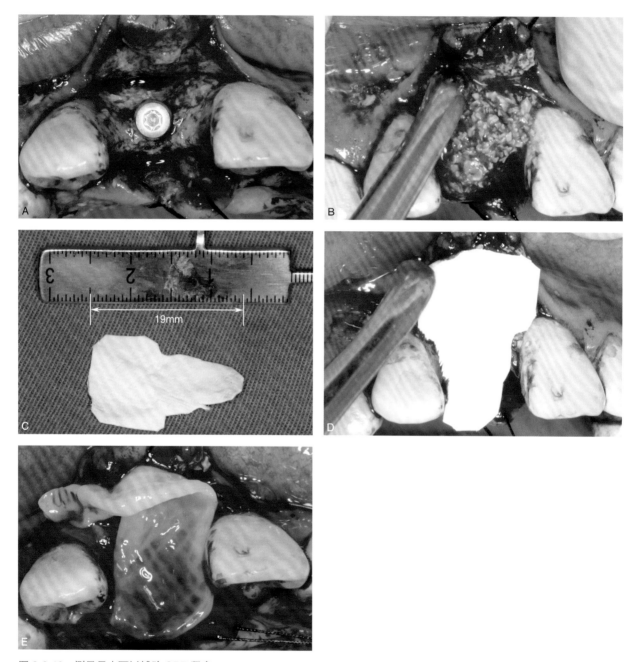

图 6-2-10　测量尺也可以辅助 GBR 程序

A. 旋入愈合帽；B. 填入骨移植材料（Bio-Oss, Geistlich）；C. 依据受区实测值利用测量尺辅助裁剪大小合适的可吸收生物膜（Bio-Gide, Geistlich）；D. 放置可吸收生物膜；E. 放置 CGF 膜。

五、术后修复

种植术后 6 个月，测量上颌右侧中切牙种植位点的临床牙冠高度及穿龈高度，记录后可依据数值进行基台及上部设计的选择（图 6-2-11）。

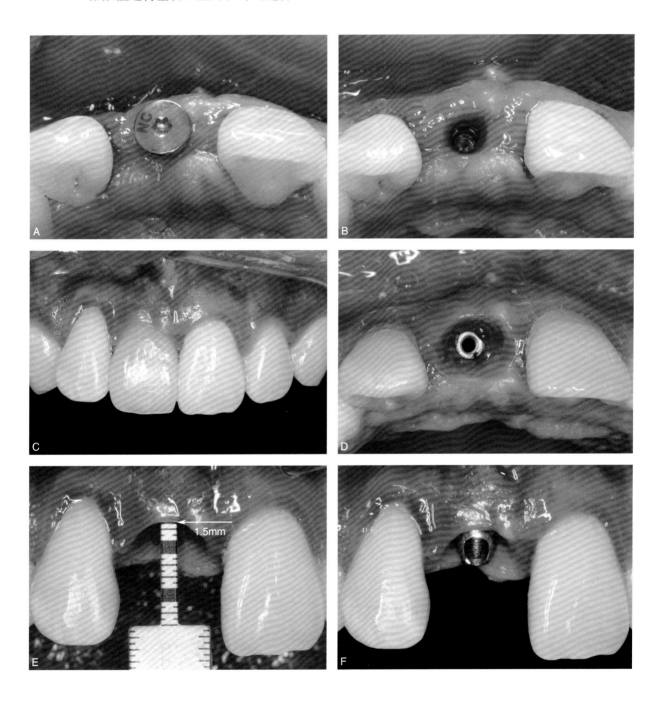

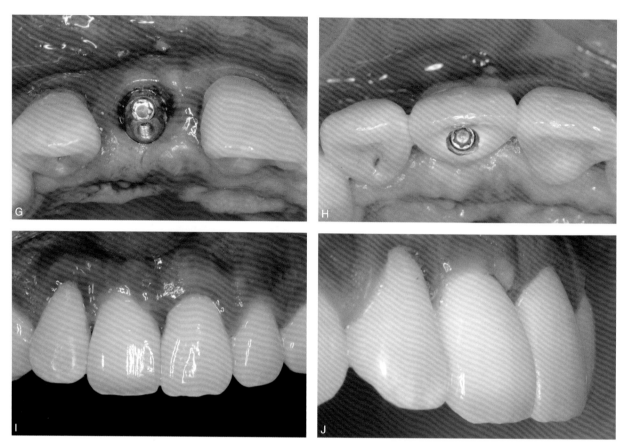

图 6-2-11　上颌右侧中切牙位点二期修复最终效果

唇侧丰满度良好,龈缘曲线良好,患者满意。

A. 右上颌中切牙位点种植术后 6 个月口内照;B. 右上颌中切牙位点穿龈袖口愈合良好;C. 右上颌中切牙位点戴入临时修复体;D. 右上颌中切牙位点最终穿龈形态;E. 测量尺 02 号端(直尺端)实测右上颌中切牙位点穿龈高度为 1.5mm;F. 试戴基台;G. 螺钉孔穿出位置在腭侧;H. 右上颌中切牙位点修复后殆面观;I. 右上颌中切牙位点修复后唇面观;J. 右上颌中切牙位点修复后右侧 45° 观。

（于海洋　贾璐铭）

第三节　实测引导下的多颗前牙缺失伴颊舌向骨量不足延期种植病例的"手把手"详解

一、病例基础信息

患者,男,23 岁。

主诉:上下前牙外伤脱落 3 年。

现病史:3 年前由于外伤导致上下颌前牙脱落,期间使用隐形义齿修复,现希望进行种植固定修复。

既往史：患者自述无高血压、心脏病、糖尿病等系统性疾病；3天前曾于牙周科进行牙周基础治疗，无牙体、正畸等其他口腔治疗史；无药物过敏史。

　　家族史：无特殊。

　　口内检查：患者11、21、31、41缺失，牙龈愈合尚可。全口卫生尚可（图6-3-1）。

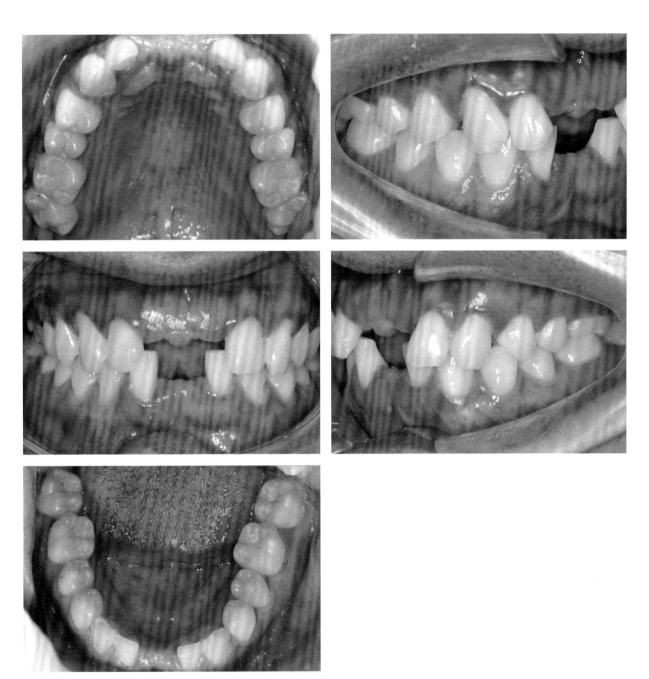

A

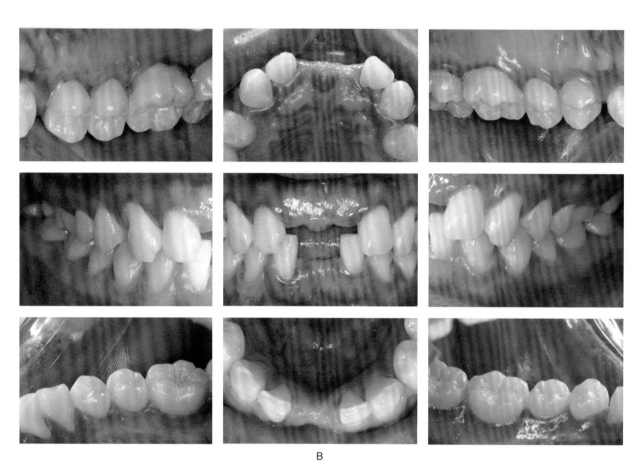

B

图 6-3-1　患者初诊口内照片

A. 初诊全牙列口内照；B. 初诊局部口内照。

影像学检查：CBCT 示缺牙区牙槽骨愈合良好，上颌前牙骨量充足，下颌前牙唇侧可见明显倒凹且骨量不足。

诊断：上下颌牙列缺损（11、21、31、41 缺失）；菌斑性牙龈炎。

修复方案：11、21、31 牙种植修复。

二、三向位置数值的实测及三向数据链的获得

　　此患者骨宽度不足,是否需要进行骨增量手术,再进行二期植入? 或是同期植骨即可? 要确定上述方案细节,首先要在术前实测缺牙区的三向位置信息;再结合虚拟上部修复设计等数据,"修复导向下的种植"决策最终种植修复实施方案。同时记录角化龈宽度和临床牙冠高度的实测值,用于二期上部修复设计及预后效果预估。见口内 - 模型 -CBCT 的"三对照"三向位置数值实测数据链(图 6-3-2)。三向位置数值实测数据链汇总表见 表 6-3-1~ 表 6-3-3。

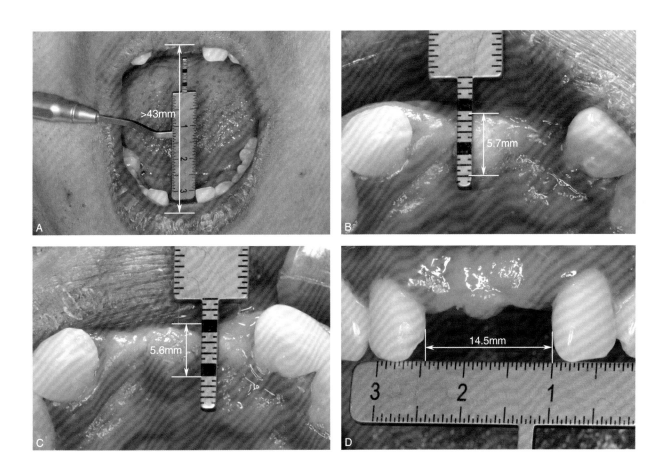

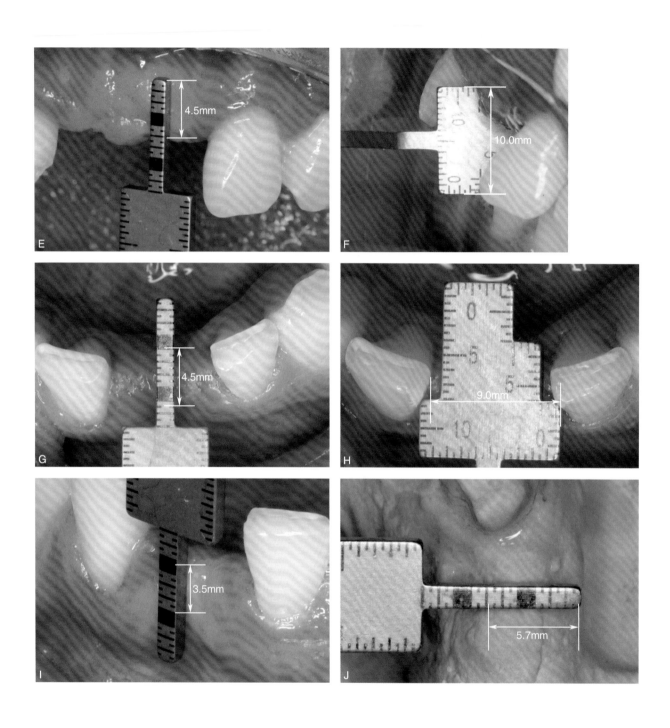

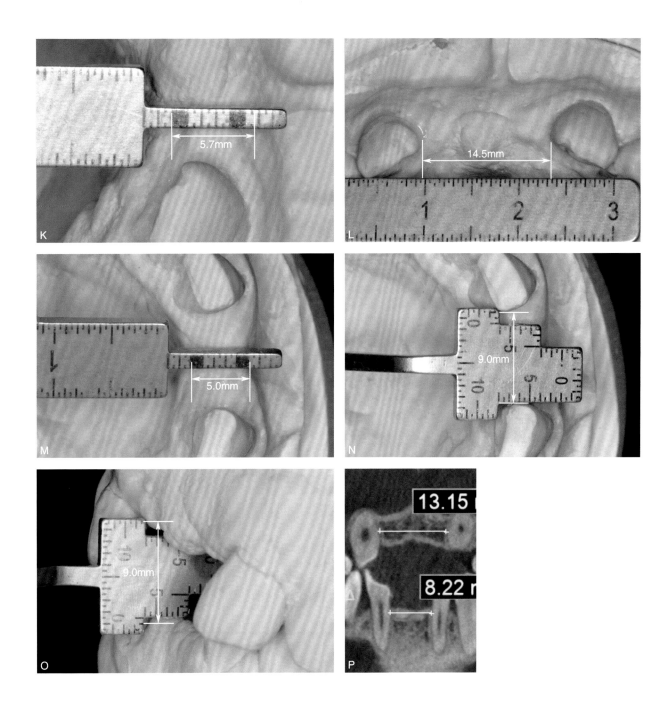

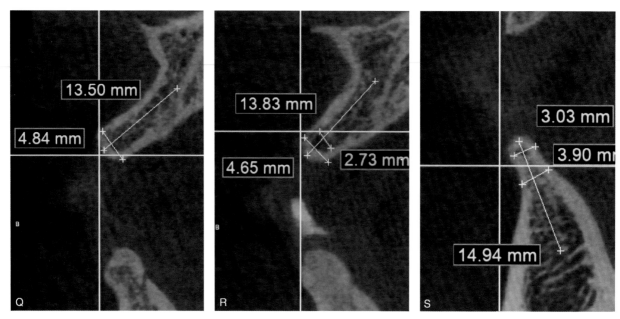

图 6-3-2　11、21、31 种植位点的口内 - 模型 -CBCT 三向数据链

A. 测量尺 02 号端（直尺端）实测种植术区最大被动开口度 >43mm；B. 测量尺 02 号端（直尺端）窄段实测 11 位点龈平面颊舌向间距为 5.7mm；C. 测量尺 02 号端（直尺端）窄段实测 21 位点龈平面颊舌向间距为 5.6mm；D. 测量尺 02 号端（直尺端）实测上颌缺牙区龈平面近远中向间距为 14.5mm；E. 测量尺 02 号端（直尺端）窄段实测 21 位点颊侧角化龈 4.5mm；F. 测量尺 01 号端（梯尺端）实测上、下颌缺牙区目标修复空间龈面高度（临床牙冠高度）共 10.0mm；G. 测量尺 02 号端（直尺端）窄段实测口内下颌缺牙区龈平面颊舌向间距为 4.5mm；H. 测量尺 01 号端（梯尺端）实测口内下颌缺牙区龈平面近远中向间距为 9.0mm；I. 测量尺 02 号端（直尺端）窄段实测 31 位点颊侧角化龈 3.5mm；J. 测量尺 02 号端（直尺端）窄段实测模型上 11 位点龈平面颊舌向间距为 5.7mm；K. 测量尺 02 号端（直尺端）窄段实测模型上 21 位点龈平面颊舌向间距为 5.7mm；L. 测量尺 02 号端（直尺端）实测模型上颌缺牙区龈平面颊舌向间距为 14.5mm；M. 测量尺 02 号端（直尺端）窄段实测模型下颌中线龈平面颊舌向间距为 5.0mm；N. 测量尺 01 号端（梯尺端）实测模型下颌缺牙区龈平面近远中向间距 9.0mm；O. 测量尺 01 号端（梯尺端）实测上、下颌缺牙区目标修复空间龈面高度（临床牙冠高度）共 9.0mm；P. CBCT 实测上颌缺牙区骨平面近远中间距为 13.2mm，实测下颌缺牙区骨平面近远中间距为 8.2mm；Q. CBCT 实测 11 缺牙区骨平面颊舌向间距为 4.8mm，骨的种植深度为 13.5mm；R. CBCT 实测 11 缺牙区骨平面颊舌向间距为 4.6mm，骨松质颊舌向间距为 2.7mm，骨的种植深度为 13.8mm；S. CBCT 实测 31 缺牙区骨平面颊舌向间距为 3.0mm，种植深度为 14.9mm。

表 6-3-1　种植位点 11 缺牙区口内 - 模型 -CBCT 三向数据链的实测值汇总表　　单位：mm

数据来源	不同方向实测值		
	近远中向	颊舌向	种植深度
口内	14.5	5.7	—
模型	14.5	5.7	—
CBCT	13.2	4.8	13.5

表 6-3-2　种植位点 21 缺牙区口内 - 模型 -CBCT 三向数据链的实测值汇总表　　单位：mm

数据来源	不同方向实测值		
	近远中向	颊舌向	种植深度
口内	14.5	5.6	—
模型	14.5	5.7	—
CBCT	13.2	4.7	13.8

表 6-3-3　种植位点 31 缺牙区口内 - 模型 -CBCT 三向数据链的实测值汇总表　　单位：mm

数据来源	不同方向实测值		
	近远中向	颊舌向	种植深度
口内	9.0	4.5	—
模型	9.0	5.0	—
CBCT	8.2	3.0	14.9

三、术前虚拟种植修复设计

由实测可知，下颌前牙的植入难度较大，CBCT 中颊舌向骨宽度仅为 3.0mm，且牙槽嵴唇侧存在倒凹。若一期手术植入直径为 3mm 的种植体，无法保证种植体的初期稳定性，故考虑采用钛网进行骨增量后同期行种植修复。依据实测获得的 11、21、31 缺牙区三向位置数据链，进行术前虚拟种植修复设计。为了保证种植位置的正确，术前设计须分别测量骨平面和触点平面与邻牙的间距值，以便术中核查校验种植制备骨窝洞的种植轴向（图 6-3-3，表 6-3-4）。

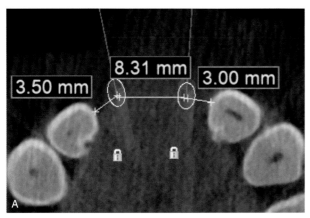
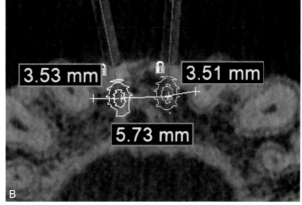

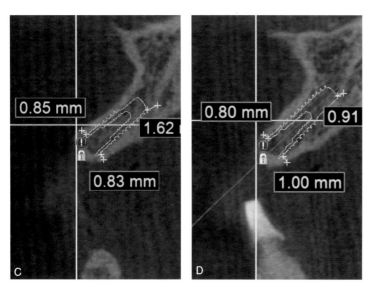

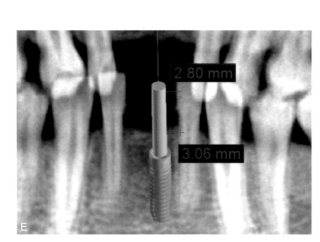

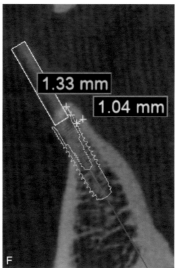

图 6-3-3　虚拟种植规划

A. 11、21 位点虚拟种植规划（触点平面近远中向间距）；B. 11、21 位点虚拟种植规划（骨平面近远中向间距）；
C. 11 位点虚拟种植规划（颊舌向，种植轴向 / 深度）；D. 21 位点虚拟种植规划（颊舌向，种植轴向 / 深度）；E. 31
位点虚拟种植规划（近远中向）；F. 31 位点虚拟种植规划（颊舌向，种植深度）。

表 6-3-4　术前虚拟种植修复设计数据汇总　　　　　　　　　　　　　　　　　单位：mm

牙位	近远中向		颊舌向		种植深度		计划种植体型号
	种植体中心距近中邻牙参考点的距离（骨面 / 触点平面）	种植体中心距远中邻牙参考点的距离（骨面 / 触点平面）	种植体中心距颊侧骨壁的距离	种植体中心距舌侧骨壁的距离	种植体颈部距骨平面的距离	种植体尖端距解剖结构的安全距离	
11	5.7/8.3	3.5/3.5	2.5	2.5	1.0	1.6	直径：3.3；长度：10.0
21	5.7/8.3	3.5/3.0	2.3	2.5	1	0.9	直径：3.3；长度：12
31	—	3.1/2.8	2.6	—	1.3	—	直径：3.3；长度：12

四、11、21、31 位点精准植入术

根据术前设计选择利用单颗前磨牙植入定位尺的厚度（3mm）进行"三步"中的第一步：定点，球钻定点后，"定距"实测核查校验发现近远中、唇腭向种植位点与术前设计不一致，21 位点定点偏远中，11 位点定点偏腭侧（图 6-3-4）；31 位点骨宽度实测核查校验为 4.5mm，无须植骨，可直接行种植植入术，故术中更改术前设计。

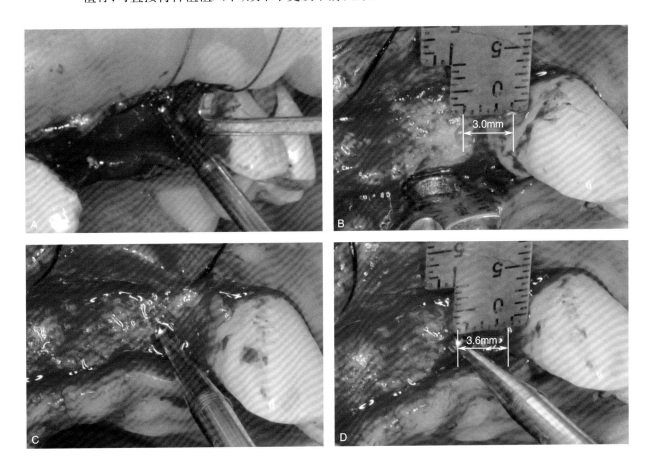

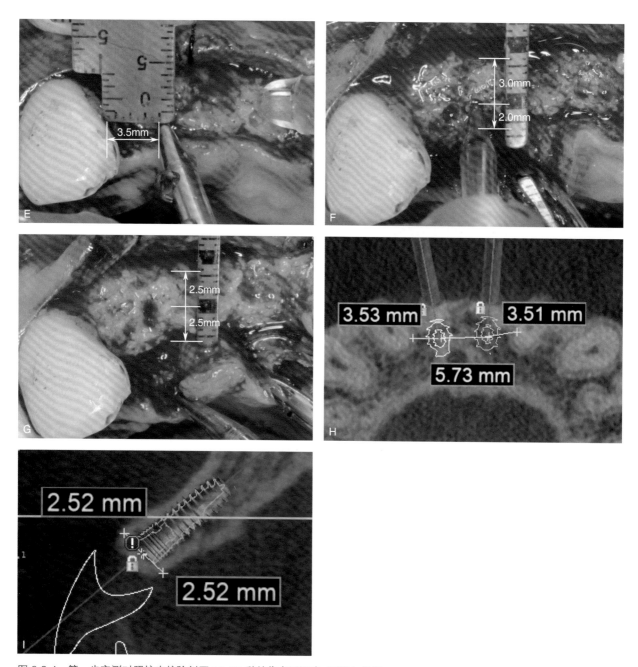

图 6-3-4　第一步实测对照核查校验纠正 11、21 种植位点近远中、唇腭向位置

A. 利用单颗前磨牙定位尺预设厚度（3mm）快速辅助 21 位点定点；B. 定点后使用测量尺 01 号端（梯尺端）实测骨平面 21 位点定点中心至 22 牙近中邻面 3.0mm（骨平面远中间距），较术前设计（3.6mm）偏远中；C. 纠正 21 位点定点；D. 定点后使用测量尺 01 号端（梯尺端）实测骨平面 21 位点定点中心至 22 牙近中邻面 3.6mm（骨平面远中间距）；E. 定点后使用测量尺 01 号端（梯尺端）实测骨平面 11 位点定点中心至 12 牙近中邻面 3.5mm（骨平面远中间距）；F. 测量尺 02 号端（直尺端）窄段实测骨平面 11 位点定点中心至唇侧间距为 3.0mm，至腭侧间距为 2.0mm，较术前虚拟设计偏腭侧；G. 纠正定点后测量尺 02 号端（直尺端）窄段实测骨平面 11 位点定点中心的唇侧间距 2.5mm、腭侧间距 2.5mm；H. 定点实测显示与虚拟种植规划相符（近远中向）；I. 定点实测显示与虚拟种植规划相符（唇腭向）。

第二步：先锋钻至目标深度的 1/2 时，重点"定角"实测各个种植骨窝洞测量杆或先锋钻等轴向是否与设计一致，若不一致应及时纠正。

　　第三步：将先锋钻继续预备窝洞深度至目标深度，放置测量杆，分别实测触点平面及骨平面的近远中间距，核查校验种植位点的近远中向、唇腭向、种植骨窝洞种植轴向是否与术前虚拟种植修复设计一致，偏差是否可以接受。

　　植入种植体后进行最后实测复查，核查校验三向位置信息是否与术前虚拟种植修复设计一致。若有不可接受的偏差，应及时纠正。

　　种植位点确认无误后，进入 GBR 程序。利用测量尺实测植骨受区大小尺寸，记录后利用测量尺来一一对应裁剪可吸收膜（图 6-3-5~ 图 6-3-12 ）。

　　术后拍摄 CBCT 确认种植位置与术前设计是否一致（图 6-3-13 ）。

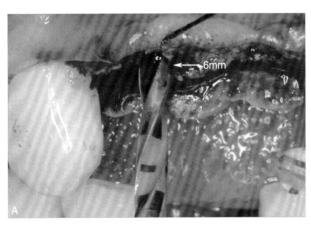
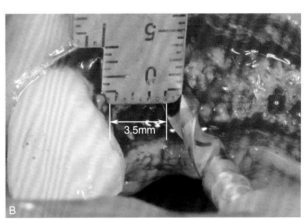
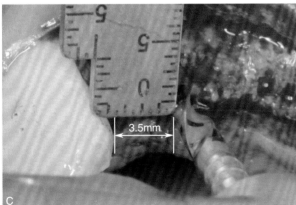
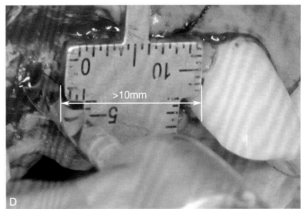

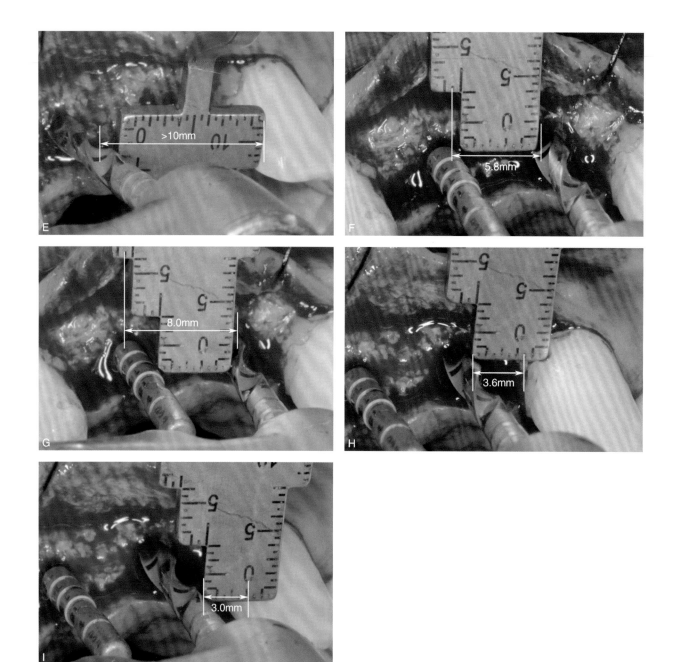

图 6-3-5 第二步实测对照核查校验 11、21 种植位点种植轴向等位置信息

A. 半钻实测骨平面植入深度 6mm；B. 半钻后使用测量尺 01 号端（梯尺端）实测骨平面 11 位点钻针中心至 12 牙近中邻面为 3.5mm（骨平面远中间距）；C. 半钻后使用测量尺 01 号端（梯尺端）实测 11 位点钻针中心至 12 牙近中邻面外形高点为 3.5mm（触点平面远中间距）；D. 半钻后使用测量尺 01 号端（梯尺端）实测骨平面 11 位点钻针中心至 22 牙近中邻面 >10mm（骨平面近中间距）；E. 半钻后使用测量尺 01 号端（梯尺端）实测 11 位点钻针中心至 22 牙近中邻面外形高点 >10mm（触点平面近中间距）；F. 半钻后使用测量尺 01 号端（梯尺端）实测骨平面 11 位点测量杆中心至 21 位点钻针中心间距 5.8mm；G. 半钻后使用测量尺 01 号端（梯尺端）实测触点平面 11 位点测量杆中心至 21 位点钻针中心间距 8.0mm；H. 半钻后使用测量尺 01 号端（梯尺端）实测骨平面 21 位点钻针中心至 22 牙近中邻面为 3.6mm（骨平面远中间距）；I. 半钻后使用测量尺 01 号端（梯尺端）实测 21 位点钻针中心至 22 牙近中邻面外形高点为 3.0mm（触点平面远中间距）。

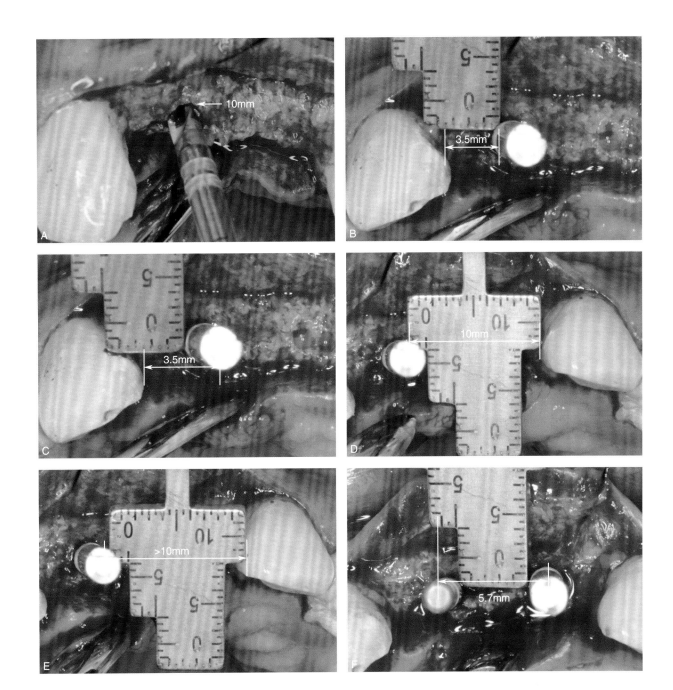

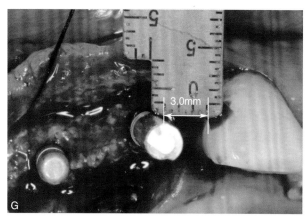

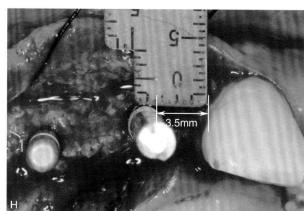

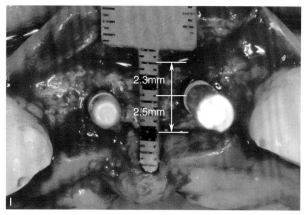

图 6-3-6　第三步实测对照核查校验 11、21 种植位点近远中、唇腭向、种植轴向位置信息

A. 全钻实测骨平面植入深度 10mm；B. 全钻后使用测量尺 01 号端（梯尺端）实测骨平面 11 位点钻针中心至 12 牙近中邻面为 3.5mm（骨平面远中间距）；C. 全钻后使用测量尺 01 号端（梯尺端）实测 11 位点钻针中心至 12 牙近中邻面外形高点为 3.5mm（触点平面远中间距）；D. 全钻后使用测量尺 01 号端（梯尺端）实测骨平面 11 位点钻针中心至 22 牙近中邻面 >10mm（骨平面近中间距）；E. 全钻后使用测量尺 01 号端（梯尺端）实测 11 位点钻针中心至 22 牙近中邻面外形高点 >10mm（触点平面近中间距）；F. 全钻后使用测量尺 01 号端（梯尺端）实测骨平面 11 位点测量杆中心至 21 位点钻针中心间距 5.7mm（骨平面近中间距）；G. 全钻后使用测量尺 01 号端（梯尺端）实测 21 位点钻针中心至 22 牙近中邻面外形高点间距为 3.0mm（触点平面远中间距）；H. 全钻后使用测量尺 01 号端（梯尺端）实测骨平面 21 位点钻针中心至 22 牙近中邻面间距为 3.5mm（骨平面远中间距）；I. 全钻后使用测量尺 02 号端（直尺端）窄段实测牙 21 钻针中心的唇侧间距 2.3mm、腭侧间距 2.5mm。

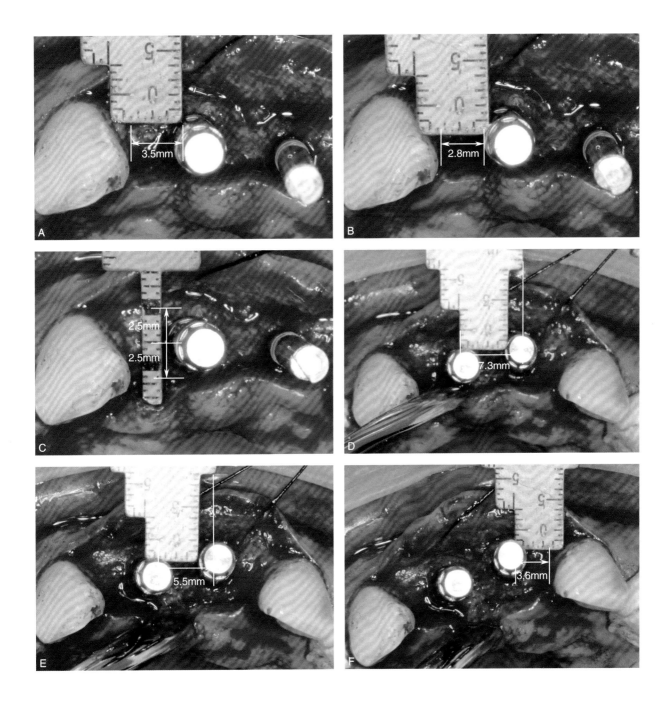

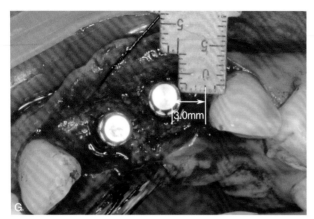

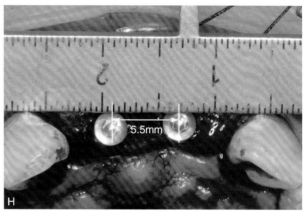

图 6-3-7　植入后实测对照核查校验 11、21 种植位点位置信息

A. 植入后使用测量尺 01 号端（梯尺端）实测骨平面 11 位点种植体中心至 12 牙近中邻面间距为 3.5mm（骨平面远中间距）；

B. 植入后使用测量尺 01 号端（梯尺端）实测 11 位点种植体边缘至 12 牙近中邻面外形高点间距为 2.8mm（触点平面远中间距），种植体携带体的半径约为 1mm，故种植体中心至远中邻牙间距为 3.8mm；而术前设计为种植体中心至远中邻牙间距为 3.5mm，可知种植体偏向近中，偏差在可接受范围；C. 植入后使用测量尺 02 号端（直尺端）窄段实测 11 种植体中心的唇侧间距 2.5mm、腭侧间距 2.5mm（骨平面唇腭间距）；D. 植入后使用测量尺 01 号端（梯尺端）实测骨平面 11 位点测量杆中心至 21 位点钻针中心间距 7.3mm（骨平面近中间距）；E. 植入后使用测量尺 01 号端（梯尺端）实测触点平面 11 位点种植体中心至 21 位点种植体中心间距 5.5mm（触点平面近中间距），11 轴向较术前设计略偏近中；F. 植入后使用测量尺 01 号端（梯尺端）实测骨平面 21 位点钻针中心至 22 牙近中邻面间距为 3.6mm（骨平面远中间距）；G. 植入后使用测量尺 01 号端（梯尺端）实测 21 位点钻针中心至 22 牙近中邻面外形高点间距为 3.0mm（触点平面远中间距）；H. 旋入愈合帽。

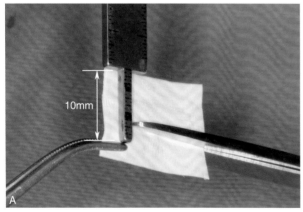

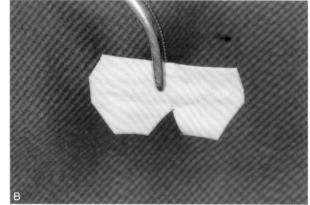

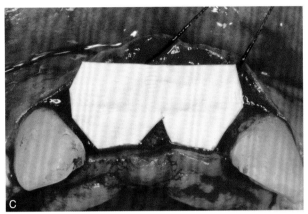

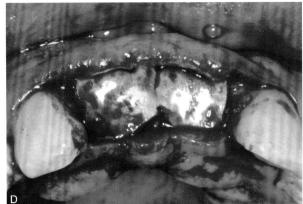

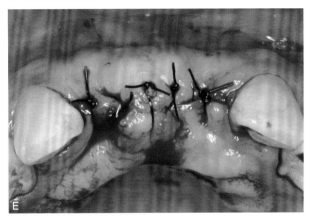

图 6-3-8　测量尺辅助 GBR 程序

A、B. 依据受区实测值利用测量尺辅助裁剪大小合适的可吸收生物膜（Bio-Gide，Geistlich）；C、D. 放置可吸收生物膜；E. 无张力缝合创口。

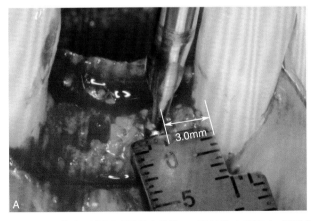

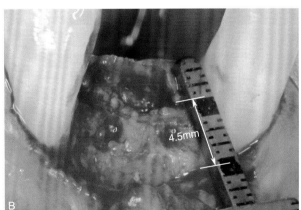

图 6-3-9　定点后实测对照核查校验 31 种植位点近远中、唇腭向位置信息

A. 定点后使用测量尺 01 号端（梯尺端）实测骨平面 31 位点定点中心至 32 牙近中邻面 3.0mm（骨平面远中间距）；B. 测量尺 02 号端（直尺端）窄段实测骨平面 31 位点颊舌向间距为 4.5mm，骨量明显优于 CBCT 测量值 3.0mm。

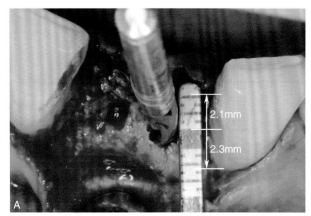

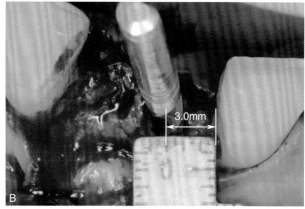

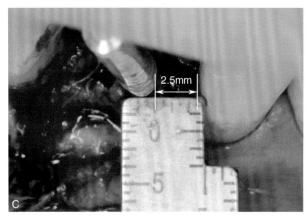

图 6-3-10 全钻后实测对照核查校验 31 种植位点近远中、唇腭向、种植轴向位置信息

A. 全钻后使用测量尺 02 号端（直尺端）窄段实测 31 位点钻针中心的唇侧间距 2.1mm、腭侧间距 2.3mm（骨平面唇舌向间距）；B. 全钻后使用测量尺 01 号端（梯尺端）实测骨平面 31 位点钻针中心至 32 牙近中邻面间距为 3.0mm（骨平面远中间距）；C. 全钻后使用测量尺 01 号端（梯尺端）实测 31 位点钻针中心至 32 牙近中邻面外形高点间距为 2.5mm（触点平面远中间距）。

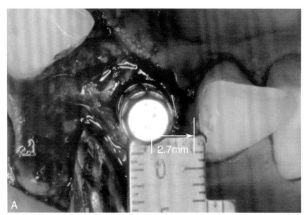

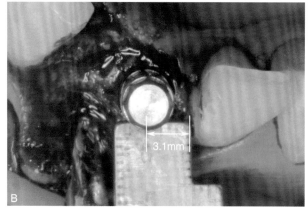

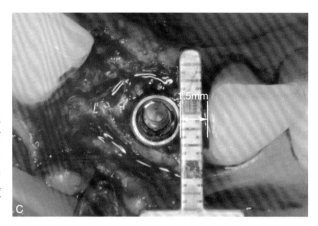

图 6-3-11　植入后实测对照核查校验 31 牙种植位点位置信息
A. 植入后使用测量尺 01 号端（梯尺端）实测骨平面 31 位点钻针中心至 32 牙近中邻面外形高点间距为 2.7mm（触点平面远中间距）；B. 植入后使用测量尺 01 号端（梯尺端）实测 31 位点种植体中心至 32 牙近中邻面间距为 3.1mm（骨平面远中间距）；C. 植入后使用测量尺 02 号端（直尺端）窄段预设宽度（1.5mm）快速比选实测 31 种植体边缘距离邻牙 1.5mm。

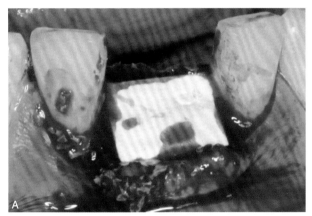

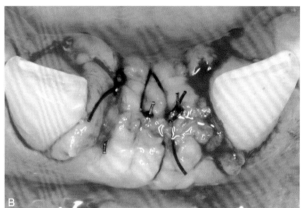

图 6-3-12　关闭创口
A. 放置可吸收生物膜；B. 无张力关闭创口。

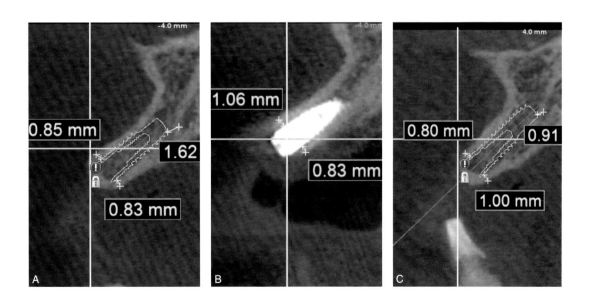

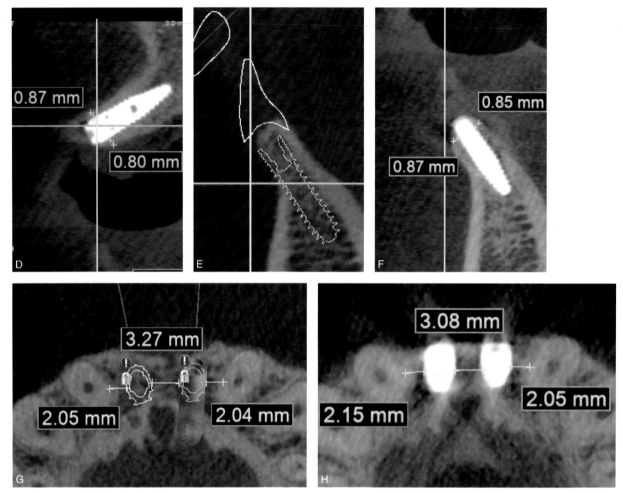

图 6-3-13 术前设计与术后 CBCT 的对比核查校验

A. 11 位点虚拟种植规划（唇腭向、种植轴向 / 深度）；B. 11 位点种植术后 CBCT（唇腭向、种植轴向 / 深度）；C. 21 位点虚拟种植规划（唇腭向、种植轴向 / 深度）；D. 21 位点种植术后 CBCT（唇腭向、种植轴向 / 深度）；E. 31 位点虚拟种植规划（唇腭向、种植轴向 / 深度）；F. 31 位点种植术后 CBCT（唇腭向、种植轴向 / 深度）；G. 11、21 位点虚拟种植规划（近远中向）；H. 11、21 位点种植术后 CBCT（近远中向）。

五、术后修复

种植术后 5 个月，使用由临时基台转移制作而成的临时修复体进行牙龈塑形，设计 11、21 临时修复体颈部唇侧突度小于对侧牙，进行唇侧龈缘水平升高塑形；牙龈塑形 1 个月后，可见穿龈轮廓满意。测量上、下颌中切牙种植位点的临床牙冠高度及穿龈高度，记录后可依据数值进行基台及上部设计的选择。螺钉孔于唇侧穿出，选择 VITA ENAMIC 树脂陶瓷复合材料瓷制作个性化基台一体冠，选择玻璃陶瓷材料制作螺钉孔嵌体贴面（图 6-3-14）。

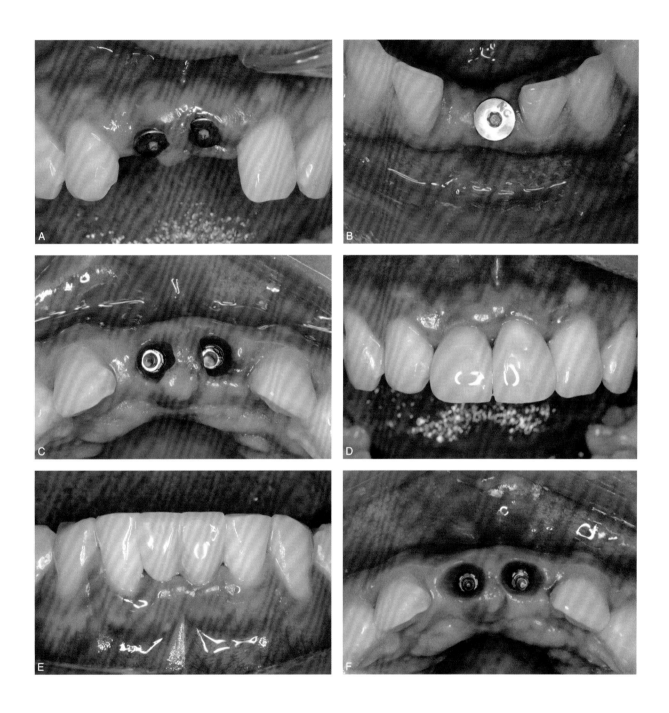

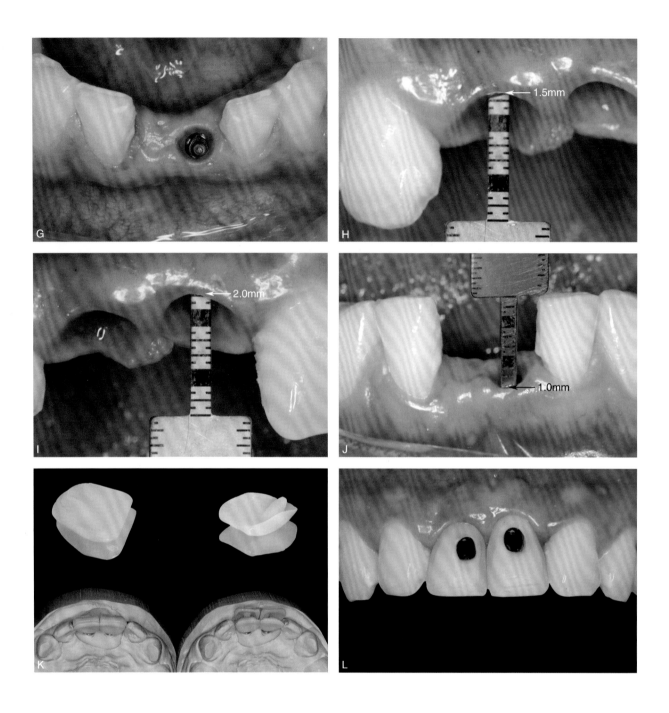

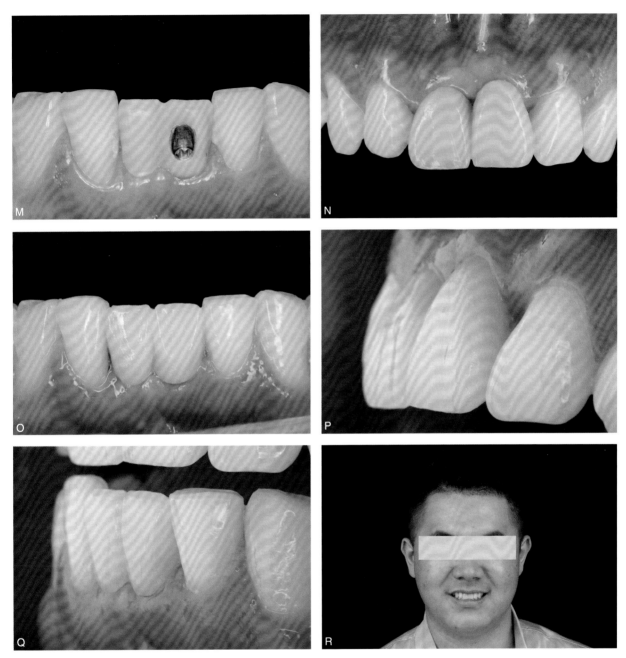

图 6-3-14　上、下颌中切牙位点二期及最终修复效果

A. 上颌中切牙位点种植术后 6 个月口内照；B. 下颌中切牙位点种植术后 6 个月口内照；C. 上颌中切牙位点穿龈袖口愈合良好；D. 上颌中切牙位点戴入临时修复体；E. 下颌中切牙位点戴入临时修复体；F. 上颌中切牙位点最终穿龈形态；G. 下颌中切牙位点最终穿龈形态；H. 测量尺 02 号端（直尺端）实测右上颌中切牙位点穿龈高度为 1.5mm；I. 测量尺 02 号端（直尺端）实测左上颌中切牙位点穿龈高度为 2.0mm；J. 测量尺 02 号端（直尺端）实测左下颌中切牙位点穿龈高度为 1.0mm；K. 个性化基台和最终修复体模型照；L. 上颌试戴基台；M. 下颌试戴基台；N. 上颌中切牙位点修复后；O. 下颌中切牙位点修复后；P. 上颌中切牙位点修复后左侧 45°观；Q. 下颌中切牙位点修复后左侧 45°观；R. 修复后面部照。

（于海洋　张雅萌）

第四节   导板联合实测引导下的单颗上颌前牙即刻种植病例的"手把手"详解

一、病例基础信息

患者,女,62 岁。

主诉:上前牙牙冠缺失 6 个月。

现病史:患者自述 3 年前行上前牙桩冠修复,6 个月前上前牙修复体脱落,现希望进行重新修复。

既往史:患者平素体健,自诉无高血压、心脏病、糖尿病等全身系统性疾病;自诉无肝炎等传染性疾病;自诉无青霉素、头孢、磺胺类药物过敏史。自诉无抽烟、嗜酒等不良生活习惯。3 个月前曾于牙体牙髓科及修复科就诊,无正颌、正畸等其他口腔治疗史。

家族史:无特殊。

口内检查:21 牙桩冠脱落,残根断面位于龈下 1mm,缺牙间隙尚可,角化龈宽度 4mm,邻牙未见明显倾斜,对𬌗牙稍向唇倾,种植术区最大被动开口度 >43mm;14—16 牙连冠修复;11、12、22、26、27、35 牙单冠修复。口腔卫生良好,牙石(–)(图 6-4-1)。

影像学检查:CBCT 示 21 牙根管内可见高密度充填物,根尖无明显异常。

诊断:21 牙牙体缺损。

修复方案:21 牙位点即刻种植修复。

二、三向位置数值的实测及三向数据链的获得

此患者需进行即刻种植,其骨宽度是否满足即刻种植适应证? 是否需要进行植骨? 要确定上述方案细节,首先要在术前实测缺牙区的三向位置信息;再结合虚拟上部修复设计等数据,"修复导向下的种植" 决策最终种植修复实施方案。口内 - 模型 -CBCT 的"三对照"三向位置数值实测数据链(图 6-4-2)。三向位置数值实测数据链汇总表见表 6-4-1。

三、术前虚拟种植修复设计

由实测可知,缺牙间隙的近远中间距为 9.0mm,骨颊舌径为 8.0mm,骨宽度较宽,可进行即刻种植修复。为了保证种植位置的正确,术前设计须分别测量骨平面和触点平面与邻牙的间距值,以便术中核查校验种植制备骨窝洞的种植轴向(图 6-4-3,表 6-4-2)。

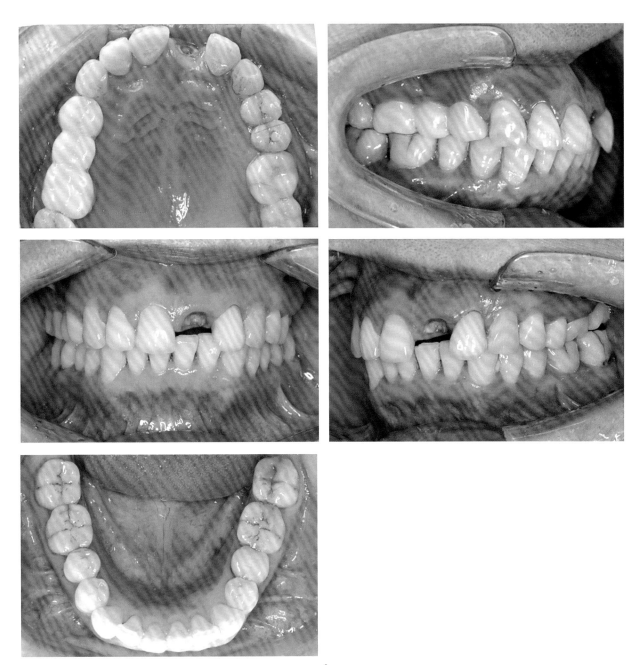

A

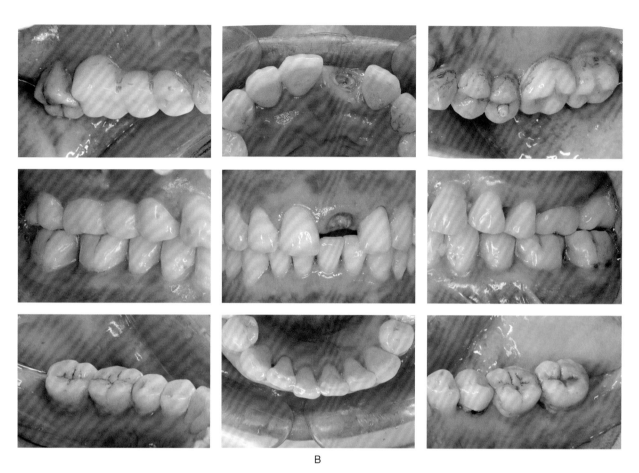

B

图 6-4-1 患者初诊口内照片
A. 初诊时全牙列口内照；B. 初诊时局部口内照。

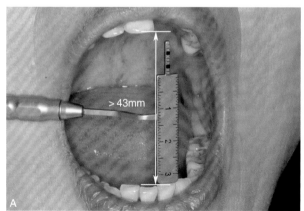

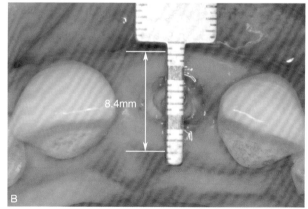

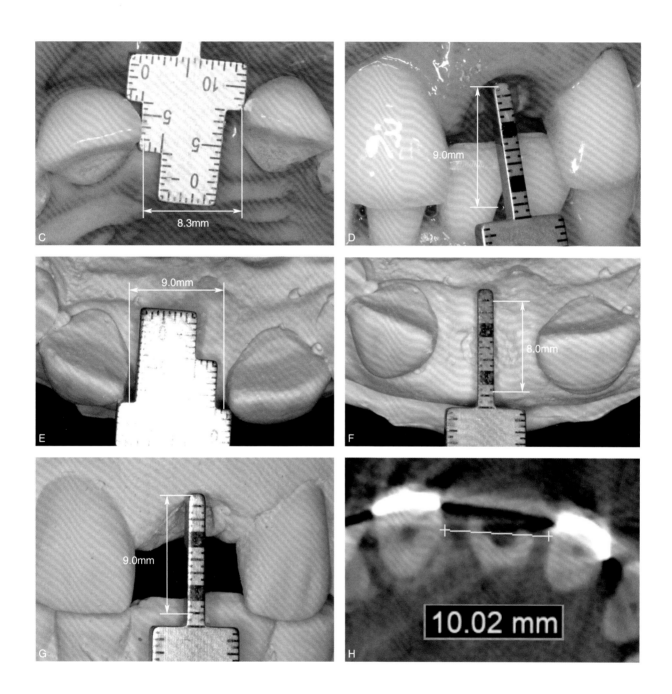

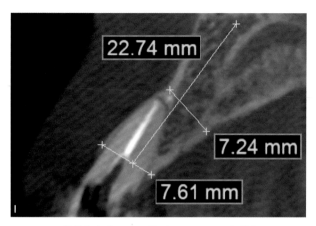

图 6-4-2　种植位点的口内 - 模型 -CBCT 上三向数据链

A. 测量尺 02 号端 (直尺端) 实测种植术区最大被动开口度 >43mm；B. 测量尺 02 号端 (直尺端) 窄段实测口内 21 位点龈平面颊舌向间距为 8.4mm；C. 测量尺 01 号端 (梯尺端) 实测口内 21 位点龈平面近远中向间距为 8.4mm；D. 测量尺 02 号端 (直尺端) 窄段实测口内 21 位点目标修复空间龈面高度 (临床牙冠高度) 为 9.0mm；E. 测量尺 01 号端 (梯尺端) 实测模型上 21 位点龈平面近远中向间距为 9.0m；F. 测量尺 02 号端 (直尺端) 窄段实测模型上 21 位点龈平面颊舌向间距为 8.0mm；G. 测量尺 02 号端 (直尺端) 窄段实测模型上 21 位点目标修复空间龈面高度 (临床牙冠高度) 为 9.0mm；H. CBCT 实测骨平面缺牙区近远中向间距为 10.0mm；I. CBCT 实测骨平面颊舌向间距为 7.6mm，骨平面种植深度为 22.7mm。

表 6-4-1　种植位点 21 缺牙区口内 - 模型 -CBCT 三向数据链的实测值汇总表　　单位 : mm

数据来源	不同方向实测值		
	近远中向	颊舌向	种植深度
口内	8.3	8.4	—
模型	9.0	8.0	—
CBCT	10.0	7.6	22.7

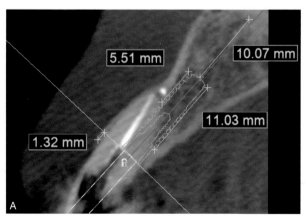

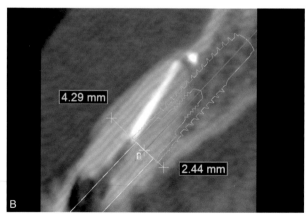

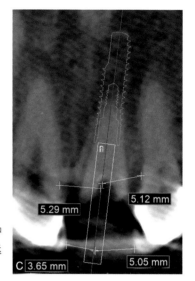

图 6-4-3 术前 21 牙 CBCT 上虚拟种植修复设计
A. 术前 21 位点虚拟种植修复设计实测（垂直向）；B. 术前 21 位点虚拟种植修复设计实测（颊舌向）；C. 术前 21 位点虚拟种植修复设计实测（近远中向）。

表 6-4-2 术前虚拟种植修复设计数据汇总 单位：mm

牙位	近远中向		颊舌向		种植深度		计划种植体型号
	种植体中心距近中邻牙参考点的距离（骨面 / 触点平面）	种植体中心距远中邻牙参考点的距离（骨面 / 触点平面）	种植体中心距颊侧骨壁的距离	种植体中心距舌侧骨壁的距离	种植体颈部距骨平面的距离	种植体尖端距解剖结构的安全距离	
21	5.3/3.7	5.1/5.1	4.3	2.4	1.3	10.1	直径：3.3 长度：14.0

四、21 位点精准植入术

其他内容参见第一册《口腔美学修复通论——从分析设计到临床实施》等，现在我们重点探讨本书重点：精准植入术。利用微创拔牙起重机进行 21 牙残根的拔除，试戴导板，检查密合性是否良好（图 6-4-4）。由于有导板的引导，故可直接将窝洞预备至预设深度的 1/2，注意车针要反复上下提拉降温。取下导板，实测车针与近远中邻牙的间距是否与术前设计一致（图 6-4-5）。根据实测结果与术前设计相对照，可见目前窝洞的定点及轴向均偏向远中。纠正轴向再次预备后，再次进行实测，确认实测结果与术前设计一致（图 6-4-6）。

种植位点确认无误后，进入 GBR 程序（图 6-4-7）。

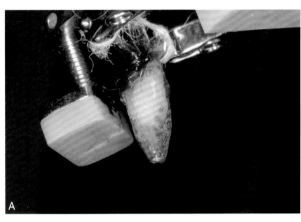
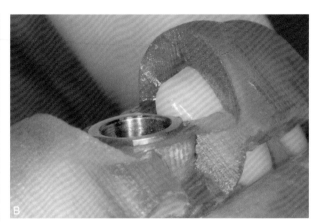

图 6-4-4 拔除残根，试戴导板
A. 拔牙起重机微创拔除 21 牙残根；B. 试戴导板，贴合稳定。

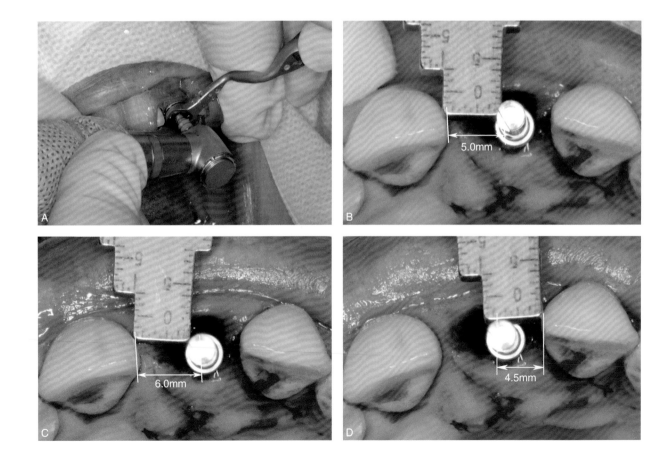

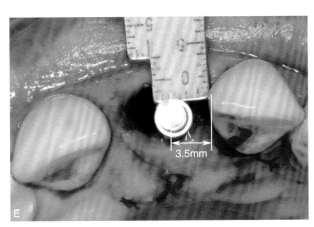

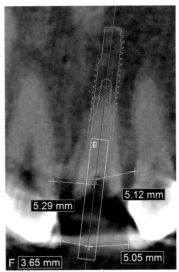

图 6-4-5　导板引导下半钻后 21 位点的三向位置信息实测

A. 21 位点预备至半钻；B. 半钻后使用测量尺 01 号端（梯尺端）实测 21 位点钻针中线距 11 牙近中邻面外形高点 5.0mm（触点平面近中间距）；C. 半钻后使用测量尺 01 号端（梯尺端）实测 21 位点骨平面钻针中线距 11 牙近中邻面 6.0mm（骨平面近中间距）；D. 半钻后使用测量尺 01 号端（梯尺端）实测 21 位点钻针中线距 22 牙近中邻面外形高点 4.5mm（触点平面远中间距）；E. 半钻后使用测量尺 01 号端（梯尺端）实测 21 位点骨平面钻针中线距 22 牙近中邻面 3.5mm（骨平面远中间距）；F. 半钻实测显示相较虚拟种植规划 21 定点与轴向偏远中。

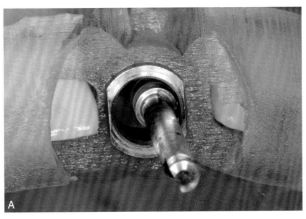

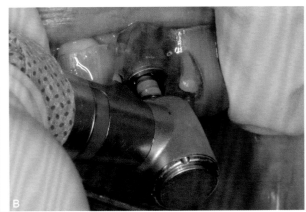

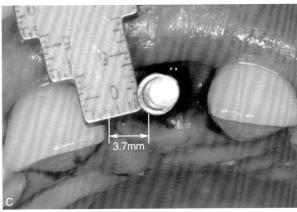

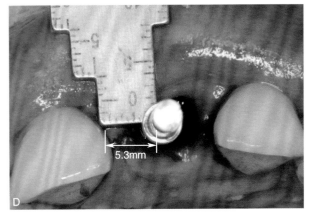

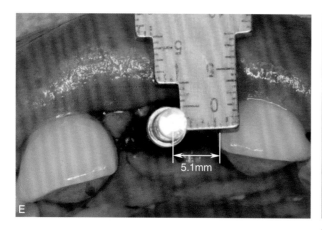

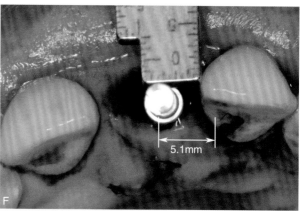

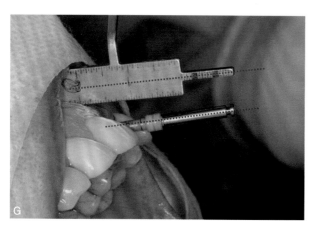

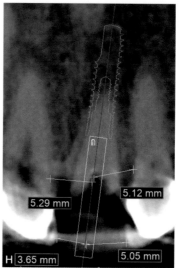

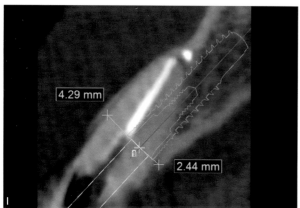

图 6-4-6　第二步实测对照核查校验 21 种植位点种植轴向等位置信息

A. 半钻后轴线偏远中（殆面观）；B. 纠正轴向，钻至全钻，即钻至目标深度；C. 半钻后使用测量尺 01 号端（梯尺端）实测 21 位点钻针中线距 11 牙近中邻面外形高点 3.7mm（触点平面近中间距）；D. 半钻后使用测量尺 01 号端（梯尺端）实测 21 位点骨平面钻针中线距 11 牙近中邻面 5.3mm（骨平面近中间距）；E. 半钻后使用测量尺 01 号端（梯尺端）实测 21 位点钻针中线距 22 牙近中邻面外形高点 5.1mm（触点平面远中间距）；F. 半钻后使用测量尺 01 号端（梯尺端）实测 21 位点骨平面钻针中线距 22 牙近中邻面 5.1mm（骨平面远中间距）；G. 核查校验钻针唇腭向轴向，术前虚拟设计中种植体轴向与唇侧骨壁上段基本平行，测量尺 02 号端（直尺端）宽段紧贴唇侧骨壁，发现窝洞轴向与唇侧骨壁上段基本平行；H. 纠正轴向后实测显示与虚拟种植规划相符（近远中向）；I. 实测显示与虚拟种植规划相符（颊舌向）。

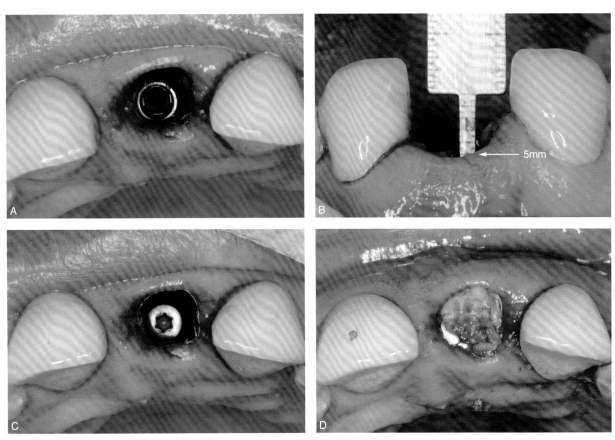

图 6-4-7　植入种植体

A. 植入种植体(殆面观)；B. 测量尺 02 号端(直尺端)窄段实测种植体平面位于龈下 5mm；C. 旋入愈合帽；D. 放置 CGF 膜。

五、术后修复

种植术后 6 个月，测量 21 种植区的临床牙冠高度及穿龈高度，记录后可依据数值进行基台及上部设计的选择(图 6-4-8)。

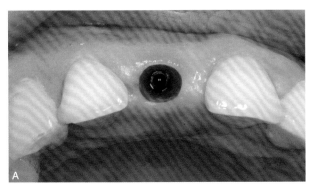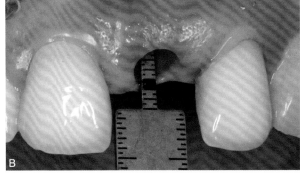

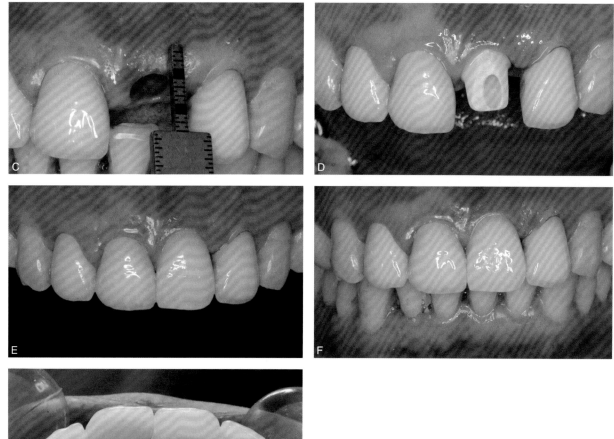

图 6-4-8 基台及上部修复设计
A. 21 位点种植术后 6 个月；B. 21 位点穿龈深度 7mm；C. 21 位点临床牙冠高度 6mm；D. 21 位点试戴氧化锆基台；E. 21 位点试戴修复体；F. 21 位点修复后（唇面观）；G. 21 位点修复后（腭侧观）。

（于海洋 胡 楠 刘春煦）

第五节 实测引导下的双侧上颌前磨牙缺失过小间隙种植病例的"手把手"详解

一、病例基础信息

患者，女，21 岁。

主诉：双侧后牙缺失 5 年，上颌前牙变色 3 年。

现病史：自述于 5 年前拔除双侧后牙，上颌前牙行根管治疗后树脂冠修复，现自觉上颌前牙修复体变色，并希望修复缺失牙。

既往史：患者自述无高血压、心脏病、糖尿病等系统性疾病；5 年前曾于牙体牙髓科就诊，无正颌正畸等其他口腔治疗史；无药物过敏史。

家族史：无特殊。

口内检查：14 牙缺失；15 牙近中可见充填物；24 牙残根，断面位于龈下 2mm；21、22 牙可见冠修复体，21 牙唇面可见裂纹。全口卫生一般，软垢（＋），牙石（＋），探诊出血（－），无牙周袋（图 6-5-1）。

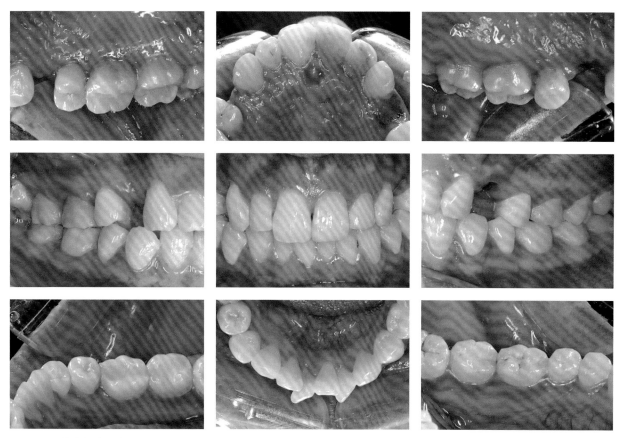

图 6-5-1　患者初诊口内照

影像学检查：CBCT 示 14 牙缺失，24 牙可见残根。

诊断：牙列缺损（14 牙缺失），牙体缺损（24 残根）；菌斑性牙龈炎。

修复方案：拆除 21、22 牙修复体，采用高透氧化锆材料进行冠修复；14、24 位点行种植修复。患者口腔卫生保健意识差，故进行口腔卫生宣教，先行牙周基础治疗，牙周改善 4 周后再行种植手术。

患者 21、22 牙为树脂修复体，现树脂变色，改换高透氧化锆瓷修复体。但是，14 牙间隙较小，是否能够行种植修复？最便捷的方法就是通过实测进行评估。

首先进行种植术区最大被动开口度的评估，此患者种植术区最大被动开口度为 40mm（图 6-5-2）。

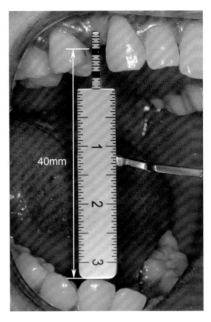

图 6-5-2　测量尺 02 号端（直尺端）实测种植术区最大被动开口度为 40mm

二、三向位置数值的实测及三向数据链的获得

对缺牙间隙的三向位置信息进行实测（图 6-5-3）。获得种植位点口内 - 模型 -CBCT 近远中向、颊舌向、种植深度三向的间距数据链后进行表格汇总（表 6-5-1，表 6-5-2）。通过测量可知，14 位点在触点平面的近远中向间距为 4.5mm，比较窄，而在骨平面的近远中间距为 6mm。由于在触点平面的空间较小，可通过人为调磨 15 牙近中充填物 0.5mm，使其近远中间距为 5mm，以便植入和二期修复的顺利进行。

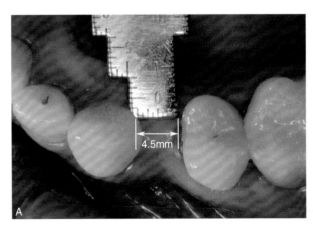

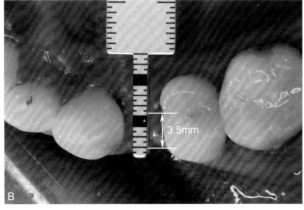

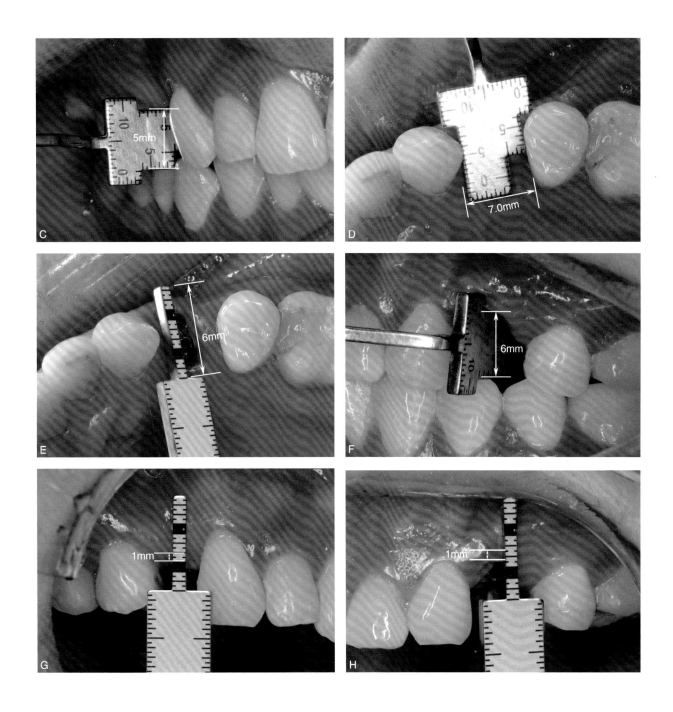

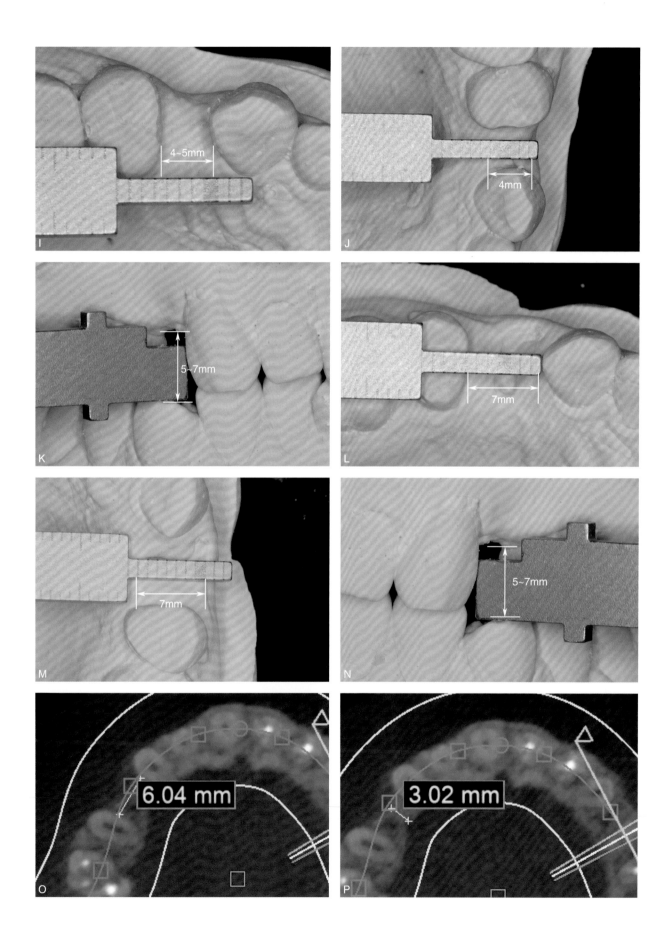

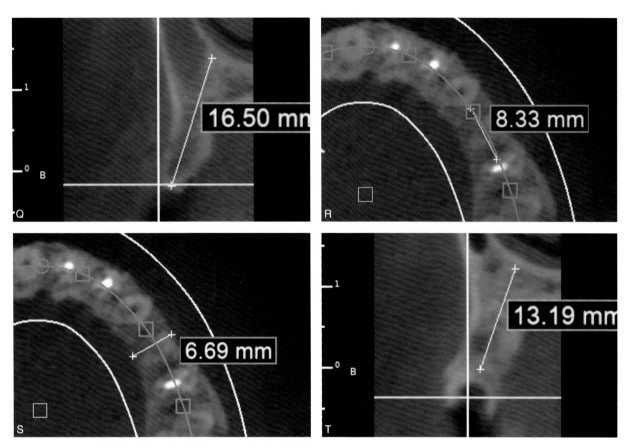

图 6-5-3 14、24 种植位点的口内 - 模型 -CBCT 上三向数据链

A. 测量尺 01 号端（梯尺端）实测口内 14 缺牙区龈平面近远中向间距为 4.5mm；B. 测量尺 02 号端（直尺端）窄段实测口内 14 缺牙区龈平面颊舌向间距为 3.5mm；C. 测量尺 01 号端（梯尺端）实测 14 缺牙区目标修复空间龈面高度（临床牙冠高度）为 5.0mm；D. 测量尺 01 号端（梯尺端）实测口内 24 缺牙区龈平面近远中向间距为 7.0mm；E. 测量尺 02 号端（直尺端）窄段实测口内 24 缺牙区龈平面颊舌向间距为 6.0mm；F. 测量尺 01 号端（梯尺端）实测 24 缺牙区目标修复空间龈面高度（临床牙冠高度）为 6.0mm；G. 测量尺 02 号端（直尺端）窄段实测 14 缺牙区颊侧角化龈宽度 1.0mm；H. 测量尺 02 号端（直尺端）窄段实测 24 缺牙区颊侧角化龈宽度 1.0mm；I. 第一版测量尺 02 号端（直尺端）窄段实测模型上 14 缺牙区龈平面近远中向间距为 4~5mm；J. 第一版测量尺 02 号端（直尺端）窄段实测模型上 14 缺牙区龈平面颊舌向间距为 4mm；K. 第一版测量尺 01 号端（梯尺端）实测 14 缺牙区目标修复空间龈面高度（临床牙冠高度）为 5~7mm；L. 第一版测量尺 02 号端（直尺端）窄段实测模型上 24 缺牙区龈平面近远中向间距为 7mm；M. 第一版测量尺 02 号端（直尺端）窄段实测模型上 24 缺牙区龈平面颊舌向间距为 7mm；N. 第一版测量尺 01 号端（梯尺端）实测 24 缺牙区目标修复空间龈面高度（临床牙冠高度）为 5~7mm；O. CBCT 实测 14 缺牙区骨平面近远中间距为 6.0mm；P. CBCT 实测 14 缺牙区骨平面颊舌向间距为 3.0mm；Q. CBCT 实测 14 缺牙区骨的种植轴向 / 深度为 16.5mm；R. CBCT 实测 24 缺牙区骨平面近远中向间距为 8.3mm；S. CBCT 实测 24 缺牙区骨平面颊舌向间距为 6.7mm；T. CBCT 实测 24 缺牙区骨的种植轴向 / 深度为 13.2mm。

表 6-5-1 种植位点 14 缺牙区口内 - 模型 -CBCT 三向数据链的实测值汇总表　　单位：mm

数据来源	不同方向实测值		
	近远中向	颊舌向	种植深度
口内	4.5	3.5	—
模型	5	4	
CBCT	6.0	3.0	16.5

表 6-5-2 种植位点 24 缺牙区口内 - 模型 -CBCT 三向数据链的实测值汇总表　　单位：mm

数据来源	不同方向实测值		
	近远中向	颊舌向	种植深度
口内	7.0	6.0	—
模型	7	7	—
CBCT	8.3	6.7	13.2

三、术前虚拟种植修复设计

根据 2 个种植位点的三向位置数据链，进行 14、24 的术前虚拟种植修复设计（图 6-5-4），以及数据汇总（表 6-5-3）。

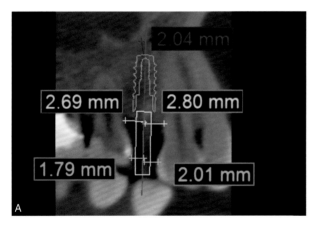
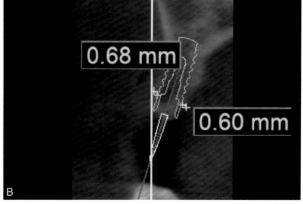

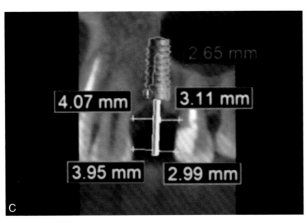
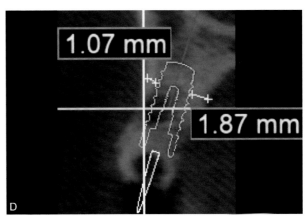

图 6-5-4 14、24 缺牙区虚拟种植规划

A. 虚拟种植规划（14 缺牙区近远中向）；B. 虚拟种植规划（14 缺牙区颊舌向）；C. 虚拟种植规划（24 缺牙区近远中向）；D. 虚拟种植规划（24 缺牙区颊舌向）。

表 6-5-3 术前虚拟种植修复设计数据汇总   单位: mm

牙位	近远中向		颊舌向		种植深度		计划种植体型号
	种植体中心距近中邻牙参考点的距离（骨面/触点平面）	种植体中心距远中邻牙参考点的距离（骨面/触点平面）	种植体中心距颊侧骨壁的距离	种植体中心距舌侧骨壁的距离	种植体颈部距骨平面的距离	种植体尖端距解剖结构的安全距离	
14	2.8/2.0	2.7/1.8	2.3	2.3	1.0	2.0	直径: 3.3; 长度: 10.0
24	4.1/4.0	3.1/3.0	3.1	3.9	1.0	—	直径: 4.1; 长度: 10.0

由于 14 位点缺牙间隙较小,近远中有天然牙,使用导板植入可提高植入精度、避免损伤邻牙。但由于常用的种植外科导板为 3D 打印树脂材料,金属套管镶嵌其中,故对缺牙间隙的近远中向间距要求较高,至少 7mm。故本病例无法使用普通树脂导板,而改为使用金属材料的种植外科导板。同时,21 牙、22 牙采用定深孔引导的牙体预备技术（见本套丛书第三册《数字引导式显微修复学》）。为了降低成本,节约时间,将使用牙体预备导板与种植外科导板合二为一的导板引导下同期进行种植和备牙手术（图 6-5-5）。

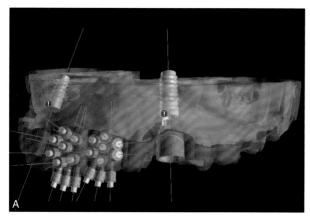

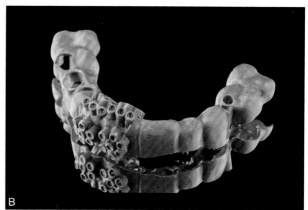

图 6-5-5 种植与备牙二合一钛金属导板
A. 种植和备牙二合一导板设计图；B. 二合一钛金属导板实物图。

四、21、22 牙二次修复及 14、24 位点精准植入术

将导板戴入口内，检查密合性是否良好（图 6-5-6）。

利用定深车针进行 21、22 牙的牙体预备（定深孔牙体预备术技术要领详见本套丛书第三部《数字引导式显微修复学》）（图 6-5-7）。

然后在定深孔的引导下进行瓷全冠的精准牙体预备（图 6-5-8）。

然后进行临时冠修复（图 6-5-9）。

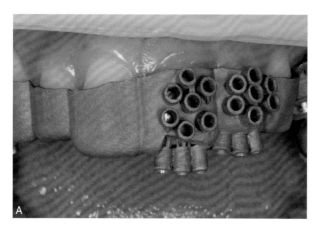

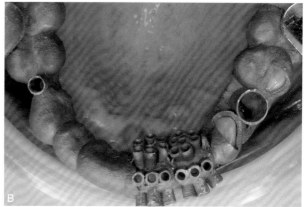

图 6-5-6 试戴种植与备牙二合一钛金属导板，贴合稳定
A. 试戴种植与备牙二合一钛金属导板（唇面冠）；B. 试戴种植与备牙二合一钛金属导板（𬌗面观）。

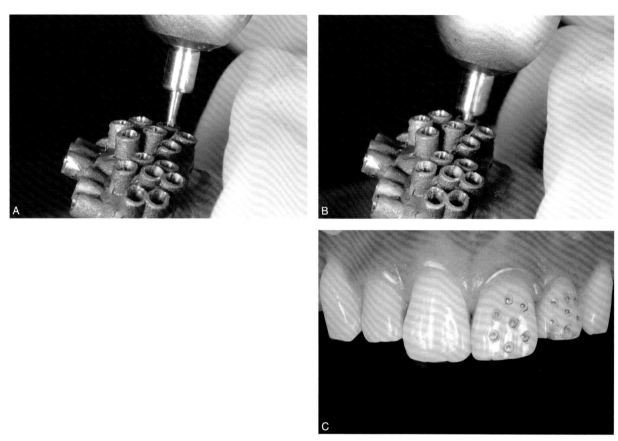

图 6-5-7 二合一导板引导制备 21 牙和 22 牙定深孔
A. 放置定深车针,预备 21 牙的唇面定深孔;B. 预备至止动环处停止;C. 定深完成后检查定深孔(唇面观)。

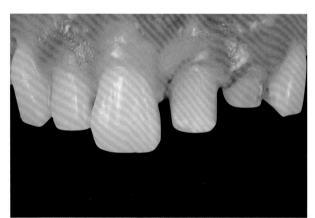

图 6-5-8 21 牙和 22 牙牙体预备后

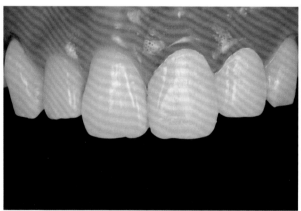

图 6-5-9 21、22 瓷全冠预备后的临时修复

牙体预备完成后进行种植手术。

首先拔除 24 牙残根（图 6-5-10）。

戴导板确认就位后进行 14 位点的窝洞预备（图 6-5-11）。

由于有导板的引导，故可直接将窝洞预备至预设深度的 1/2，注意车针要反复上下提拉降温。取下导板，实测车针与近远中邻牙的间距是否与术前设计一致。由于此病例缺牙间隙较小，故可运用测量尺的宽度进行测量。测量尺的窄段宽为 1.5mm，故若窄段可放入钻针与邻牙之间，则说明其间距≥1.5mm（图 6-5-12）。

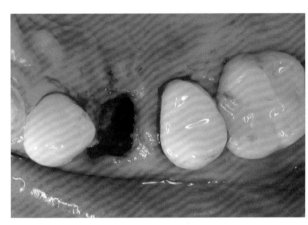

图 6-5-10   拔除 24 牙残根（殆面观）

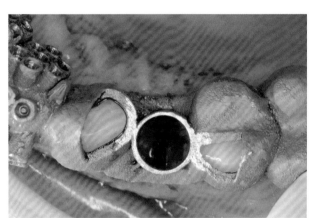

图 6-5-11   试戴钛金属导板，贴合稳定

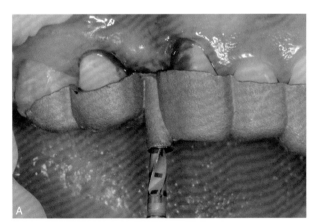

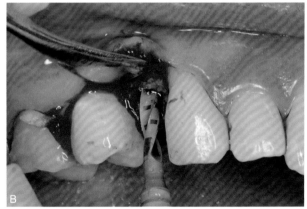

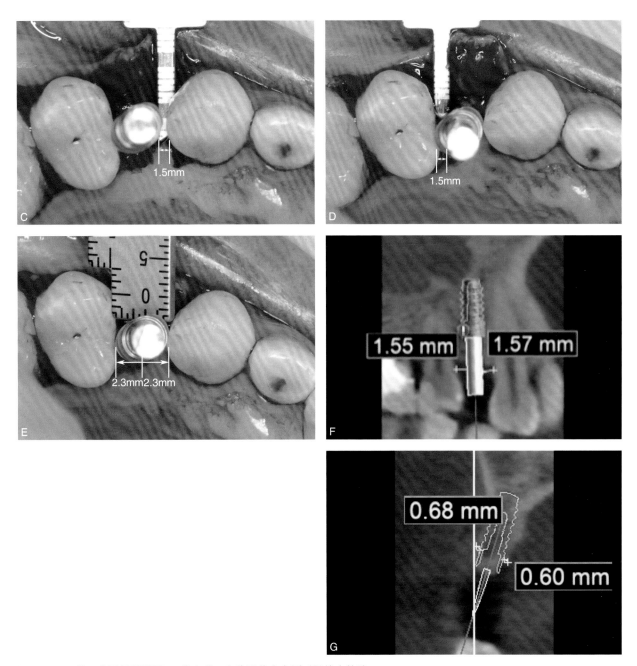

图 6-5-12 第二步导板引导下 14 位点的三向位置信息实测对照核查校验

A. 14 位点预备至半钻；B. 确认 14 位点植入深度；C. 半钻后利用测量尺 02 号端（直尺端）窄段厚度预设值（1.5mm）快速比选 14 位点骨平面的先锋钻边缘距 13 牙远中邻面约 1.5mm（骨平面近中间距）；D. 半钻后利用测量尺 02 号端（直尺端）窄段厚度预设值（1.5mm）快速比选 14 位点骨平面的先锋钻边缘距 15 牙近中邻面约 1.5mm（骨平面远中间距）；E. 半钻后使用测量尺 01 号端（梯尺端）实测 14 位点骨平面近远中向间距；先锋钻中线距 13 牙远中邻面 2.3mm；先锋钻中线距 15 牙近中邻面 2.3mm；F. 半钻实测显示与虚拟种植规划相符（14 牙近远中向）；G. 半钻实测显示与虚拟种植规划相符（14 牙颊舌向）。

　　确认与术前设计一致后,将14位点窝洞预备至预设深度。再次实测,核查校验窝洞的三向位置信息(图6-5-13)。

　　先锋钻预备完毕后,进行逐级扩孔。由于本病例植入难度较大,故每一钻皆要进行"定距"实测确保精度到位,并进一步"定角"核查校验窝洞轴向是否与术前设计一致。确认无误后,方可植入种植体(图6-5-14)。

　　14位点植入完成后,进行24位点的植入。由于24位点为即刻种植,因拔牙窝的存在,无法进行定点与半钻的实测,直接进行全钻预备后,再行实测,核查校验窝洞的近远中、颊舌向、种植骨窝洞种植轴向等三向位置信息(图6-5-15)。

　　确认无误后进行逐级扩孔,最后植入种植体。植入后进行最后的核查校验(图6-5-16)。

　　术后拍摄CBCT,检验术后位置与术前设计的偏差(图6-5-17)。

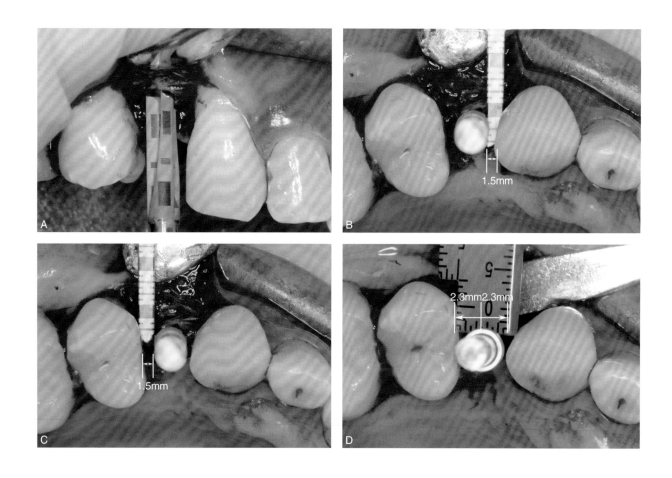

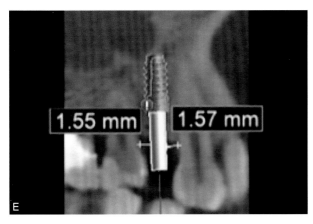

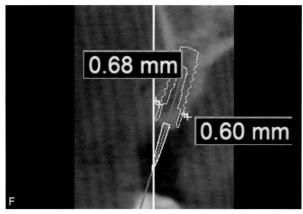

图 6-5-13　第三步 14 位点实测对照核查校验流程图

A. 14 位点预备至预设深度；B. 全钻后利用测量尺 02 号端（直尺端）窄段厚度预设值快速比选 14 位点骨平面的测量杆边缘距 13 牙远中邻面约 1.5mm（骨平面近中间距）；C. 全钻后利用测量尺 02 号端（直尺端）窄段厚度预设值快速比选 14 位点骨平面的测量杆边缘距 15 牙近中邻面约 1.5mm（骨平面远中间距）；D. 全钻后使用测量尺 01 号端（梯尺端）实测 14 位点骨平面近远中向间距：测量杆中线距 13 牙远中邻面 2.3mm，测量杆中线距 15 牙近中邻面 2.3mm；E. 全钻实测显示与虚拟种植规划相符（14 牙远近中向）；F. 全钻实测显示与虚拟种植规划相符（14 牙颊舌向）。

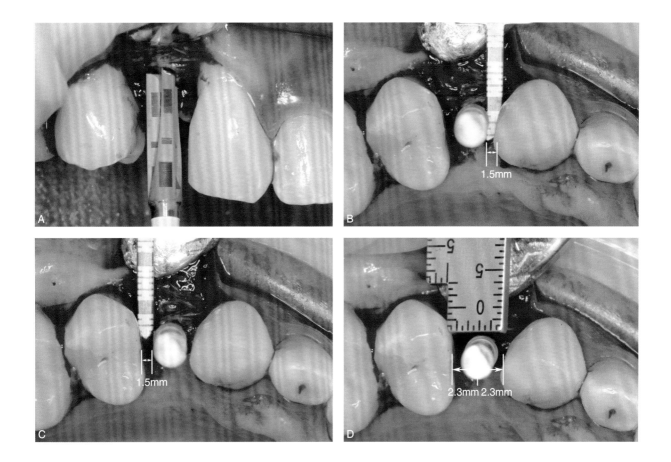

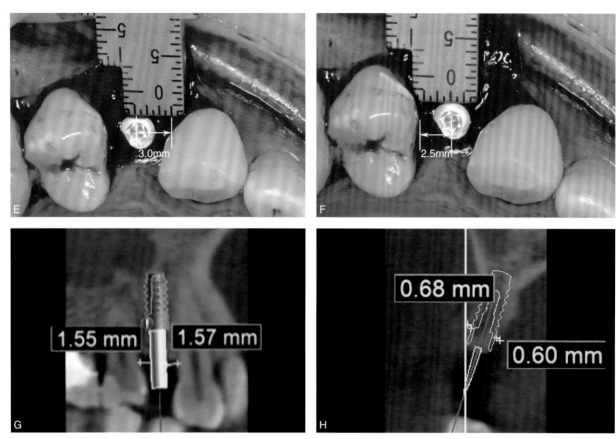

图 6-5-14 14 位点种植体植入后的实测核查校验

A. 逐级预备（14 位点）；B. 扩孔后利用测量尺 02 号端（直尺端）窄段厚度预设值快速比选 14 位点骨平面的测量杆边缘距 13 牙远中邻面约 1.5mm（骨平面近中间距）；C. 扩孔后利用测量尺 02 号端（直尺端）窄段厚度预设值快速比选 14 位点骨平面的测量杆边缘距 15 牙近中邻面约 1.5mm（骨平面远中间距）；D. 扩孔后使用测量尺 01 号端（梯尺端）实测 14 位点骨平面近远中向间距：测量杆中线距 13 牙远中邻面 2.3mm，测量杆中线距 15 牙近中邻面 2.3mm；E. 植入后使用测量尺 01 号端（梯尺端）实测骨平面 14 种植体中心距近中邻牙间距 3.0mm（骨平面近中间距）；F. 植入后使用测量尺 01 号端（梯尺端）实测骨平面 14 种植体中心距远中邻牙间距 2.5mm（骨平面远中间距）；G. 植入种植体后实测显示与虚拟种植规划相符（14 位点近远中向）；H. 植入种植体后实测显示与虚拟种植规划相符（14 位点颊舌向）。

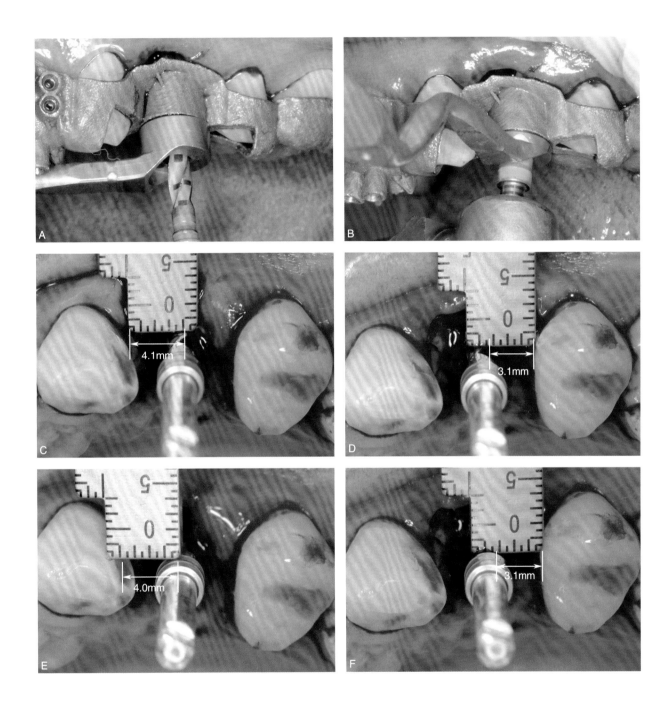

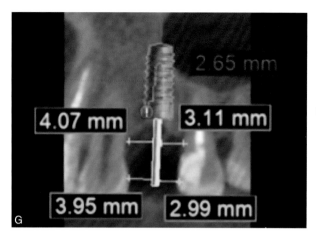

图 6-5-15　全钻后 24 位点实测核查校验与对照核查校验

A. 24 位点钛金属导板引导下放置先锋钻；B. 24 位点钛金属导板引导下全钻预备至预设深度；C. 全钻后使用测量尺 01 号端（梯尺端）实测 24 位点骨平面钻针中线距离 23 牙远中邻面为 4.1mm（骨平面近中间距）；D. 全钻后使用测量尺 01 号端（梯尺端）实测 24 位点骨平面钻针中线距离 25 牙近中邻面为 3.1mm（骨平面远中间距）；E. 全钻后使用测量尺 01 号端（梯尺端）实测 24 位点钻针中线距离 23 牙远中邻面外形高点间距为 4.0mm（触点平面近中间距）；F. 全钻后使用测量尺 01 号端（梯尺端）实测 24 位点钻针中线距离 25 牙近中邻面外形高点间距为 3.1mm（触点平面远中间距）；G. 全钻实测显示与虚拟种植规划相符。

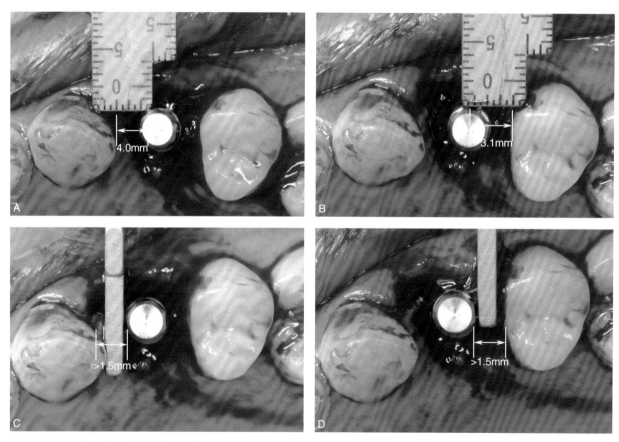

图 6-5-16　24 位点植入后实测核查校验

A. 植入后使用测量尺 01 号端（梯尺端）实测 24 位点骨平面种植体中线距离 23 牙远中邻面为 4.0mm（骨平面近中间距）；

B. 植入后使用测量尺 01 号端（梯尺端）实测 24 位点骨平面种植体中线距离 25 牙近中邻面为 3.1mm（骨平面远中间距）；

C. 利用测量尺厚度预设值（1.5mm）快速比选 24 位点种植体边缘距 23 牙远中邻面外形高点约 1.5mm（触点平面近中间距）；

D. 利用测量尺厚度预设值（1.5mm）快速比选 24 位点种植体边缘距 25 牙近中邻面外形高点约 1.5mm（触点平面远中间距）。

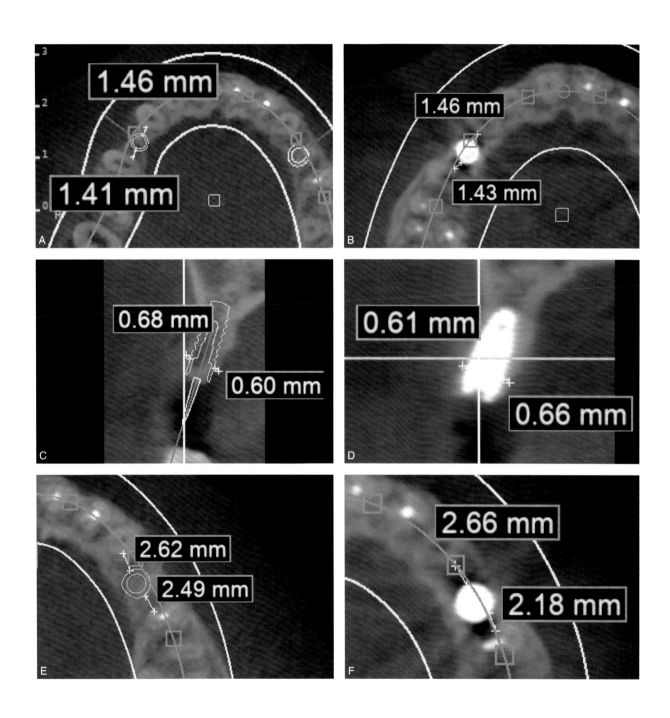

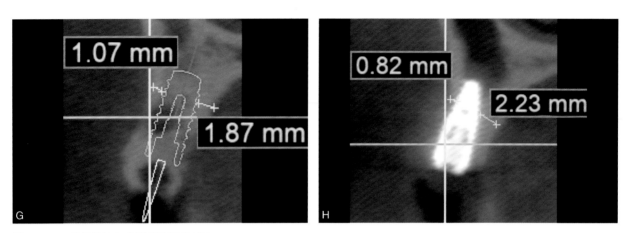

图 6-5-17 术前设计与术后 CBCT 的对比

A. 虚拟种植规划（14 位点近远中向）；B. 种植术后 CBCT（14 位点近远中向）；C. 虚拟种植规划（14 位点颊舌向）；D. 种植术后 CBCT（14 位点颊舌向）；E. 虚拟种植规划（24 位点近远中向）；F. 种植术后 CBCT（24 位点近远中向）；G. 虚拟种植规划（24 位点颊舌向）；H. 种植术后 CBCT（24 位点颊舌向）。

五、术后修复

术后 6 个月，再次复查测量临床牙冠高度及穿龈高度，根据数值来辅助基台及上部设计的选择。由实测可知，14 位点的临床牙冠高度为 6mm，穿龈高度为 1.5mm；24 位点的临床牙冠高度为 6mm，穿龈高度为 2.5mm（图 6-5-18）。

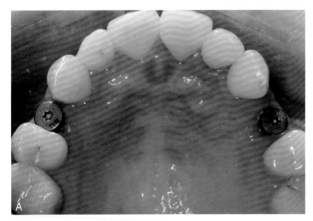
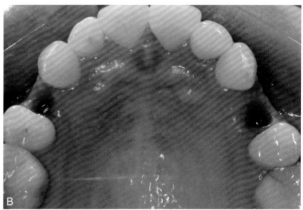

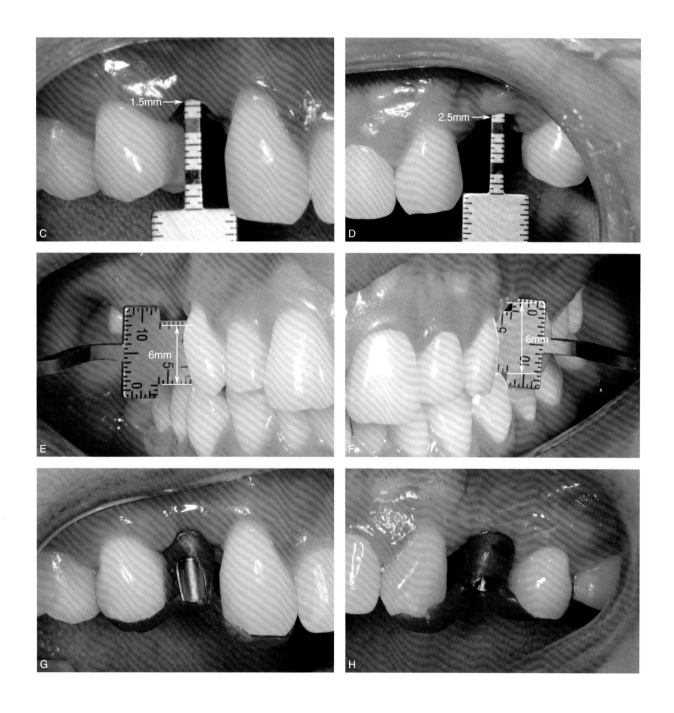

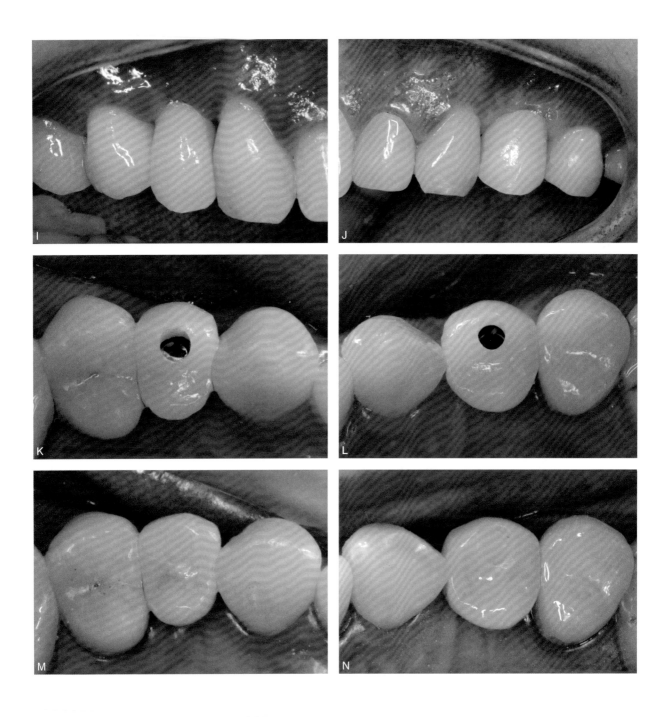

图 6-5-18　14、24 位点二期修复效果图
A. 术后 6 个月𬌗面观；B. 旋下愈合基台𬌗面观；C. 使用测量尺 02 号端（直尺端）窄段实测 14 位点穿龈高度为 1.5mm；D. 使用测量尺 02 号端（直尺端）窄段实测 24 位点穿龈高度为 2.5mm；E. 使用测量尺 01 号端（梯尺端）实测 14 目标修复空间龈面高度（临床牙冠高度）为 6.0mm；F. 使用测量尺 01 号端（梯尺端）实测 24 目标修复空间龈面高度（临床牙冠高度）为 6.0mm；G. 14 位点试戴基台；H. 24 位点试戴基台；I. 14 修复后（颊面观）；J. 24 修复后（颊面观）；K. 14 修复后（𬌗面观）；L. 24 修复后（𬌗面观）；M. 14 封闭螺钉孔后（𬌗面观）；N. 24 封闭螺钉孔后（𬌗面观）；O. 最终修复后（唇面观）。

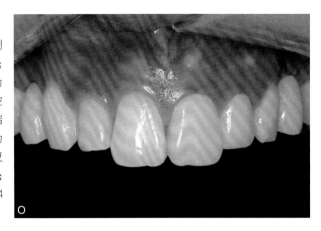

（于海洋　贾璐铭　刘春煦）

第六节　实测引导下的上颌前牙多颗过大间隙即刻种植即刻修复病例的"手把手"详解

一、病例基础信息

患者，女，32 岁。

主诉：上颌前牙不美观 4 年，松动 1 年。

现病史：患者 4 年前发现上颌前牙间隙增宽，1 年前因外伤至上颌前牙松动。曾进行牙周治疗 2 年，现牙周状态稳定。

既往史：患者自述无高血压、心脏病、糖尿病等系统性疾病；2 年前曾于牙周科就诊，无正颌正畸等其他口腔治疗史；无药物过敏史。

家族史：无特殊。

口内检查：11 牙与 21 牙间隙过大，松动 Ⅱ ~ Ⅲ度；11 牙与 12 牙、21 牙与 22 牙间隙较大，但小于两中切牙间隙，12、22 牙无松动；深覆𬌗Ⅲ度（图 6-6-1）。

影像学检查：CBCT 示 11、12 牙根骨内段较短。

诊断：上颌前牙前突伴散在间隙；48 阻生牙；牙周炎Ⅲ期 B 级（广泛型）。

修复方案：降低下颌前牙高度，为上颌修复提供目标修复空间。11、21 牙行即刻种植即刻修复。

根据目标修复空间进行空间分析，确定下颌前牙降低高度（图 6-6-2）（详见本套丛书第三册《数字引导式显微修复学》）。

下颌前牙修复后，为上颌前牙修复提供空间（图 6-6-3）。

实测后可知中切牙间隙宽 4.5mm（图 6-6-4）。

利用实测数据进行 DLD 分析，并进行虚拟设计。根据设计可知，须行 12—22 牙全冠修复，且由于 11 牙、21 牙松动度过大，须行即刻种植即刻修复术（图 6-6-5）。

首先对术区进行开口度分析，可见患者前牙种植术区最大被动开口度为 43mm（图 6-6-6）。

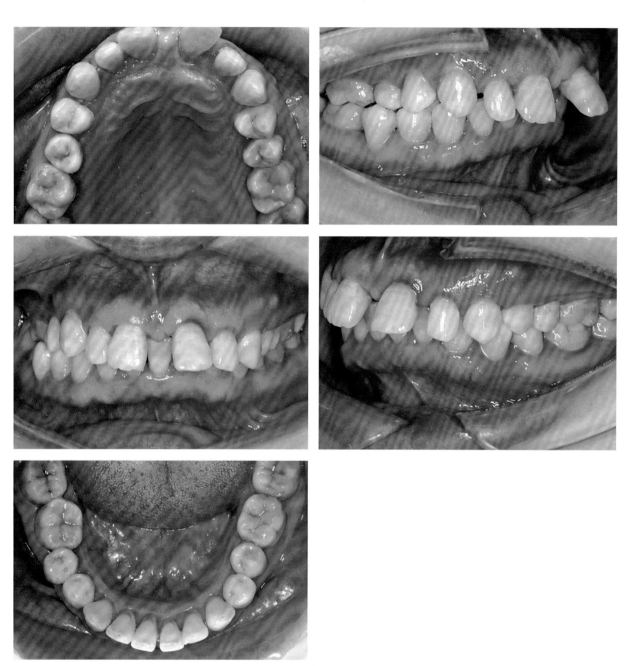

A

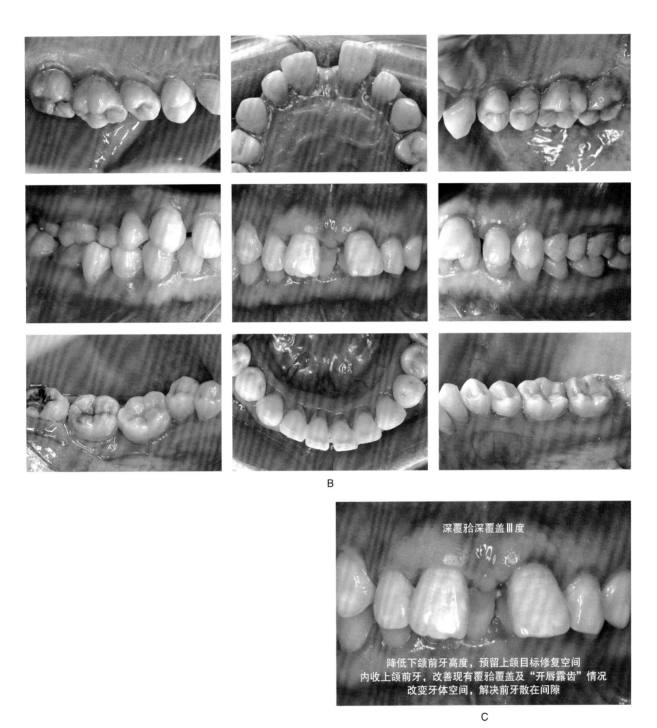

图 6-6-1 患者初诊口内照片
A. 初诊全牙列口内照；B. 初诊局部口内照；C. 初诊术区局部照。

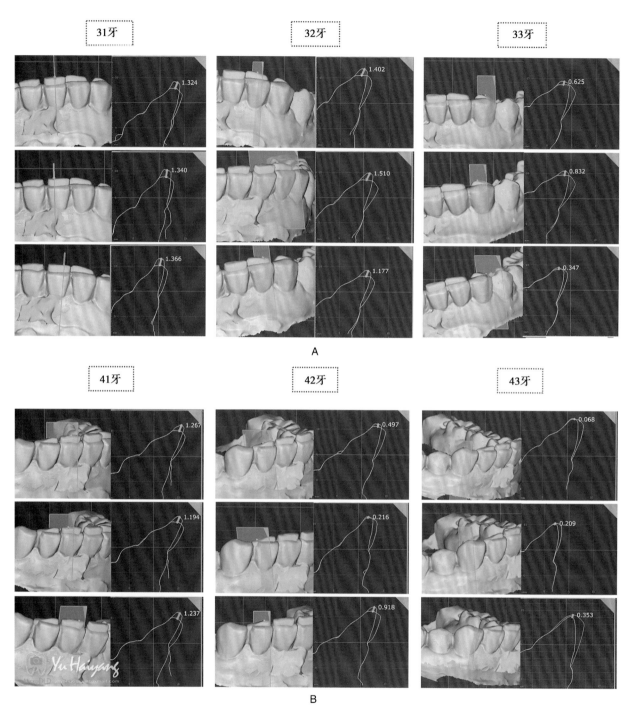

图 6-6-2 目标修复空间分析
A. 31、32、33 牙空间分析;B. 41、42、43 牙空间分析。

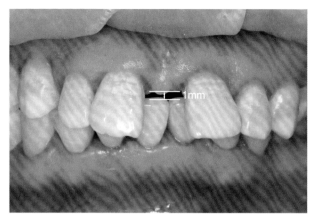

图 6-6-3 下颌前牙冠修复后距离上颌龈平面 1mm

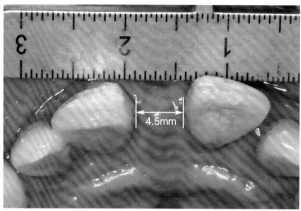

图 6-6-4 测量尺 02 号端（直尺端）实测龈平面中切牙间隙为 4.5mm

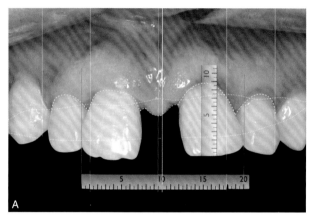

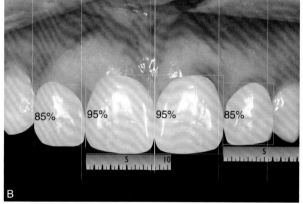

图 6-6-5 数字化线面设计 12、11、21、22 轮廓排列

A. 数字化线面设计 11—21 牙的近远中宽度 >20mm，为保证美观行 12、22 牙冠修复以减少 11—21 牙近远中宽度；B. 虚拟设计加宽侧切牙后 11—21 牙的近远中宽度为 18mm。

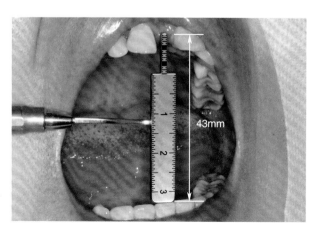

图 6-6-6 测量尺 02 号端（直尺端）实测种植术区最大被动开口度为 43mm

二、三向位置数值实测数据链的获得

接下来通过实测准备口内 - 模型 -CBCT 的三向位置信息数据链,用于后续的设计和实施对照(图 6-6-7,表 6-6-1,表 6-6-2)。

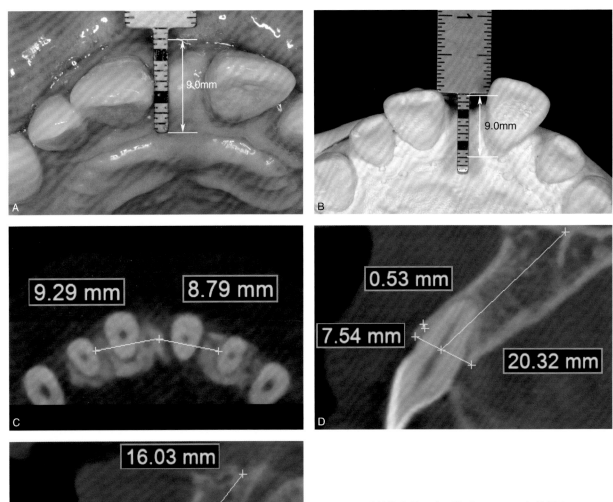

图 6-6-7 种植位点的口内 - 模型 -CBCT 三向数据链

A. 测量尺 02 号端(直尺端)窄段实测口内上颌中线龈平面颊舌向间距为 9.0mm;B. 测量尺 02 号端(直尺端)窄段实测模型上颌中线龈平面颊舌向间距为 9.0mm;C. CBCT 实测中线距 12 牙在骨平面近远中向间距 9.3mm,距 22 牙 8.8mm;D. CBCT 实测 11 牙骨平面颊舌向间距 7.5mm,种植轴向 / 深度 20.3mm;E. CBCT 实测 21 牙骨平面颊舌向间距 6.1mm,种植轴向 / 深度 16.0mm。

表 6-6-1 种植位点 11 缺牙区口内 - 模型 -CBCT 三向数据链的实测值汇总表　　单位：mm

数据来源	不同方向实测值		
	近远中向	颊舌向	种植深度
口内	—	9.0	—
模型	—	8.7	—
CBCT	9.3	7.5	20.3

表 6-6-2 种植位点 21 缺牙区口内 - 模型 -CBCT 三向数据链的实测值汇总表　　单位：mm

数据来源	不同方向实测值		
	近远中向	颊舌向	种植深度
口内	—	9.0	—
模型	—	8.7	—
CBCT	8.8	6.1	16.0

三、术前虚拟种植修复设计

由于本病例属于连续种植修复,每个种植体的位置均会影响其上修复体的位置,所以种植体的位点十分重要。再加上 11 牙、21 牙为即刻种植,拔牙窝对种植窝洞的影响较大,所以本病例选择种植外科导板引导下进行植入。同时,12 牙与 22 牙须在定深孔引导下进行牙体预备,为了节省时间与成本,我们将牙体预备导板与种植外科导板结合在同一个导板中。

在术前设计的基础上设计导板并进行打印(图 6-6-8,表 6-6-3)。

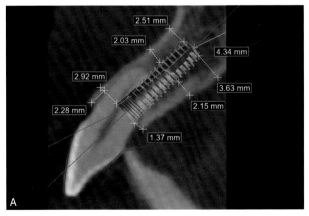

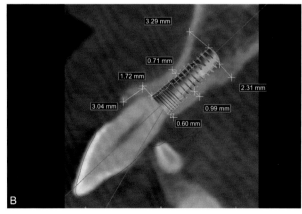

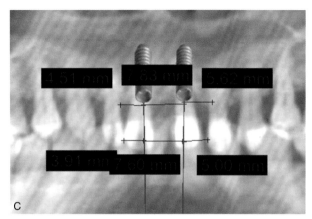

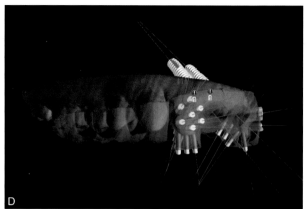

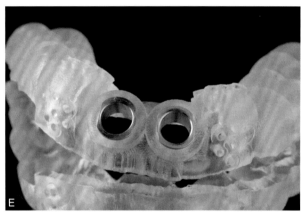

图 6-6-8　种植与备牙的二合一导板

A. 虚拟种植规划（11牙颊舌向）；B. 虚拟种植规划（21牙颊舌向）；C. 虚拟种植规划（近远中向）；D. 牙体预备和种植的二合一导板设计图；E. 种植与牙体预备二合一树脂导板实物图。

表 6-6-3　术前虚拟种植修复设计数据汇总　　　　　　　　　单位：mm

牙位	近远中向		颊舌向		种植深度		计划种植体型号
	种植体中心距近中邻牙参考点的距离（骨面/触点平面）	种植体中心距远中邻牙参考点的距离（骨面/触点平面）	种植体中心距颊侧骨壁的距离	种植体中心距舌侧骨壁的距离	种植体颈部距骨平面的距离	种植体尖端距解剖结构的安全距离	
11	7.8/7.6	4.5/3.9	4.6	3.0	2.3	—	直径：3.3；长度：12
12	7.8/7.6	5.6/5.0	3.4	2.3	3.0	—	直径：3.3；长度：10

　　为了降低即刻修复体戴入口内的误差，减少即刻修复体对相邻修复体的影响，我们同样制作了戴牙就位导板，保证即刻修复体的位置与术前设计一致（图6-6-9）。

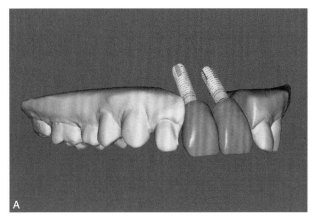

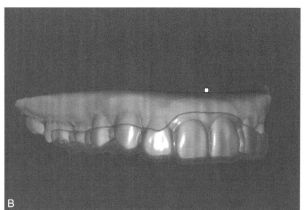

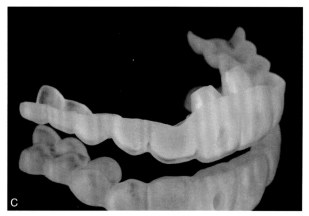

图 6-6-9　临时修复体与戴牙导板

A. 修复体设计图；B. 戴牙导板设计图；C. 临时修复体与戴牙导板实物图。

四、12、22 牙全瓷冠修复及 11、21 位点精准植入术

术前准备工作完成后，进行临床实施。首先利用微创拔牙起重机拔除 11 牙与 21 牙（图 6-6-10）。

放置橡皮障隔绝拔牙窝，戴入导板，确认就位后进行 12 牙与 22 牙的定深孔预备（图 6-6-11）（具体技术细节详见本套丛书第三册《数字引导式显微修复学》）。

定深孔制备完成后，移除橡皮障，进行 11 与 21 位点的即刻种植术。导板就位后检查是否密合，确认无误后进行种植窝洞的预备。由于拔牙窝的存在，无法进行定点与半钻预备，直接进行全钻的预备，预备后对窝洞的种植骨窝洞种植轴向进行"定角"实测，核查校验与术前设计是否一致（图 6-6-12）。

将钻针插入预备好的种植窝洞中，可见钻针中心位于金属套环中心，轴向无偏移（图 6-6-13）。

最后植入种植体，同时进行实测，进行最后的确认（图 6-6-14）。

术后拍摄 CBCT，检验术后位置与术前设计是否一致（图 6-6-15）。

最后精修 12 牙与 22 牙，利用戴牙导板戴入临时修复体（图 6-6-16）。

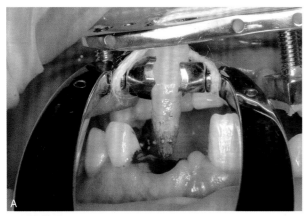

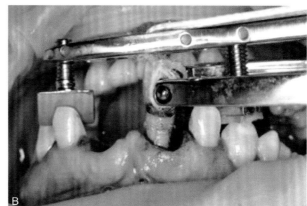

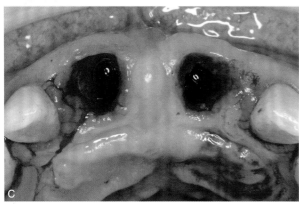

图 6-6-10　微创拔除 11 牙与 21 牙

A. 微创拔牙起重机拔除 21 牙；B. 微创拔牙起重机拔除 11 牙；C. 清理牙槽窝。

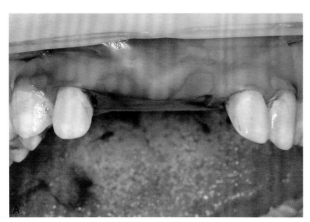

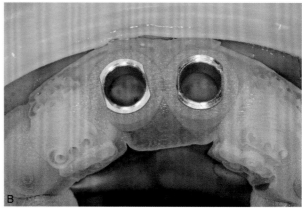

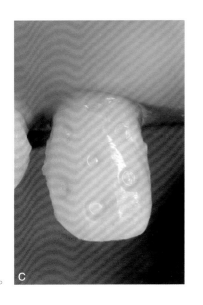

图 6-6-11 戴入二合一导板并制备定深孔
A. 放置橡皮障；B. 试戴导板；C. 导板引导下制备定深孔。

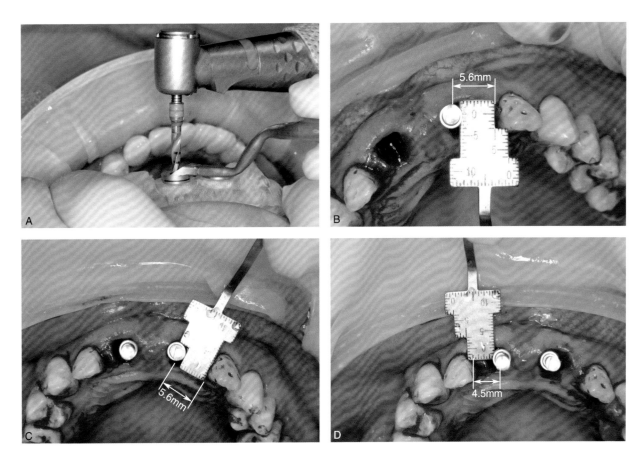

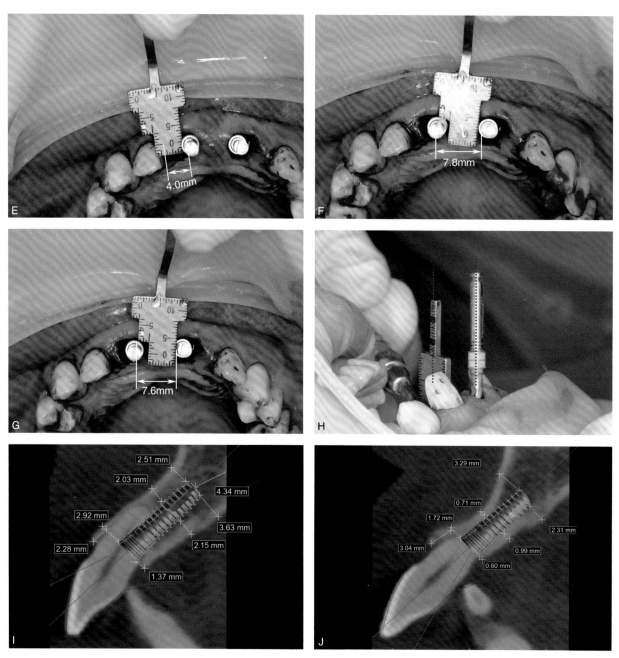

图 6-6-12 全钻后实测对照核查校验流程图

A. 预备种植窝洞；B. 全钻预备后利用测量尺 01 号端（梯尺端）实测骨平面 21 位点先锋钻中线距 22 牙近中邻面 5.6mm（21 位点骨平面远中间距）；C. 全钻预备后利用测量尺 01 号端（梯尺端）实测 21 位点先锋钻中线距 22 牙近中邻面外形高点 5.6mm（21 位点触点平面远中间距）；D. 全钻预备后利用测量尺 01 号端（梯尺端）实测骨平面 11 位点先锋钻中线距 12 牙近中邻面 4.5mm（11 位点骨平面远中间距）；E. 全钻预备后利用测量尺 01 号端（梯尺端）实测 11 位点先锋钻中线距 12 牙近中邻面外形高点 4.0mm（11 位点触点平面远中间距）；F. 全钻预备后利用测量尺 01 号端（梯尺端）实测骨平面 11 位点先锋钻中心至 21 位点先锋钻边缘间距为 7.8mm；G. 全钻预备后利用测量尺 01 号端（梯尺端）实测触点平面 11 位点先锋钻中心至 21 位点先锋钻边缘间距为 7.6mm；H. 核查校验钻针颊舌向轴向，术前虚拟设计中种植体轴向与腭侧骨壁上段平行，测量尺 02 号端（直尺端）窄段紧贴腭侧骨壁，发现窝洞轴向与腭侧骨壁上段基本平行；I. 全钻实测显示与虚拟种植规划相符（11 牙颊舌向）；J. 全钻实测显示与虚拟种植规划相符（21 牙颊舌向）。

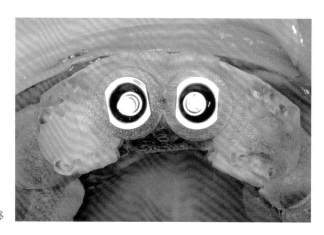

图 6-6-13　植入后戴入导板核查校验轴向无偏移

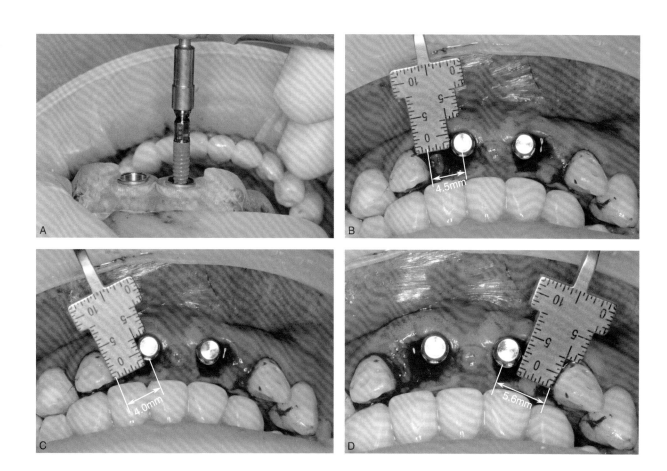

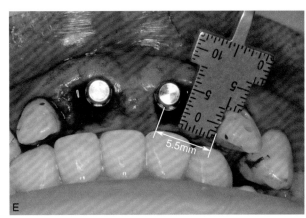

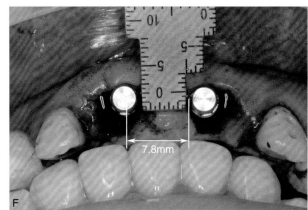

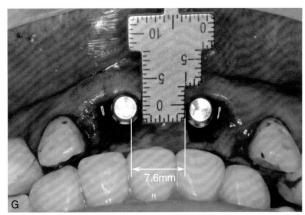

图 6-6-14 植入后实测核查校验

A. 植入种植体；B. 种植体植入后利用测量尺 01 号端（梯尺端）实测骨平面 11 位点测量杆中线距 12 牙近中邻面 4.5mm（11 牙位点骨平面远中间距）；C. 种植体植入后利用测量尺 01 号端（梯尺端）实测 11 位点测量杆中线距 12 牙近中邻面外形高点 4.0mm（11 牙位点触点平面远中间距）；D. 种植体植入后利用测量尺 01 号端（梯尺端）实测骨平面 21 位点测量杆中线距 22 牙近中邻面 5.6mm（21 位点骨平面远中间距）；E. 种植体植入后利用测量尺 01 号端（梯尺端）实测 21 位点测量杆中线距 22 牙近中邻面外形高点 5.5mm（21 位点触点平面远中间距）；F. 植入后利用测量尺 01 号端（梯尺端）实测骨平面 11 位点测量杆中心至 21 位点测量杆边缘间距为 7.8mm；G. 全钻预备后利用测量尺 01 号端（梯尺端）实测触点平面 11 位点测量杆中心至 21 位点测量杆边缘间距为 7.6mm。

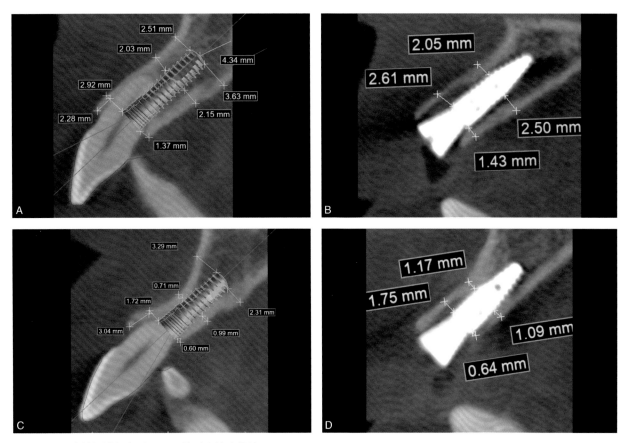

图 6-6-15　术前设计与术后 CBCT 的对比核查校验

A. 虚拟种植规划（11 位点）；B. 种植术后 CBCT（11 位点）；C. 虚拟种植规划（21 位点）；D. 种植术后 CBCT（21 位点）。

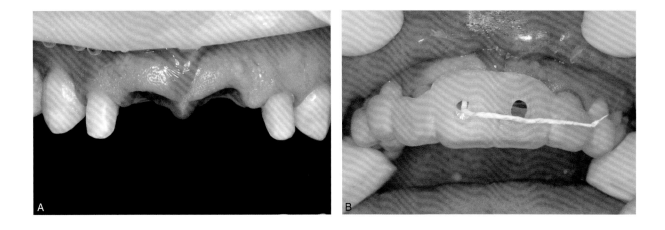

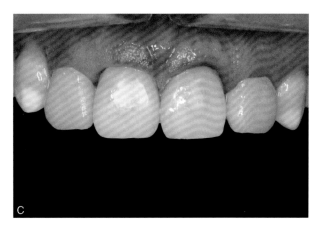

图 6-6-16　利用戴牙导板戴入临时修复体
A. 12、22 牙牙体预备后；B. 利用戴牙导板戴入临时修复体；
C. 临时修复。

五、术后修复

术后 6 个月进行二期修复，首先进行 11 位点与 21 位点穿龈高度的测量，以便个性化基台的制作（图 6-6-17）。

戴入个性化基台（图 6-6-18）。

最后将螺钉孔固位的瓷贴面粘接在个性化基台上（图 6-6-19）。

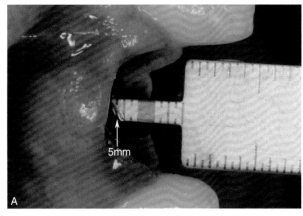
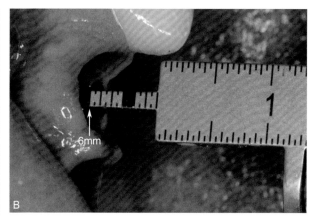

图 6-6-17　穿龈高度实测
A. 使用测量尺 02 号端（直尺端）窄段实测 11 牙位点穿龈高度为 5.0mm；B. 使用测量尺 02 号端（直尺端）窄段实测 21 牙位点穿龈高度为 6.0mm。

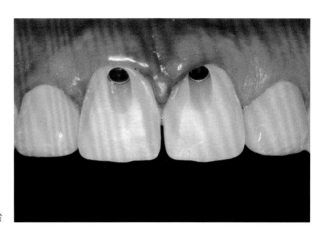

图 6-6-18　试戴个性化基台

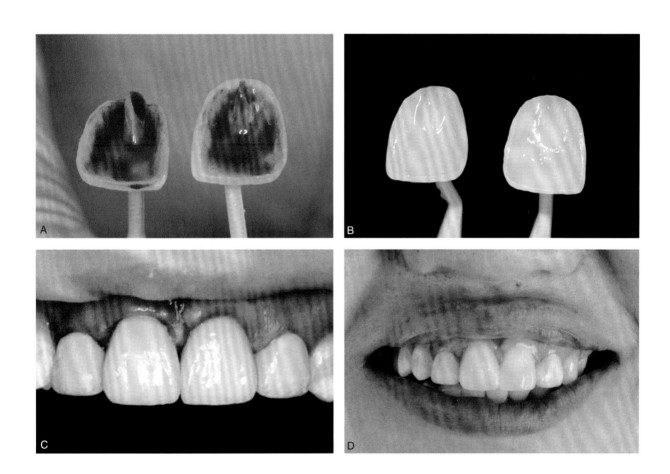

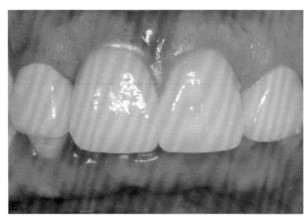

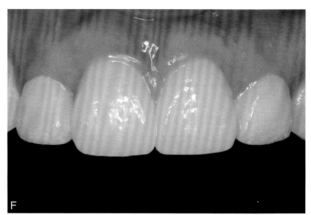

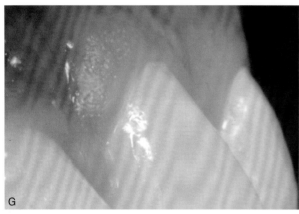

图 6-6-19 正式修复

A. 氢氟酸处理螺钉孔贴面；B. 涂布粘接剂；C. 粘接螺钉孔固位的瓷贴面；D. 正式修复（1周后）；E. 正式修复（3个月后）；F. 正式修复（1年后）；G. 正式修复（3年后）。

（于海洋 胡 楠 刘春煦 王映凯）

第七节 实测引导下的单颗上颌后牙缺失即刻自引导病例的"手把手"详解

以上病例中使用的 HX 实测工具进行实测的目的是获取几何量参数信息作为术前、术中、二期等多步对照核查校验的数据源，本案例将介绍以术区患者自身的牙作为术前、术中、二期等多步实测标志而进行的即刻自引导植入。

一、病例基础信息

患者，男，53 岁。

主诉：左上颌后牙松动 1 年。

现病史：患者自述 1 年前自觉左上颌后牙松动并进行牙周基础治疗，现要求进行修复。

既往史：患者自述无高血压、心脏病、糖尿病等系统性疾病；6 个月前曾于牙周科就诊，无牙体、正畸等其他口腔治疗史；无药物过敏史。

家族史：无特殊。

口内检查：口腔卫生一般，牙石（＋），26 牙Ⅲ度松动，伴有Ⅲ度根分叉病变（图 6-7-1）。

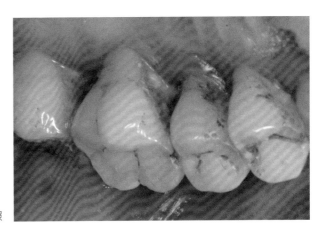

图 6-7-1　术前局部口内照

影像学检查：CBCT 示 26 牙牙槽骨吸收至根分叉根方。

诊断：26 牙Ⅲ度根分叉病变；慢性牙周炎Ⅲ期 B 级（广泛型）。

修复方案：先行牙周基础治疗，牙周改善 4 周后再行 26 即刻种植修复。

二、术前虚拟种植修复设计

此患者需要进行即刻种植，26 牙是否可帮助术中定位？是否必须在预备窝洞前即要拔除 26 牙？要确定上述方案细节，首先要结合虚拟种植修复设计与 26 牙的三向位置关系（图 6-7-2），在 26 牙的引导下进行种植窝洞预备，即"修复导向下的种植"决策最终种植修复实施方案。

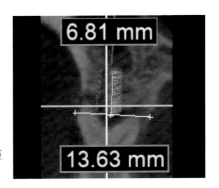

图 6-7-2　CBCT 实测骨平面牙槽骨颊舌向间距 13.63mm，种植深度距离 6.81mm

三、26 位点自引导植入术

根据术前设计结合 26 牙牙冠进行窝洞预备：球钻定点后，依次扩孔通过咬合面的定点引导种植窝洞的预备，插入测量杆实测核查校验三维轴向与预备深度是否与术前设计一致。为了提供术区良好的视野，可以去除腭侧牙体组织（图 6-7-3）。

窝洞预备完成后，利用微创拔牙起重机进行 26 牙的拔除（图 6-7-4）。最后进行上颌窦内提升，植入种植体后进行即刻修复（图 6-7-5）。

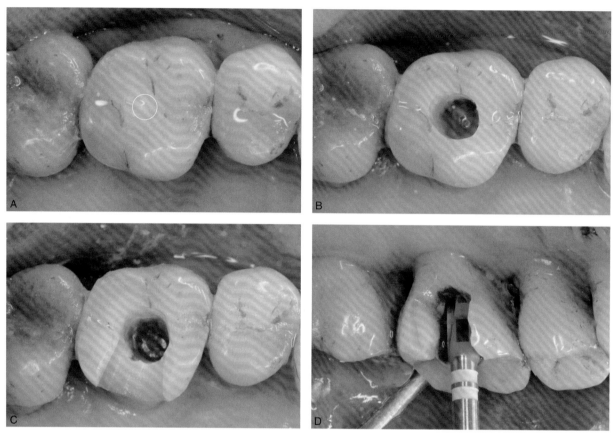

图 6-7-3 球钻定点,扩孔钻依次扩孔

A. 术前设计 26 牙𬌗面定点;B. 26 牙定点后扩孔钻预备到设计深度;C. 为术区良好的视野,去除腭侧牙体组织;D. 实测深度（腭侧观）。

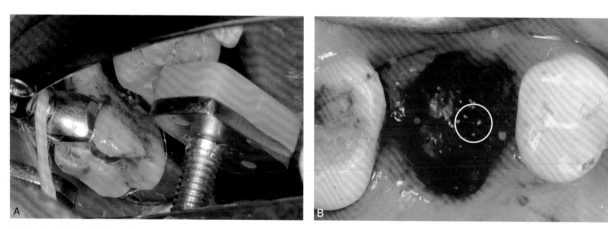

图 6-7-4 微创拔除 26 牙

A. 拔牙起重机微创拔除 26 牙;B. 拔除 26 牙后预备窝洞𬌗面观。

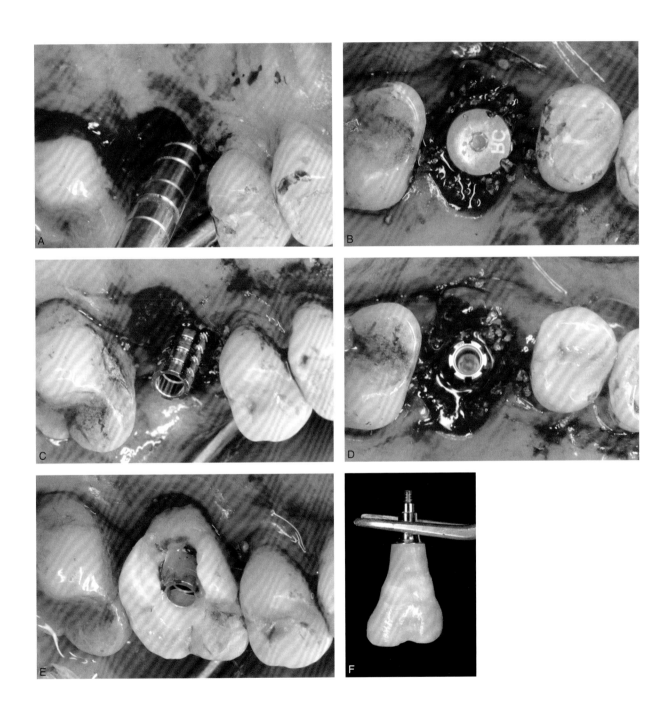

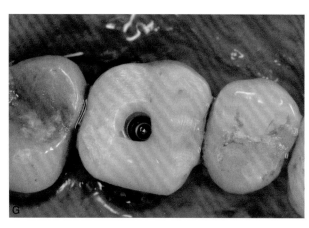

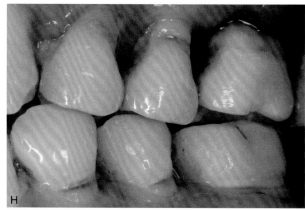

图 6-7-5　26 位点即刻修复

A. 上颌窦底内提升；B. 植入种植体，旋入愈合帽；C. 安装临时基台（腭侧观）；D. 安装临时基台（𬌗面观）；E. 已拔除的 26 牙清理消毒、截断根部处理后与临时基台粘接；F. 26 临时修复体制作完成；G. 26 即刻修复完成（𬌗面观）；H. 26 即刻修复完成（颊面观）。

四、术后修复

种植术后 6 个月，拍摄 CBCT 检查种植体周围骨组织愈合良好，无低密度影像；测量种植体稳定系数（implant stability quotient, ISQ）值 80，种植体稳定性良好，进行最终修复（图 6-7-6）。

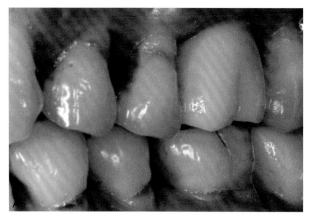

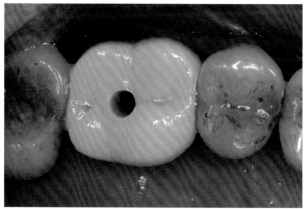

图 6-7-6　26 位点最终修复

A. 左上颌第一磨牙位点修复后颊面观；B. 左上颌第一磨牙位点修复后𬌗面观。

（于海洋　陈昭昭）

第八节　小　结

　　通过本章七个实测引导典型病例的"手把手"案析学习，我们口腔种植算术的演算过程，结合具体案例重点解析华西 HX 实测工具的临床使用步骤方法及技巧。建议今后大家一定要建立起实测的习惯，掌握其术前、术中、术后及二期修复运用的方法，掌握几何量每个测量数值的起止点、测量平面及临床意义等，术前确定好"三对照"的数据链，术中通过映射到术区表面解剖标志点进行三向位置核查，通过对贯穿几何量的核验，控制过程误差，这样才能做好牙种植修复，实现"修复导向下的种植"。

　　大家一定感觉到本书"手把手"详细解读的实测引导精准种植术，是普适基层门诊开展徒手种植的低成本方案。这项代表性的口腔种植算术的实用种植修复技术填补了长期以来没有几何量术中核查校验种植位点方法的空白，值得一试。

（于海洋　张煜强）

附录：中英文名词术语对照

B

标准细分曲面语言　　　　　　　　　　standard tessellation language, STL

D

定比　　　　　　　　　　　　　　　determine the proportion
定角　　　　　　　　　　　　　　　determine the angle
定距　　　　　　　　　　　　　　　determine the space
堆积导板　　　　　　　　　　　　　stackable surgical guide

G

骨结合　　　　　　　　　　　　　　integration
冠空间高度　　　　　　　　　　　　crown height space, CHS
贯穿几何量　　　　　　　　　　　　throughout geometric quantity
贯穿主控几何量　　　　　　　　　　throughout main control geometric quantity

H

核查校验　　　　　　　　　　　　　check and calibration

J

计算机辅助设计和计算机辅助制作　　computer aided design and computer aided
　　　　　　　　　　　　　　　　　　manufacturing, CAD/CAM
精确性　　　　　　　　　　　　　　precision
颈宽　　　　　　　　　　　　　　　cervical width
聚醚醚酮　　　　　　　　　　　　　poly-ether-ether-ketone, PEEK
聚醚酮酮　　　　　　　　　　　　　poly-ether-ketone-ketone, PEKK

K

可摘局部义齿	removable partial denture, RPD
客观测量	objective measurement
口腔数论	dental number theory
口腔算术	dental arithmetic
口腔修复算术	dental prosthodontic arithmetic
口腔种植算术	dental implant arithmetic

L

理想种植位点	ideal implant site
临床牙冠宽度	clinical crown width

M

美观卡环	esthetic clasp
目标修复空间	target restorative space, TRS
目标修复空间高度	vertical height of target restorative space, VTRS
目标修复空间骨面高度	bone level vertical height of target restorative space, B-VTRS
目标修复空间水平关系	the horizontal relationship of target restorative space, HTRS
目标修复空间龈面高度	gingival level vertical height of target restorative space, G-VTRS

N

浓缩生长因子	concentrate growth factors, CGF

S

三维打印	three-dimensional printing, 3DP
三向数据链	three dimensional data chain
三向位置	three directions
上下颌牙槽嵴顶连线与假定咬合平面的夹角	angle in the horizontal relationship of target restorative space
生物功能性义齿系统	biofunctional prosthodontic system, BPS
实践	practice
实体剩余牙槽骨轮廓	residual alveolar bone contour, RABC
矢状面水平间距	distance in the horizontal relationship of target

	restorative space
适宜位点	suitable site
适宜种植位点	suitable implant site
术区适宜开口度	adequate surgical area mouth opening
术区投影	one-to-one operation zone projection
术区映射	one-to-one operation zone mapping
术区自然开口度	natural surgical area mouth opening
术区最大被动开口度	maximum surgical area passive mouth opening
数据	data
数据链	data chain
数字化微笑设计	digital smile design, DSD
数字化线面设计	digital line-plane design, DLD
数字化转型	digital transformation

X

信息	information
信息化	informatization
虚拟手术规划	virtual surgical planning
虚拟牙槽骨轮廓	virtual alveolar bone contour, VABC
虚拟种植	virtual implanting
选择性激光熔化	selective laser melting, SLM

Y

牙列缺失	edentulism
牙列缺损	dentition defect
医学数字成像和通信	Digital Imaging and Communications in Medicine, DICOM
引导骨再生术	guided bone regeneration, GBR
釉牙骨质界	cemento-enamel junction, CEJ

Z

粘连	ankylosis
正确度	trueness
正确种植位点	correct implant site
知识	knowledge
种植轴向和深度	implant axis and depth
种植入口点	implant entry point

种植设计精度	implant design accuracy
种植实际精度	actual implant accuracy
种植体上口平面	upper mouth plane of implant
种植体上口平面外缘	outer edge of upper mouth plane of implant
种植体稳定系数	implant stability quotient, ISQ
种植体支持式可摘局部义齿	implant-assisted removable partial denture, IARPD
种植体中心点	central point of implant
种植引导精度	implant guidance accuracy
种植止点	implant apex
种植体外缘	periphery of implant
主观测量	subjective measurement
锥形束计算机体层成像	cone beam computed tomography, CBCT
准确度	accuracy

后 记

口腔业界和社会舆论高度关注"种植牙"。

为了提高种植治疗疗效,减少各种并发症的发生,推动专业健康发展,以"如何实现精准植入"为主题,本书提出了基于口腔种植算术的"实测引导与全程核查校验"等新思路与新方案来进一步做好种植修复治疗。通过"实测"延伸医者的目力、手力、脑力,检验和确认种植治疗中的各种数值要求,本书诠释了"真正依赖数字的口腔临床技术"。对几何量、贯穿几何量的"实测"不仅可以用到导板里,更能运用到量大面广的徒手牙种植中,尤其是填补了业界长期缺失的术中核查校验方案的空白。也给大家展示了口腔种植修复算术是如何具体应用的。当然,随着科技的进步,口腔算术已经成为口腔数字化诊疗进一步发展的重要基础,但长期被忽视,未来我们还会看到牙周算术、口腔正畸算术、正颌外科算术、牙槽外科算术等。

尽管我向往的数字化修复已经越来越清晰,但今天的数字化口腔的确还没有从整体上真正解放体力,也没有真正解放智力! 真心希望这种对现有口腔种植修复临床端"口腔种植修复算术"的思考,实测核查方案的运用积累、提炼跃升,使我们学科未来能突破当前"临床经验类比模型"惯性的羁绊,体现以数字精密逻辑为基础、真正依赖数据的临床科学的本质!

数字化修复诊疗技术要能真正成为推动医者智力和体力解放的利器,还需要最基础、最底层、最实在的学科底层逻辑的推动甚至"革命",我认为方法之一就是本书聚焦讨论的口腔种植算术中的"TRS引导下的各种数值要求实测核查效验"! 通过"定距、定角、定比"的几何量实测实量才能让口腔种植修复算术有可靠的数据,累积海量可靠数据后才能提炼出有用的知识,有用知识的汇聚才能进一步建构数字化修复"大厦",并最终完成我们期盼的解放智力与体力的种植修复专业诊疗数字化转型!

未来,口腔种植修复将不仅是"在骨上打钉、拧螺丝",更是一场由数据、算法与生物学、力学、材料学、机械学、口腔医学等共同演绎的重建人口颌系统功能的智慧医学数智工程。

抛砖引玉,敬请同道们斧正!

于海洋

2025 年 2 月于华西坝